法医放射学

国外医学前沿出版工程

法医放射学
从鉴定到尸检成像

Radiology in Forensic Medicine
From Identification to Post-mortem Imaging

[意大利]

朱塞佩·洛雷
安东尼娜·阿尔戈
马西莫·米迪里 著
克里斯蒂娜·卡塔内奥

张　鹏　主译
聂倩云
徐喜梅　副译
李剑波
陈　庆　主审

·Giuseppe Lo Re　·Antonina Argo　·Massimo Midiri　·Cristina Cattaneo

西北大学出版社
·西安·

图书在版编目（CIP）数据

法医放射学：从鉴定到尸检成像／（意）朱塞佩·洛雷等著；张鹏主译. — 西安：西北大学出版社，2023. 2

书名原文：Radiology in Forensic Medicine：From Identification to Post-mortem Imaging
ISBN 978-7-5604-5096-4

Ⅰ. ①法… Ⅱ. ①朱… ②张… Ⅲ. ①法医学—放射医学 Ⅳ. ①R919

中国版本图书馆 CIP 数据核字（2023）第 022571 号

First published in English under the title
Radiology in Forensic Medicine；From Identification to Post-mortem Imaging
edited by Giuseppe Lo Re，Antonina Argo，Massimo Midiri and Cristina Cattaneo
Copyright © Springer Nature Switzerland AG，2020
This edition has been translated and published under licence from
Springer Nature Switzerland AG.

中文简体字翻译版本由施普林格·自然客户服务中心有限公司授权西北大学出版社独家出版发行。此版本仅限在中国大陆地区发行。未经授权的本书出口将被视为违反版权法的行为。未经出版者预先书面许可，不得以任何方式复制或发行本书的任何部分。
ISBN 978-7-5604-5096-4
陕西省版权局著作权合同登记号　图字:25-2022-090 号

法医放射学:从鉴定到尸检成像
FAYI FANGSHEXUE：CONG JIANDING DAO SHIJIAN CHENGXIANG

著　　者	[意大利]朱塞佩·洛雷　安东尼娜·阿尔戈　马西莫·米迪里　克里斯蒂娜·卡塔内奥
主　　译	张　鹏

出版发行	西北大学出版社
地　　址	西安市太白北路 229 号
邮　　编	710069
电　　话	029-88302590
网　　址	http://nwupress.nwu.edu.cn
电子邮箱	xdpress@nwu.edu.cn
经　　销	全国新华书店
印　　刷	陕西瑞升印务有限公司
开　　本	787 mm×1092 mm　1/16　印　张 21　字　数 475 千字
版　　次	2023 年 2 月第 1 版　　2023 年 2 月第 1 次印刷
书　　号	ISBN 978-7-5604-5096-4
定　　价	200.00 元

如发现印装质量问题,请与本社联系调换,电话 029-88302966。

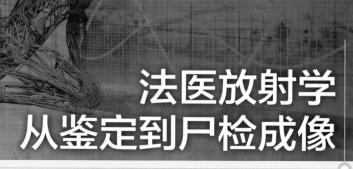

法医放射学
从鉴定到尸检成像

Radiology in Forensic Medicine
From Identification to Post-mortem Imaging

翻译委员会

主　审　李剑波　　陈　庆
主　译　张　鹏
副　译　聂倩云　　徐喜梅
译　者　宋　涛　　陈姻羽　　邹　星　　白　洁
　　　　陈昌灿　　刘晓菲　　贾子束　　朱　英
　　　　朱士胜　　赵　鹏　　赵敏珠　　熊进成
　　　　代亚磊　　张　丽　　徐吕子　　汤呈怀

随着伦琴发现 X 射线,放射学由此开始发展,此后不久,第一张死后 X 射线影像出现,法医放射学领域开始快速扩张,随后计算机断层扫描、磁共振成像等也在法医学中有所应用,至此,成像技术逐步成为法医学的有力工具,其重要性已得到法医学界的广泛认可。在法医学中,传统尸检是对尸体进行系统的外部检查和内部检查,通过对身体组织的大体和显微镜检查来确定是否存在疾病及损伤。然而,在某些情况下,法医工作还存在着一定的局限性。依托各种成像技术和数字模拟技术的迅速发展,在世纪之交,"虚拟尸检"这一尸检成像技术得以初步实现,开辟了传统法医学解剖之外的另一片广阔天地。虚拟尸检技术能够在不损害身体完整性的情况下提供身体的概况,尽管目前虚拟尸检技术仍无法完全取代传统的法医学解剖,但放射学检查与常规尸检的结合使用,极大地提高了死因诊断的准确性,也显著缩短了检验的执行时间。

近二十年,随着研究内容的逐渐丰富,法医放射学(又称法医影像学)领域吸引了一大批优秀的法医学和放射学学者的加入,从活体鉴定到尸检成像,均涌现出众多开创性的研究成果,法医放射学的概念和体系也逐渐形成。

法医放射学就是利用各种成像技术对尸体、活体、人类骨骼等进行研究和检验,并提供有关医学证据的一门新兴学科。其研究内容包括确定死因,大规模灾难等案件的个体识别,虐待或暴力伤害,涉及非法行为的确定,职业病,测谎,穿透性工具造成的损伤以及为法律案件提供相关证据等。由于放射学技术的快速发展,除了常规放射学外,横断面成像也被引入到法医放射学中,并且在法医学实践中也越来越普遍,现如今也已成为常规应用。

这门学科的发展是如此波澜壮阔,其影响也是如此重要,以至于今天,在世界各地的许多研究所,对此进行的研究与探讨也更加广泛与深入。

意大利一直是法医学研究的先驱国家之一。本书译自意大利巴勒莫大学朱塞佩·洛雷教授等人 2020 年在 Springer 出版的著作 *Radiology in Forensic Medicine*:*From Identification to Post-mortem Imaging*,不仅详细而全面地介绍了法医放射学的发展历程、不同的放射学技术在法医学实践中的应用及其优缺点，而且还分享了相关操作的宝贵经验，并对新方法、新技术在今后法医学实践中的运用做了一定的展望。

本书的译者均具有深厚的法医学或放射学专业素养，长期关注法医放射学的前沿研究，且译文语言流畅、专业、准确，具有良好的阅读体验。相信本书的出版将为一线法医学工作者、法医学专业师生、法律相关工作者等人员提供积极的指导作用。

重庆医科大学教授

2022 年 10 月于重庆

由于对死亡原因的最新研究和越来越多的大规模灾难,法医学在我们这个时代是一个不断发展的科学领域。

事实上,我们都曾帮助过大量的大规模灾难的受害者(如恐怖袭击和环境灾难),这必然需要一种快速且安全的方式来报告身体病变的原因或死亡原因。

法医放射学在这一新场景中发挥着关键作用,因为它可以更快、更准确地检测身体损伤。在灾难发生的同一地点,有时会使用不同的技术:X射线、计算机断层扫描。而有时,磁共振成像在法医学领域也会很有用,尤其是在神经系统病变中。

放射学检查与常规尸检的结合使用提高了死因诊断的准确性,缩短了法医研究的执行时间。

因此,在过去的几年里,人们创造了虚拟尸检一词。它指的是一种新的放射诊断工具,对检查烧伤尸体、枪伤尸体、骨科骨折或大量肺气肿特别有用。

三维影像有助于法庭对法医案件的讨论,而且与常规尸检不同的是,记录下来的放射数据在首次评估后还可以使用多年。

意大利医学和介入放射学协会以极大的兴趣关注这一新的放射学研究领域。相信在不久的将来,与法医学一起,法医放射学肯定会大放异彩。

阅读了这本书所有作者撰写的章节,我认为这是一本重要的知识型工具书。该书对法医学的各个方面进行了一次完整又简单的梳理,并配有高清插图,适于法医学和放射学学者参考阅读。

意大利医学和介入放射学协会伦理和法医科　科拉多·比博利诺

意大利热那亚

迄今为止,法医主要依靠尸体检查、常规尸检以及实验室方法得出的结论以确定死者的死亡原因,并将其纳入相应的司法调查结果。成像只有在特定情况下,才会作为补充的证据性物证,如死者遭受了多处创伤,抑或是死者损伤是由火器造成的。事实上,这已经让法医有了能直接观察尸体的可能,甚至还能继续让法医以更全面的方式近距离查看尸体的状态和当前的病变。

然而,在某些情况下,法医的工作似乎特别困难,如当涉及识别创伤性骨病变(如发生在肋骨、脊柱、咽颅或颅底的病变)及确定这些病变的具体部位与最后出现的积聚区(皮下、呼吸道、腹部、脑部)的相关性,研究溺水死亡者的肺部或评估血管病变时。在任何情况下,这些场景都不存在无法克服的困难,但这里,成像方法的使用提高了法医进行诊断的质量和速度。

从这个意义上说,法医放射学发挥着重要作用,应就放射学进行明确定义,因为它的使用对象是活生生的患者。最近,法医放射学已经从常规做法的边缘发展成一种更加结构化、被广泛使用的方法。也许这是在引入虚拟尸检的概念后产生的。虚拟尸检有时是物理尸检的"替代品",它可以对尸体的摄影记录进行单一诊断应用、计算机断层扫描研究(在注射或不注射造影剂的情况下进行扫描),以及通过自动引导活检进行组织学评估。最后,随着世界范围内大规模灾难的频繁发生,如何科学地应对这些危机的话题被广泛讨论。

这些年,法医学界有机会见证,无论是法医还是司法系统内的人,都对适用于法医学的成像方法的比较产生了日益浓厚的兴趣。

使用简单的和低成本的放射学方法,如对身体进行计算机断层扫描/磁共振成像检查,可大大帮助法医在结合尸检结果使用时获得更准确的结果。当然,这是有可能的,而不会破坏正常的放射学或医学常规,和(或)不会造成劳动力和材料成本的显著增加。

对于医学和法律专业人士来说,获得可以不断重新检查和重复评估的尸体影像的可能性具有不可否认的优势。也就是说,它通过加快处理时间减轻了这项工作的一些负担。

放射科医生和法医本着合作精神，相互分享经验和诊断信息已经很普遍。因此，我们发现，事实上，我们有一个共同的目标，即让两个医学亚专业相互支持，而不是相互取代。

在本书中，作者对以上这些问题进行了探讨，并分享了自己的操作经验，希望能引起科学界和医疗法律环境各方更广泛的兴趣。

朱塞佩·洛雷 安东尼娜·阿尔戈 马西莫·米迪里
意大利巴勒莫
克里斯蒂娜·卡塔内奥
意大利米兰

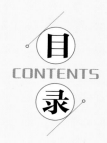

目录 CONTENTS

第1章　法医放射学简史　　　　　　　　　　　　　　　　**P1**

罗伯托·拉加拉（Roberto Lagalla）

第2章　常规法医学的优势与局限性　　　　　　　　　　　**P3**

布克哈德·梅迪亚（Burkhard Madea）

第3章　法医放射学的法医学方面　　　　　　　　　　　　**P18**

克劳迪奥·布切利（Claudio Buccelli）、马西莫·尼奥拉（Massimo Niola）、皮耶尔保罗·迪·洛伦佐（Pierpaolo Di Lorenzo）

第4章　活体法医放射学成像技术　　　　　　　　　　　　**P22**

阿方索·雷吉内利（Alfonso Reginelli）、安娜·鲁索（Anna Russo）、埃莉萨·米凯莱蒂（Elisa Micheletti）、罗伯托·皮卡西亚（Roberto Picascia）、安东尼奥·平托（Antonio Pinto）、萨布里纳·焦维内（Sabrina Giovine）、萨尔瓦托雷·卡帕比安卡（Salvatore Cappabianca）、罗伯托·格拉西（Roberto Grassi）

第5章　用于死后法医放射学的成像技术　　　　　　　　　**P32**

加亚·卡尔托奇（Gaia Cartocci）、亚历山德罗·圣图罗（Alessandro Santurro）、保拉·弗拉蒂（Paola Frati）、朱塞佩·古列尔米（Giuseppe Guglielmi）、拉斐尔·拉鲁萨（Raffaele La Russa）、维托里奥·菲内斯基（Vittorio Fineschi）

第6章　考古学中的放射学：活体检查的基础及前景　　　　**P46**

玛尔塔·利卡塔（Marta Licata）、安东尼奥·平托（Antonio Pinto）

第7章　对法医学问题诊断成像的解读　　　　　　　　　　**P59**

费代里卡·韦尔努乔（Federica Vernuccio）、朱塞佩·洛雷（Giuseppe Lo Re）、斯特凡尼娅·泽尔博（Stefania Zerbo）、费代里科·米迪里（Federico Midiri）、达里奥·皮科内（Dario Picone）、塞尔焦·萨莱诺（Sergio Salerno）、埃尔薇拉·文图拉（Elvira Ventura）、安东尼娜·阿尔戈（Antonina Argo）

I

第 8 章　法医放射学与识别　P67

达尼洛·德·安杰利斯（Danilo De Angelis）、卡尔梅洛·梅西纳（Carmelo Messina）、卢卡·斯科芬詹（Luca Sconfienza）、弗朗切斯科·萨尔达内利（Francesco Sardanelli）、克里斯蒂娜·卡塔内奥（Cristina Cattaneo）、达妮埃莱·吉贝利（Daniele Gibelli）

第 9 章　骨骼组织学在法医应用中的重要性　P90

乔瓦尼·弗朗切斯科·斯帕托拉（Giovanni Francesco Spatola）、玛丽亚·劳拉·乌佐（Maria Laura Uzzo）、安东涅塔·兰扎罗内（Antonietta Lanzarone）、多纳泰拉·皮西奥尼里（Donatella Piscionieri）、达妮埃莱·达里切洛（Daniele Daricello）、斯特凡尼娅·泽尔博（Stefania Zerbo）

第 10 章　交通事故导致的致命创伤　P96

斯特凡尼娅·泽尔博（Stefania Zerbo）、安布拉·迪·皮亚扎（Ambra Di Piazza）、萨尔瓦托雷·普罗卡钱蒂（Salvatore Procaccianti）、埃尔薇拉·文图拉·斯帕尼奥洛（Elvira Ventura Spagnolo）、朱塞佩·洛雷（Giuseppe Lo Re）

第 11 章　暴力和虐待：虐待儿童　P112

安东尼娜·阿尔戈（Antonina Argo）、朱塞佩·洛雷（Giuseppe Lo Re）、埃尔薇拉·文图拉·斯帕尼奥洛（Elvira Ventura Spagnolo）、阿尔贝托·卡兰德拉（Alberto Calandra）、玛丽亚·乔普林斯基（Marija Čaplinskiené）、阿加塔·克拉潘扎诺（Agata Crapanzano）、安东尼奥·平托（Antonio Pinto）、塞尔焦·萨莱诺（Sergio Salerno）

第 12 章　家庭暴力　P138

玛格迪·哈罗莎（Magdy Kharoshah）、穆罕默德·贾巴拉（Mohammed Gaballah）、马纳尔·巴穆萨（Manal Bamousa）、霍卢德·艾尔瓦伊（Kholoud Alsowayigh）

第 13 章　影像学和虐待老年人　P152

埃里克·巴奇诺（Eric Baccino）、梅茜·洛索伊斯（Maisy Lossois）

第 14 章　法医放射学：穿透性创伤与非穿透性创伤　P165

朱塞佩·贝尔托齐（Giuseppe Bertozzi）、弗兰切斯卡·马列塔（Francesca Maglietta）、莫妮卡·萨莱诺（Monica Salerno）、弗朗切斯科·皮奥·卡法雷利（Francesco Pio Caffarelli）

第 15 章　弹道创伤成像：活体法医影像学的其他应用　**P177**

萨尔瓦托雷·塞拉伊诺（Salvatore Serraino）、利维奥·米洛内（Livio Milone）、达里奥·皮科内（Dario Picone）、安东尼娜·阿尔戈（Antonina Argo）、塞尔焦·萨莱诺（Sergio Salerno）、马西莫·米迪里（Massimo Midiri）

第 16 章　人体藏毒　**P191**

安东尼奥·平托（Antonio Pinto）、阿方索·雷吉内利（Alfonso Reginelli）、安娜·鲁索（Anna Russo）、朱塞平娜·法博齐（Giuseppina Fabozzi）、萨布里纳·焦维内（Sabrina Giovine）、路易贾·罗马诺（Luigia Romano）

第 17 章　职业病：法医实践中的石棉沉着病和间皮瘤　**P199**

安布拉·迪·皮亚扎（Ambra Di Piazza），安东尼娜·阿尔戈（Antonina Argo），爱德华多·斯卡利奇（Edoardo Scalici）、安东尼奥·瓜亚纳（Antonio Guajana）、达里奥·皮科内（Dario Picone）、朱塞佩·洛雷（Giuseppe Lo Re）

第 18 章　测谎：功能磁共振成像　**P207**

朱塞佩·拉托纳（Giuseppe La Tona）、玛丽亚·基娅拉·泰拉诺瓦（Maria Chiara Terranova）、费代里卡·韦尔努乔（Federica Vernuccio）、朱塞佩·洛雷（Giuseppe Lo Re）、塞尔焦·萨莱诺（Sergio Salerno）、斯特凡尼娅·泽尔博（Stefania Zerbo）、安东尼娜·阿尔戈（Antonina Argo）

第 19 章　用于尸检成像的常规放射学　**P214**

斯特凡诺·德埃里科（Stefano D'Errico）、黛安娜·博努切利（Diana Bonuccelli）、马西莫·马尔泰洛尼（Massimo Martelloni）、朱塞佩·古列尔米（Giuseppe Guglielmi）

第 20 章　死后计算机断层扫描：从采集到报告　**P221**

朱塞佩·洛雷（Giuseppe Lo Re）、罗伯托·拉加拉（Roberto Lagalla）、斯特凡尼娅·泽尔博（Stefania Zerbo）、费代里卡·韦尔努乔（Federica Vernuccio）、埃尔薇拉·文图拉（Elvira Ventura）、塞尔焦·萨莱诺（Sergio Salerno）、马西莫·米迪里（Massimo Midiri）、安东尼娜·阿尔戈（Antonina Argo）

第 21 章　法医死亡学中的影像　**P227**

玛格迪·哈罗莎（Magdy Kharoshah）、达莉亚·阿尔塞夫（Dalia Alsaif）、马尔瓦·阿尔－巴亚特（Marwa Al Bayat）、加达·阿尔－沙姆西（Ghada Al Shamsi）、霍卢德·艾尔瓦伊（Kholoud Alsowayigh）

第 22 章　大规模灾难中的尸检成像　**P238**

安东尼娜·阿尔戈（Antonina Argo）、萨尔瓦托雷·塞拉伊诺（Salvatore Serraino）、费代里科·米迪里（Federico Midiri）、朱塞佩·洛雷（Giuseppe Lo Re）、斯特凡尼娅·泽尔博（Stefania Zerbo）、安杰洛·约瓦内（Angelo Iovane）、罗伯托·拉加拉（Roberto Lagalla）

第 23 章　溺死的尸检成像　**P251**

费代里卡·韦尔努乔（Federica Vernuccio）、斯特凡尼娅·泽尔博（Stefania Zerbo）、多纳泰拉·皮西奥尼里（Donatella Piscionieri）、费代里科·米迪里（Federico Midiri）、朱塞佩·洛雷（Giuseppe Lo Re）、马西莫·米迪里（Massimo Midiri）、安东尼娜·阿尔戈（Antonina Argo）

第 24 章　成人猝死的尸检成像　**P263**

斯特凡尼娅·泽尔博（Stefania Zerbo）、安布拉·迪·皮亚扎（Ambra Di Piazza）、安东尼奥·平托（Antonio Pinto）、安东尼奥·瓜亚纳（Antonio Guajana）、安东涅塔·兰扎罗内（Antonietta Lanzarone）、埃尔薇拉·文图拉·斯帕尼奥洛（Elvira Ventura Spagnolo）、安东尼娜·阿尔戈（Antonina Argo）、马西莫·米迪里（Massimo Midiri）

第 25 章　胎儿尸检成像　**P270**

塞尔焦·萨莱诺（Sergio Salerno）、菲利波·阿尔伯格希纳（Filippo Alberghina）、玛丽亚·基娅拉·泰拉诺瓦（Maria Chiara Terranova）、朱塞佩·洛雷（Giuseppe Lo Re）、埃米利亚诺·马雷西（Emiliano Maresi）、罗伯托·拉加拉（Roberto Lagalla）

第 26 章　死后放射学　**P280**

斯特凡尼娅·泽尔博（Stefania Zerbo）、劳拉·斯科佩利蒂（Laura Scopelliti）、费代里卡·韦尔努乔（Federica Vernuccio）、朱塞佩·洛雷（Giuseppe Lo Re）、安东尼娜·阿尔戈（Antonina Argo）、玛格迪·哈罗莎（Magdy Kharoshah）

第 27 章　尸检成像的缺陷：对烧焦尸体进行传统尸检和虚拟尸检的必要性　**P289**

朱塞佩·洛雷（Giuseppe Lo Re）、安东尼娜·阿尔戈（Antonina Argo）、萨尔瓦托雷·塞拉伊诺（Salvatore Serraino）、斯特凡尼娅·泽尔博（Stefania Zerbo）、埃尔薇拉·文图拉·斯帕尼奥洛（Elvira Ventura Spagnolo）、马西莫·米迪里（Massimo Midiri）

第 28 章　脑成像在死后法医放射学中的应用　　　　**P295**

牧野洋介（Yohsuke Makino）、吉田舞子（Maiko Yoshida）、矢岛大辅（Daisuke Yajima）、岩濑博太郎（Hirotaro Iwase）

第 29 章　尸检成像的生物伦理学方面　　　　**P314**

卢恰诺·塞斯塔（Luciano Sesta）

V

第 1 章

法医放射学简史

罗伯托·拉加拉（Roberto Lagalla）

威廉·康拉德·伦琴（William Conrad Roentgen），诺贝尔奖获得者。得益于他的发现，自 1845 年以来，放射学不仅被用于对活体进行医学诊断，还被用于诉讼和尸体遗骸的评估。

1896 年，在法医放射学的首批应用中，维也纳自然历史博物馆报道了放射学在评估埃及木乃伊时的独特用途。事实上，该博物馆购买了一具被视作人类的亚历山大的木乃伊。然而，木乃伊身上裹着的绷带却表明它应是某种动物。因此，为避免木乃伊剥去绷带后会腐败，该木乃伊就包裹着绷带接受了 X 射线研究。透过放射学影像，一只大鸟的形象赫然出现。

许多以"古放射学"为目的的放射学应用案例已经被报道。计算机断层扫描（computed tomography，CT）的引入，特别是较新的多层螺旋 CT 扫描仪的引入，进一步拓宽了放射学技术在研究保存千年的尸体方面的适用性和实用性。

事实上，与直接检查尸体相比，在不改变尸体完整性的情况下研究尸体的可能性代表了放射学检查更大的优势，所以它被称为无损检测（nondestructive examination，NDE）技术。

在木乃伊的鉴定方面，放射学已经证明了许多诊断的可能性，如确定木乃伊本身的年龄、是否患有先前存在的疾病、死亡原因，以及木乃伊的制作过程。

关于这一点，英国遗产组织（The English Heritage）于 2006 年发布了《考古金属制品 X 射线摄影指南》（*Guidelines of the X - radiography of Archaeological Metalwork*）。

多年来，法医放射学也已被应用于对文物进行鉴定评估。经证明，它尤其适用于鉴定文物的历史时期及其生产方法。

事实证明，法医学和放射学应用之间的重要结合不仅仅是出于古放射学的目的。

实际上，人们从一开始就认识到了放射学在刑事案件中评估责任原因方面的重要作用。事实上，放射学方法为验尸官和法官提供了"石化时间"的可能性，以识别由第三方造成的病理过程，从而使法官和专家/鉴定人多年来在法律程序中相互关注，能始终对其进行评估。

R. Lagalla (✉)
Department of Pathobiology and Medical Biotechnologies, University of Palermo, Palermo, Italy
e-mail: roberto.lagalla@unipa.it

再者,法医放射学结果不仅可以在多年后以同样的诊断准确性进行重新评估,而且易于公开和共享。这与常规尸检结果相反,后者本质上是一种独特的程序,不能完全重新进行。

此外,法医放射学提供了解释有害事件的新的真实点,能够在不损害身体完整性的情况下提供身体的概况。当需要用放射学来检测死因时,这最后一点会有实际的体现。这也就是为什么法医放射学在科学文献和法医临床实践中经常被称为"virtopsy"(虚拟尸检)的原因。

"virtopsy"是由"virtual"(虚拟的)和"autopsy"(尸检)两个词组成,概括了对尸体进行微创初步评估的能力,而在大多数情况下,这种初步评估必须通过常规法医尸检进行。根据作者和最新的权威科学出版物的观点,这两种程序不能也不应被视为彼此的替代品,而应视作一个完整的诊断程序中的两个不同时刻,即法医学时刻和放射学时刻,两者的最终目的都是识别死者,确定死因,并在可疑的刑事责任案件中区分生前和死后的组织变化。

意大利一直是尸检研究的先驱国家之一。重要的是,要记住安德烈·维萨里于16世纪在帕多瓦大学(University Padua)进行的开创性尸检法医学研究。

然而,法医放射学发现其应用不仅仅限于对死者的研究。事实上,X射线一经发现,就被用来协助刑事案件中那些特别困难的法律和法医调查了。

1895年圣诞节前夕,托尔森·科宁(Tolson Cunning)先生被乔治·霍尔德(George Holder)先生用枪击中了腿部,这是首例在北美报道的涉及常规放射学的法庭案例。外科医生第一次尝试寻找子弹失败,且尽管伤口已经愈合,但科宁先生仍有症状。鉴于此种情况,外科医生就向麦吉尔大学(McGill University)物理学教授约翰·考克斯(John Cox)征求了意见,然后决定对受伤的肢体采用射线摄影术。曝光45分钟后,获得的影像显示子弹在胫骨和腓骨之间变平了。这一发现让外科医生得以取出子弹,并给科宁先生提供了他被谋杀未遂的证据。目前为止,放射学仍适用于需要对没有证件的人进行年龄评估的情况。这一点在那些边境国家特别有用,如意大利,每年都有大量离开非洲和东方国家的移民——他们希望抵达欧洲后能改善其生活质量。在某些情况下,法医学家是真的无法合理确定受试者的年龄,有时候甚至被指控犯有如走私移民等令人发指的罪行。

然而,正如在一个独特而悲伤的旋转木马中一样,迄今为止所概述的法医放射学的不同方面都是相互聚集的。众所周知,在地中海这条人类迁徙路线上,死亡人数一直居高不下。巴勒莫放射科最近参与了一项重要的基本评估程序,包括对从利比亚海岸失事的海军舰艇上找到的大量尸体进行尸检和虚拟尸检,我想把它记为"梅利利(Melilli)的法医放射学希望行动"。梅利利是进行法医行动的西西里军事基地的名字。

迄今为止,放射学和法医学在许多应用中都已融合了二者的兴趣和用途,发展前景想必是一片大好。因此,我们可以想象,在未来,这两个医学专业尽管各自保持着其固有特点,但在尸检案件评估和一些医疗法律诉讼中,二者都是彼此不可或缺的一环。

原版此章无参考文献。

第 2 章

常规法医学的优势与局限性

布克哈德·梅迪亚（Burkhard Madea）

2.1 引 言

近 20 年（译者注：1997—2016），法医尸检成像先是在伯尔尼（Bern）系统地发展起来，然后是整个瑞士（Switzerland），现在是全世界[1-5]。"虚拟尸检"①之父理查德·德恩胡佛（Richard Dirnhofer）对尸检成像技术的科学发展总结如下[1]：

依托各种成像技术迅速发展的背景，在世纪之交，瑞士伯尔尼大学实现了研究项目中"虚拟尸检"这一学术概念。该项目旨在开发一种微创尸检程序，主要通过医学成像方法从尸体上获得相关证据的发现。根据个案和所涉及的具体问题，可以选择性地进行常规尸检，以获取进一步的相关事实，如组织学、毒理学和细菌学检查。

这一想法的国际影响，从世界各地有关法医放射学呈指数级增长的科学出版物上可见一斑。例如，M. 巴利沃（M. Baglivo）等人最近发表的研究表明，"虚拟尸检"项目始于千年之交，与那时相比，出版物的数量已增长 10 倍。死后放射学领域的这种学术"炒作"对放射学吸引新一代法医学学者产生了非常积极的影响。

简而言之，众多相关出版物的出版表明，尸检成像不仅在很多方面等同于尸检，甚至还可以取得比常规尸检程序更好的结果。这也对传统尸检作为获取和记录法医学发现的"黄金标准"的地位提出了挑战。

巴利沃也已经在质疑传统的尸检是否仍然是获取和记录法医学发现的"黄金标准"。

本章的目的不是为了论证或反对传统尸检抑或是法医尸检成像，而是简要介绍传统尸检的演变、重要性及衰落。

德恩胡佛（Dirnhofer）[1-3]和格拉布赫尔（Grabherr）[4,5]特别概述了不同成像技术在解决不同法医问题中的重要性。

---

① 由"virtual"和"autopsy"组成一个新词，即"virtopsy"。（译者注：虚拟尸检）它被用于法医学的成像，特别是尸检成像（CT，MRI，表面扫描，血管造影）。

B. Madea (✉)
Institute of Forensic Medicine, University Hospital Bonn, Bonn, Germany
e-mail: b.madea@uni-bonn.de

法医成像的重要性是毋庸置疑的。

2.2　尸检的技术、历史和任务

现代尸检的定义如下[6]：

尸检是对尸体进行系统的外部和内部检查，通过对身体组织的大体和显微镜检查来确定是否存在疾病。病理学家以两肩为切点，再取两肩切口中点，向下到耻骨切开。再将皮肤拨开，把胸部的每个器官，以及颈部结构、腹部和骨盆，都一一切除并仔细检查。从右侧的乳突到左侧的乳突，也会做一个切口，将头皮向前拉，取下骨帽，露出大脑。将大脑移除并检查。病理学家取一个小样本或对所有组织进行检查，并将其保存在福尔马林中进行存档，以备将来参考。

对于医院尸检，根据有资格给予许可的人员所提供的名单或许可，可以保留组织和器官用于学习、研究或其他调查。病理学家将 2 cm×2 cm 的小组织切片提交给组织学实验室，在那里对几微米厚的薄片进行化学处理以保存它们。将组织块刨成薄片，这样薄薄的一层就可以放置在载玻片上，并用染料染色来区分细胞。病理学家便可以识别染色组织中的疾病。进行法医尸检可以确定死亡原因；协助确定死亡方式为自然、自杀、他杀或意外；收集可能对公共卫生或法院有用的医学证据；开发出可能对重建死者是如何受到致命伤害的有用信息[6]。

尸检已经用于：
- 确定死亡原因。
- 协助确定死亡方式（即他杀、自杀）。
- 比较生前和死后的结果。
- 提供准确的人口统计数据。
- 监测公共卫生。
- 评估医疗实践的质量。
- 指导医学生和医生。
- 识别新的和变化中的疾病。
- 评估药物、外科技术和假体等疗法的有效性。
- 安抚家庭成员的情绪。
- 防止虚假的责任索赔，快速、公平、有效地解决索赔[7]。

鲍曼（Bowman）和安德森（Anderson）等人也总结了尸检的用途[8]（表2.1）①。

---

①　原版此处未加表号，现予以修正。同时其他表号依次调整。

表 2.1　鲍曼和安德森等人总结的尸检用途

鲍曼(1983)	安德森(Anderson)等人(1979)
协助开发新的技术、程序和疗法并保证质量	同行评审时使用的医疗保健质量评估工具
保证临床诊断和治疗的质量	医生继续教育
提高人口统计的准确性和价值	提供关于死因和疾病的可靠数据库
提供移植用的器官和活组织来源	识别疾病先兆
评估和分配保险金	家庭哀伤辅导
监测和识别环境疾病	识别传染病
医学教育	法医病理学
法医病理学	监测和识别环境疾病
披露个体死亡的性质	基础研究的材料和问题
风险管理	医学教育
安抚家属	
解释疾病中未知或不曾预料到的并发症	
识别传染病	

尸检有解剖尸检、临床尸检和法医尸检 3 种类型(表 2.2)。

表 2.2　尸检类型(根据[9])

- 解剖尸检(anatomic autopsy)
  - ——人体结构和功能
  - ——安德烈·维萨里(Andreas Vesalius)(1514—1564)
  - ——16—18 世纪取得重大进展

- 临床尸检(clinical autopsy)
  - ——病因、位点、病因学、发病机制
  - ——乔瓦尼·巴蒂斯塔·莫尔加尼(Giovanni Battista Morgagni)(1682—1771)
  - ——玛丽·弗朗索瓦·格扎维埃·比沙(Marie François Xavier Bichat)(1771—1802)
  - ——卡尔·冯·罗基坦斯基(Carl von Rokitansky)(1804—1878)
  - ——鲁道夫·菲尔绍(Rudolf Virchow)(1821—1902)

- 法医尸检(forensic autopsy)
  - ——死亡原因和死亡方式
  - ——外部暴力致死的因果关系
  - ——确定活产或死产
  - ——医疗事故
  - ——约翰内斯·博恩(Johannes Bohn)(1640—1718)
  - ——约翰·路德维希·卡斯珀(Johann Ludwig Casper)(1796—1864)
  - ——爱德华·冯·霍夫曼(Eduard von Hofmann)(1837—1897)

解剖尸检研究人体的结构和功能。临床尸检研究病因、位点、病因学、发病机制,是 19 世纪和 20 世纪初医学研究的主要方法。法医尸检对于确定死因和死亡方式及外部暴力致死的因果关系至关重要。

解剖尸检主要是在意大利高校中发展起来的,尤其是帕多瓦大学[9-20]。安德烈·维萨里出版了著名的人体解剖学系列丛书《人体的构造》(De Humani Corporis Fabrica Libri Septem)。

临床解剖学也在帕多瓦大学得到发展[14,16,18-20]。乔瓦尼·巴蒂斯塔·莫尔加尼进行尸检以研究病因和位置,并根据研究结果撰写了《疾病的位置与病因》(De Sedibus et Causis Morborum)这本著作。莫尔加尼寻找的是器官疾病导致死亡的原因。

玛丽·弗朗索瓦·格扎维埃·比沙将组织("膜")作为病因和死因进行了研究[21]。

1967 年,埃尔温·阿克奈希特(Erwin Ackerknecht)对巴黎医院病理学的发展历史进行了很好的描述,后来米歇尔·福柯(Michel Foucault)在其著作《临床医学的诞生》(The Birth of the Clinic)(1994)中也对此进行了描述[10,11,22,23]。

维也纳的病理学家卡尔·冯·罗基坦斯基在临床病理学方面取得了进一步的重大进展,他亲自在维也纳综合医院附近的一个小太平间进行了 3 万多例尸检[11,24-29]。罗基坦斯基撰写了著名的病理学总论与各论手册。此外,他还写了一本关于房间隔缺损的书,并建立了一个新的病理学研究所,这个研究所至今还在。

在柏林,鲁道夫·菲尔绍进一步发展了临床病理学,他研究了细胞导致死亡和疾病的原因[9,11,28,30,31]。

鲁道夫·菲尔绍是细胞病理学的创始人,他还创建了病理学博物馆。该博物馆至今仍矗立在柏林的夏里特(Charité)区,展示着菲尔绍收藏的标本[31]。菲尔绍推动了临床病理学和法医尸检方法的发展。他出版了一本关于尸检技术的著作——《夏里特医院太平间的切片技术》(Die Sections – Technik im Leichenhause des Charité Krankenhauses)。这本著作对实践尸检规则的标准化非常重要。他在德国其他地区和奥地利也出版了类似的书籍。与此同时,欧洲委员会(Council of Europe)发布了关于尸检规则国际统一的建议。

世界各地都有关于尸检技术的手册[24,32-40]。

临床尸检是 19 世纪和 20 世纪早期医学研究的主要方法[8,28]。许多疾病都是通过尸检被发现或严格澄清的。表 2.3 列出了这些疾病的部分清单。

表 2.3　1950 年以来通过尸检发现或严格澄清的部分疾病清单(根据[8])

心血管病变	支气管肺部病变	消化道病变
转移性类癌的三尖瓣病变	肺泡炎(弥漫性肺泡损伤、休克肺、呼吸窘迫综合征)	惠普尔病
了解先天性心脏病变,从而实现现代外科治疗	氧中毒	蛋白丢失性肠病
动脉粥样硬化栓塞	肺孢子菌肺炎	先天性肠闭锁
不对称心肌肥厚	新生儿呼吸窘迫综合征(透明膜病)	胰囊性纤维化
动脉瘤解剖及相关变异	军团病	血管功能不全综合征和出血性肠病

续表

心血管病变	支气管肺部病变	消化道病变
原发性心肌病	肺泡蛋白沉积症、脱屑性肺炎	绒毛状腺瘤造成的蛋白质和钾流失
主动脉瓣下肌性狭窄	吸入工业粉尘导致的疾病：石棉沉着病、铍中毒、蔗尘肺、青贮饲料工人病	
主动脉、主动脉瓣类风湿性疾病	脂质性肺炎	
心脏手术并发症	弥漫性肺间质纤维化	
心脏传导系统疾病		
特发性肥厚性主动脉瓣下狭窄		
心肌病		
二尖瓣脱垂		

甚至在 20 世纪，通过对尸检结果的系统分析，仍发现了新的疾病（艾滋病）。

法医尸检是在 19 世纪发展起来的[9,14,30,41]。然而，早在 17 世纪，在莱比锡大学工作的法医学教授就要求进行尸检，而不是伤口检查，以确定死因和死亡方式。在德国，约翰·路德维希·卡斯珀在法医学和法医尸检的发展中发挥了重要作用。卡斯珀根据自己在尸检中的个人经验编写了著名的法医学手册。柏林法医研究所的太平间是仿照巴黎法医研究所的太平间建造的。在奥地利，爱德华·冯·霍夫曼撰写了著名的法医学手册和法医学图谱，他在法医学和法医尸检的进一步发展中发挥了重要作用。

与临床病理学一样，法医病理学揭示了新的尸检结果，并通过进一步的系统观察和实验进行了批判性评估，包括：

—肺浮扬试验。

—在后脑勺跌倒的情况下，对冲性眼眶病变。

—上吊案例中的西蒙出血（腰椎间盘出血）。

—因体温过低致死形成的内部特征。

—印痕样接触性射入创。

根据 19 世纪各国制定的主要尸检规则，必须根据以下标准大体描述尸检结果[15,24,32-34,38]：

解剖结果的大体描述：

1.器官的位置、形态和部位。

2.高和重（身体、器官等）。

3.表面：

（a）器官表面；

（b）浆膜、黏膜、黏着物。

4. 一致性。

5. 连贯性、巩固性。

6. 切面：

（a）结构；

（b）颜色；

（c）液体、充血、涂片。

7. 气味。

病理学家必须用他所有的感官对尸检结果做出完整的描述。

大体的组织改变根据以下标准进行评估：

疾病引起的大体组织改变的概述：

- 血液含量：

  —急性贫血；

  —慢性贫血；

  —急性充血；

  —慢性静脉充血。

- 血液阻塞：

  —血栓症；

  —血栓栓塞。

- 坏死：

  —缺血性坏死；

  —出血性坏死；

  —干酪性坏死；

  —坏疽性坏死。

- 水肿。

- 出血。

- 营养不良：

  —细胞肿胀；

  —脂肪变性。

- 透明。

- 淀粉样蛋白。

- 色素：

  —炭黑尘肺；

  —血铁黄素；

  —黑色素；

　　　　—胆色素;

　　　　—脂褐素;

　　　　—疟色素;

　　　　—褐黄病色素;

　　　　—重金属;

　　　　—医源性色素。

　　● 炎症:

　　　　—浆液性;

　　　　—卡他性;

　　　　—纤维蛋白性;

　　　　—脓性;

　　　　—出血性;

　　　　—坏死性;

　　　　—坏疽性。

　　● 代偿。

　　● 钙化。

　　● 肿瘤:

　　　　—良性和恶性肿瘤的宏观差异;

　　　　—原发肿瘤/转移瘤;

　　　　—癌/肉瘤。

　　通过传统的尸体解剖,可以评估所有这些大体组织改变。

2.3　尸检作为临床医学质量控制

　　时至今日,尸检仍是查明死亡原因和死亡方式的黄金标准,这比考虑患者临床病史的外部检查要好得多[24,36,42-49]。尸检发现的临床诊断错误可分为以下几类[47,48,50,51]:

　　● **主要错误(第二类)。**

　　涉及主要潜在疾病或主要死因的临床漏诊。

　　● **第一类错误。**

　　此类型的重大错误,如果能在患者生前发现,就能影响患者的预后甚至是治疗结果(至少能让患者活着出院)。

　　根据高曼(Goldman)等人的研究[43],在过去的几个世纪里,第一类错误相对保持稳定。根据索亚尼亚(Shojania)等人的荟萃分析[48],今天,在8%—10%的尸检中发现了第一类错误。表2.4列出了与生前和死后诊断之间的重大差异有关的最常见疾病。在许多临床学科中,尸检可以发现具有重要临床意义的额外信息(表2.5)。

表2.4   与生前和死后诊断之间重大差异相关的最常见疾病

尸检诊断	差异/%
肺栓塞	46.8
腹膜炎	45.1
术后大出血/感染	37.9
肠道血管功能不全	37.2
肺脓肿	34.1
肾梗死	31.6
转移癌	30.6
阿尔茨海默病	30.0

改编自参考文献[42]。

表2.5   尸检显示额外信息的病例百分比以及额外发现的与临床相关的病例百分比

学科	有额外信息的病例/%	诊断或临床相关性/%
内科学	82.1	26.1
外科学	68.0	64.7
神经外科学	66.7	40.0
麻醉学/重症监护	93.8	60.0
儿科学	50.0	100.0
新生儿科学	36.4	25.0
心脏外科	89.1	26.0
总数	74.8	32.9

来自参考文献[52]。

在苏黎世大学医院(University Hospital Zurich)这种专业化程度很高、设备精良的医院,第一类错误率现低至2%[50,51,53]。第一类错误的减少在一定程度上是由于成像技术的改进。

然而,随着时间的推移,欧洲和美国的尸检率已经明显下降[6,49,54-57]。德国的临床尸检率目前低于2%,法医尸检率稳定在2%左右(表2.6)[54]。

表2.6   一些欧洲国家的尸检率(根据[54])

国家	时间/年	总数/%	临床病理/%	法医/%
大不列颠	1999	17.3	2.1	15.2
瑞典	1992	22.0	16.0	6.0

国家	时间/年	总数/%	临床病理/%	法医/%
芬兰	1992	31.1	14.2	16.9
丹麦	1992	16.0	13.6	2.4
德国	1999	5.1	3.1	2.0
德国	1994	6.1	4.2	1.9

在医疗事故案例中,尸检特别重要[58-62]。如果没有尸检、毒理学和组织学[63],单就医疗事故索赔而言,临床医生就已如同在迷雾中行走,更别提再涉及药品不良事件了。

2.4 临床尸检的衰落

临床尸检衰落的原因有多个[15,32,36,44,45,49]。著名的奥地利/德国病理学家赫维希·汉珀尔(Herwig Hamperl)(1899—1976)曾在维也纳(Vienna)、柏林(Berlin)、布拉格(Prague)、萨尔茨堡(Salzburg)、马尔堡(Marburg)和波恩(Bonn)工作,在自传中他公布了在不同地点工作时进行的尸检数量和经检查的活检数量[56](图2.1)。他的职业生涯初期始于维也纳,那时的尸体解剖率很高,几乎没有活组织检查;而在汉珀尔职业生涯的末期,情况正好相反——尸检率很低(波恩大学医院每年约700例),活组织检查率很高。与汉珀尔时代相比,目前临床尸检率进一步急剧下降。

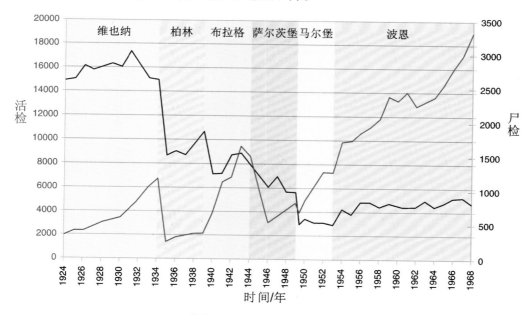

尸检数量减少,活检数量显著增加。

图2.1 汉珀尔在不同的城市(维也纳、柏林、布拉格、萨尔茨堡、马尔堡、波恩)工作时进行的尸检数量和检查的活检数量

必须记住,尸检率的下降,尤其是非法医尸检率的下降,始于尸检成像进入法医学和临床病理学实践的几个世纪之前。

反对尸检的其他原因有[28]:

- 尸检丧失了在探索几乎所有疾病的形态学条件方面的重要作用。
- 临床病理学与尸检病理学(活检而非尸检)。
- 个人权利的发展:

——尸检需要征得同意;

——关于谁可以提供同意的问题。

再者,病理学家在临床或法医尸检中都没有得到足够的报酬,因此也失去了对尸检的兴趣。

此外,临床医生也出于不同的原因拒绝尸检:

——在高科技医学时代,尸检似乎没有必要,因为死因和潜在疾病已经得到充分的诊断;

——担心医疗事故索赔;

——他们主张按病种付费(diagnosis related groups,DRG)(用于治疗患者的费用),但不想与病理学家分享;

——在病理学家的最终报告完成之前耽误了太多的时间。

2.5 与放射学相比,尸检的局限性

近年来,人们概述了尸检相对于放射学的局限性。法医放射学的用途可以总结如下[1-3]:

- 患者识别。
- 性别确定。
- 身长测量。
- 个体特征识别(牙科、体内)。
- 记录。
- 揭露异物(子弹、插入的异物)。
- 识别损伤和器官疾病(确定死亡原因和死亡方式)。
- 评估持续性伤病的生命力。
- 法医重建。
- 教育。
- 研究。

据德恩胡佛所说,这种记录法医发现的方法是独立于调查员的、客观的、非侵入性的,并为法医病理调查提供了质量上的改进,因为数字存储的数据可以随时调用,以提供新鲜、原封不动的局部解剖及解剖学临床信息。德恩胡佛等人对经典尸检的局限性做了如

下的系统描述：

- 没有从头到脚的完整尸检。
- 破坏性方法：破坏了解剖结构。
- 腐败情况影响解剖的发现和记录。
- 解剖结果依赖光照条件。
- 不能对结果进行三维(three-dimensional,3D)展示。
- 用于进一步分析的标本被污染(毒理学等)。
- 拍照记录"血腥"。
- 亲属或某些宗教不能接受常规尸检。

与当前的法医检查技术相比，通过死后表面扫描、多层计算机断层扫描(multi-slice computed tomography,MSCT)以及磁共振成像(magnetic resonance imaging,MRI)实现的无创或微创方法的优势包括：

——为法庭提供准确、客观和清晰的法医结果记录；

——经校准的3D结果记录；

——通过数字数据存档和传输以保证质量；

——减少近亲的心理创伤；

——在尸检接受度低的文化中改善司法[1-3]。

表2.7 和表2.8 概述了德恩胡佛总结的成像优点。

表2.7 成像优点(根据[3])

成像方法	在司法系统中的应用优势
客观的数据收集；没有人为影响的"机械化"的客观性	独立于特定的法医病理学家，容易获得其他意见
更好的再现性	将研究结果本身作为证据呈现——而不仅仅是专家报告
"无血"的记录	可在法庭上陈述"非创伤性"调查结果
远程取证	解释不只是由两只眼睛，而是由多名调查人员共同完成的
身体真实比例的3D传真可作为证据项	真实数据的法医重建非常准确(如道路事故、枪击、刺杀)
死后血管造影(postmortem angiography,PMA)	在所有创伤案例和治疗错误调查中明确定义出血源 心脏和血管干预后的明确信息，软组织出血的3D记录
死后计算机断层扫描(postmortem computed tomography,PMCT)，同时进行表面记录	可以在受伤的形状和大小与涉嫌武器之间进行3D形态测量比较，颜色和比例准确 不受地点和时间的影响 根据真实数据重建道路事故和凶杀案 无污染的3D比较，联合法医学家、警察和司法部门对案件的处理 将死者/伤者的3D模型引入犯罪现场的3D模型

续表

成像方法	在司法系统中的应用优势
能够清楚地检测到体内气体的积聚	避免动脉和静脉气体栓塞,避免空气逸出到胸腔,因为在尸检时看不到这些气体,所以经常被忽视。这些发现可能与死因有关
重要原因	向公众提供明确的信息
检测异物、弹丸部件、武器	清晰定位异物 可靠的影像引导评估
非破坏性程序	没有基于宗教原因的尸检争辩
可靠记录难以解剖区域的发现:头部、颈部、骨盆和外周血管区域	从调查结果中获得更多信息,以确定死因并法医重建
能够存档尸体的"检验数据"作为证据使用	其他和后续专家意见始终可能在以后的某个日期提出(如火化,无须挖掘)

表 2.8　使用成像技术记录研究结果和专家评估(根据[1])

责任分配	
1. 外部检查——表面扫描 ↓	→3D 可视化——改进的
2. 内部发现的成像(CT、MRI 等) ↓	→非破坏性,整体——改进的
3. 将数据存储为真实比例的 3D 模型——仅由放射技师(MTRA)签名 ↓	→新的、最有价值的元素〔用于卡尔·波普尔(K. R. Popper)定义的批判性讨论〕
4. 使用施瓦尔察赫(Schwarzacher)感知方法捕获、发现整体视图,细节,未接受过药物治疗,观察、浏览视觉记忆 ↓	→与尸检相同
4a. 由放射技师记录检查结果 ↓	→与尸检相同
4b. 多个调查员获取调查结果的原则 ↓	→通过远程放射学的可能性得到改善
5. 阅读用的书面结果记录——仅由放射科医生签署 ↓	→保持不变——相当于目前的尸检报告
6. 联合法医学和放射学,根据调查结果制备法医诊断——由放射科医生和法医专家共同签署 ↓	→改进的——相当于总结的尸检报告或法医病理学诊断
7. 解释专家报告中的诊断和发现,考虑到所有情况(如 E. 冯·霍夫曼,前提、有证据的事实,如信息库、现场检查、毒理学、组织学等)——仅由法医专家签署	→相当于法医报告。然而,在证据评估、第 2 意见、决定性专家报告的框架内,是否能够基于第 3 项进行更有效的批判性审查

2.6 尸检成像能完全取代尸检？

特别是对于创伤受害者,尸检成像的价值不仅体现在损伤记录上,还体现在死因和死亡方式的阐明上[64-67]。

在未经选择的尸检材料中,经典的尸检仍然优于尸检成像。

在最近的一项调查中,罗伯茨(Roberts)等人[68]得出结论:"我们的研究发现了横断面成像在成人死因诊断中的重要缺陷,并提供了改进成像技术所需的证据,使其能够安全地引入尸检服务。"尸检确定的死因与放射学确定的死因之间的实际主要差异率,CT 为32%(26%—40%),MRI 为43%(36%—50%)。这些发现表明,尸检成像并不优于简单的外部检查。尸检成像对记录至关重要,但为了弄清死因和死亡方式,传统的尸体解剖至少在目前仍是未解决案例的黄金标准。

尸检的好处可分为 7 个大类[15]:

1. 对医生和医疗机构的好处。

2. 对死者家属的好处。

3. 对公共卫生的好处。

4. 对医学教育的好处。

5. 对医学发现和临床应用研究的好处。

6. 对基础生物医学研究的好处。

7. 对执法和法学的好处[15]。

芬克拜纳(Finkbeiner)等人进一步阐述了尸检的好处[15]:

1. 对医生和医疗机构的好处:

(a)利于最终诊断和死因的确定;

(b)物理和实验室检查结果与疾病病理变化的相关性;

(c)尸检是评估诊断准确性和治疗结果的黄金标准;

(d)尸检为医疗质量的保障提供关键数据;

(e)尸检可以降低医院和医生的医疗事故风险;

(f)尸检可能有助于准确计费。

2. 对死者家属的好处:①识别或定义遗传性或传染性疾病。

3. 对公共卫生的好处:

(a)检测传染病;

(b)识别环境危害;

(c)利于准确的人口统计。

4. 对医学教育的好处:②医学和其他健康相关学科的学生教育。

---

① 原版此处有(a),现予以修正,删除。

② 原版此处有(a),现予以修正,删除。

5. 对医学发现和临床应用研究的好处：①现代分子技术加上死后检查作为补充,已经确定了与新出现和重新出现的传染源有关的疾病。

6. 对基础生物医学研究的好处：②为研究人员提供正常和患病的人体组织进行研究。

7. 对执法和法学的好处。

毫无疑问,尸检成像未来也将实现这些好处。

1. Dirnhofer R, Schick J (2016) Bildgebung in der Rechtsmedizin. Der gläserne Körper als Beweismittel. NWV Verlag GmbH, Graz
2. Dirnhofer R, Schick R (2010) Virtopsy. Obduktion neu in Bildern: gerichtsmedizinische Vorstellung und prozessrechtliche Diskussion einer neuen wissenschaftlichen Autopsiemethode. Schriftenreihe Recht der Medizin. Manz, Wien
3. Dirnhofer R (2016) Postmortem imaging: a part of forensic medicine. In: Grabherr S, Grimm JM, Heinemann A (eds) Atlas of postmortem angiography. Springer, Berlin, pp 35–43
4. Grabherr S, Baumann P, Fahrni S, Mangin P, Grimm J (2015) Virtuelle vs. reale forensische bildgebende Verfahren. Einsatzgebiete, Vorteile und Limits. Rechtsmedizin 25:493–509
5. Grabherr S, Grimm JM, Heinemann A (eds) (2016) Atlas of postmortem angiography. Springer, Berlin
6. National Research Council (2009) Strengthening forensic sciences in the United States. A path forward. National Academies Press, Washington, DC
7. Lundberg GD (1998) Low-tech autopsies in the era of high-tech medicine. Continued value for quality assurance and patient safety. JAMA 208:1273–1274
8. Hill RB, Anderson RE (1988) The autopsy—medical practice and public policy. Butterworths, Boston
9. Madea B (2014) History of forensic medicine. In: Madea B (ed) Handbook of forensic medicine. Wiley, Chichester, pp 3–14
10. Ackerknecht EH (1950/1951) Early history of legal medicine. Legal medicine in transition (16th–18th centuries). Legal medicine becomes a modern Science (19th century). Ciba Symp 7:1286–1304. Reprinted in: (1977) Legacies in Law and Medicine, 249–265
11. Brugger CM, Kühn H (1985) Sektion der menschlichen Leiche. Ferdinand Enke Verlag, Stuttgart
12. Del Negro P (ed) (2003) The University of Padova. Eight centuries of history. Offset invicta Padua
13. Dhom G (2001) Geschichte der Histopathologie. Springer, Berlin
14. Feola T (2007) Profilo storico della medicina legale. Editioni Minerva Medica, Turino
15. Finkbeiner W, Ursell P, Davis R (2004) Autopsy pathology. a manual and atlas. Churchill Livingstone, Philadelphia
16. Fischer Homberger E (1983) Medizin vor Gericht. Zur Sozialgeschichte der Gerichtsmedizin. Verlag Hans Huber, Bern
17. Madea B (2014) Handbook of forensic medicine. Wiley, Chichester
18. Wolf-Heidegger G, Cetto AM (1967) Die anatomische Sektion in bildlicher Darstellung. S. Karger, Basel
19. Zanatta A, Thiene G, Valente M, Zampieri F (2015) Text atlas of historical pathology from the Museum of Pathological Anatomy of Padua University. Antilia, Treviso
20. Universita de Studi di Padova (2004) The Palazzo del Bo. Padua
21. Bichat MFX (1800) Recherches physiologiques sur la vie et la mort (General Anatomy Applied to Physiology and Medicine). Brosson, Gabon et Cie, Paris
22. Ackerknecht EH (1967) Medicine at the Paris Hospital 1794–1848. Johns Hopkins University Press, Baltimore
23. Foucault M (1994) The birth of the clinic. An archaeology of medical perception. Vintage, London
24. Bankl H, Bankl HC (1999) Pathologisch-Morphologische Diagnostik. Angewandte pathologische Anatomie für die Praxis. Springer, Berlin
25. Hausner E (2008) Die historische Sammlung des Instituts für Gerichtliche Medizin der Universität Wien. Edition Hausner. Desktop-Publishing, Oliver Hausner, Wein
26. Lesky E (1978) Die Wiener Medizinische Schule im 19. Jahrhundert. Verlag Böhlau, Graz
27. Lesky E (1981) Meilensteine der Wiener Medizin. Große Ärzte Österreichs in drei Jahrhunderten. Wilhelm Maudrich, Wien
28. Prüll CR (ed) (1998) Pathology in the 19th and 20th century. The relationship between theory and practice. European Association for the History of Medicine and Health Publications, Ipswich Book Company, Sheffield
29. Rumpler H, Denk H, Ottner C (2005) Carl Freiherr von Rokitansky 1804–1878. Pathologe, Politiker, Philosoph, Gründer der Wiener Medizinischen Schule des 19. Jahrhunderts. Böhlau Verlag, Wien
30. Geserick G, Vendura K, Wirth E (2005) Das Institut für Rechtsmedizin der Charité in Berlin-Mitte. Ansichten und Einblicke, Berlin

---

① 原版此处有(a),现予以修正,删除。

② 原版此处有(a),现予以修正,删除。

31. Schnalke T, Atzl I (2010) Dem Leben auf der Spur: im Berliner Medizinhistorischen Museum der Charité. Prestel, München

32. Burton JL, Rutty GN (2010) The hospital autopsy. A manual of fundamental autopsy practice, 3rd edn. CRC Press, Taylor & Francis Group, Boca Raton, FL

33. Falk H, Pfeiffer K (1964) Praktische Sektionsdiagnostik mit Schnellmethoden: für Gerichtsmediziner und Pathologen. Edition Leipzig. Thieme, Leipzig

34. Hamperl H (1956) Leichenöffnung. Befund und Diagnose. Eine Einführung in den Pathologisch-Anatomischen Seziersaal und Demonstrationskurs. Springer, Berlin

35. Ludwig J (2002) Handbook of Autopsy Practice, 3rd edn. Humana Press, Totowa, NJ

36. Madea B (2014) Die Ärztliche Leichenschau. Rechtsgrundlagen, Praktische Durchführung, Problemlösungen, 3. Auflage. Springer, Berlin

37. Madea B (ed) (2016) Estimation of the time since death, 3rd edn. Boca Raton, FL, CRC Press, Taylor & Francis

38. Rössle R (1947) Sektionstechnik. 6. Aufl. Springer, Berlin

39. Saternus KS, Madea B (2007) Forensic autopsy–handling of the human corpse. Research in legal medicine, vol 36. Schmidt-Römhild, Lübeck

40. Sheaff MT, Hopster DJ (2005) Post mortem technique handbook, 2nd edn. Springer, London

41. Madea B (ed) (2015) Rechtsmedizin. Befunderhebung, Rekonstruktion, Begutachtung. 3. Auflage. Springer, Berlin

42. Battle RM, Pathak D, Humble CG (1987) Factors influencing discrepancies between premortem and postmortem diagnosis. JAMA 258(3):339–344

43. Goldman L et al (1983) The value of autopsy in three medical areas. N Engl J Med 308(17):1000–1005

44. Goldman L (1984) Diagnostic advances vs. the value of the autopsy 1912–1980. Arch Pathol Lab Med 108:501

45. Madea B, Rothschild M (2010) The post mortem external examination: determination of the cause and manner of death. Dtsch Ärztebl Int 107:575–588

46. Shojania KG, Burton EC, McDonald KM, Goldman L (2002) The autopsy as an outcome and performance measure. University of California at San Francisco (UCSF)-Stanford University Evidence-Based Practice Center, San Francisco

47. Shojania KG, Burton EC, McDonald KM, Goldman L (2002) The autopsy as an outcome and performance measure. Evid Rep Technol Assess (Summ) 58:1–5

48. Shojania KG, Burton EC, McDonald KM, Goldman L (2003) Changes in rates of autopsy-detected diagnostic errors over time. A systematic review. JAMA 289:2849–2856

49. Shojania KG, Burton EC (2008) The vanishing nonforensic autopsy. N Engl J Med 358:873–875

50. Moch H (2011) Dokumentation der diagnostischen Qualität im Krankenhaus. Auswertung der Autopsieberichte. Pathologe 32:282–286

51. Moch H (2013) Autopsie und moderne Medizin. In: Tag B, Mausbach J, Moch H (eds) Autopsie und Religion. Die Sektion aus medizinischer, ethischer und religiöser Sicht. VDG, Weimar

52. Nestler K, Gradistanac T, Wittekind C (2008) Evaluation des klinischen Nutzens der Obduktion. Eine Untersuchung am Institut für Pathologie des Universitätsklinikums Leipzig. Pathologe 29:449–454

53. Schwanda-Burger S, Moch H, Muntwyler J, Salomon F (2012) Diagnostic errors in the new millennium: a follow-up autopsy study. Mod Pathol 25:777–783

54. Brinkmann B et al (2002) Aktuelle Daten zur Obduktionsfrequenz in Deutschland. DMW 127:791–795

55. Groß D, Esser A, Knobloch H, Tag B (2007) Tot und toter Körper. Der Umgang mit dem Tod und der menschlichen Leiche am Beispiel der klinischen Obduktion. Kassel University Press, Kassel

56. Hamperl H (1972) Werdegang und Lebensweg eines Pathologen. Schattauer Verlag, Stuttgart

57. Timmermans S (2006) Postmortem: how medical examiners explain suspicious deaths (fieldwork encounters and discoveries). The University of Chicago Press, Chicago

58. Madea B (2008) Autoptisch bestätigte Behandlungsfehler. Z Evid Fortbild Qual Gesundhwesen (ZEFQ) 102:535–541

59. Madea B (2009) Medico-legal autopsies as a source of information to improve patient safety. Legal Med 11:S76–S79

60. Madea B, Preuß J (2009) Medical malpractice as reflected by the forensic evaluation of 4450 autopsies. Forensic Sci Int 190:58–66

61. Madea B, Musshoff F, Preuss J (2009) Medical negligence in drug associated deaths. Forensic Sci Int 190:67–73

62. Kohn LT, Corrigan JM, Donaldson MS (2000) To err is human. building a safer health system. National Academic Press, Washington, DC

63. Madea B (2012) Histology in forensic practice. Forensic Sci Med Pathol 8:64–65

64. Chevallier C, Doenz F, Vaucher P, Palmiere C, Dominguez A, Binaghi S, Mangin P, Grabherr S (2013) Postmortem computed tomography angiography vs. conventional autopsy: advantages and inconveniences of each method. Int J Legal Med 127:981–989

65. Donchin Y, Rivkind AI, Bar-Ziv J, Hiss J, Almog J, Drescher M (2011) Utility of postmortem computed tomography in trauma victims. J Trauma 37(4):552–556

66. Leth PM, Struckmann H, Lauritsen J (2013) Interobserver agreement of the injury diagnoses obtained by postmortem computed tomography of traffic fatality victims and a comparison with autopsy results. Forensic Sci Int 225:15–19

67. Weustink AC, Hunink MGM, van Dijke CF, Renken NS, Krestin GP, Oosterhuis JW (2009) Minimally invasive autopsy: an alternative to conventional autopsy? Radiology 250(3):897–904

68. Roberts IS, Benamore RE, Benbow EW, Lee SH, Harris JN, Jackson A, Mallett S, Patankar T, Peebles C, Roobottom C, Traill ZC (2012) Postmortem imaging as an alternative to autopsy in the diagnosis of adult deaths: a validation study. Lancet 379:136–142

第3章

法医放射学的法医学方面

克劳迪奥·布切利（Claudio Buccelli）

马西莫·尼奥拉（Massimo Niola）

皮耶尔保罗·迪·洛伦佐（Pierpaolo Di Lorenzo）

现代医学培养了大量专业人士，验尸官在开展活动时需要来自其他专业同事的知识支持，而这种情况也日益频繁。

在这一说法中，涉及法医学和保险医学的所有领域都离不开放射学的支持。

验尸官特别是在活动中，从民事索赔的行为（无论是民事责任还是私人事故）到对身体进行的调查，以及医疗责任案件，几乎每天都需要与放射科医生打交道。在这些情况下，需要将验尸官的两项职权分给不同的专家，这是一项法律和道德义务，要铭记于心。

放射科医生和法医之间的特定协同根源于法医学的基本原则之一：验证因果关系。

简而言之，法医必须不断地将涉及法律、保险，甚至行政档案中的特定事实与特定病理学或病变联系起来。这同样适用于法医专家和负责"损害赔偿"的专家医师。

从这个角度来看，法医放射科医生的形象在临床和司法事件的框架内越来越符合人们对各个方面进行评估的期望。而法医放射科医生面临的基本任务就是，要获得必要的科学证据，以产生充分的反应，满足对事实进行真实评估的需要：

- 准确诊断现有病理影像，并确保后者与破坏性事件的兼容性。
- 回答受伤史有关的问题。
- 公正识别残余后遗症。
- 识别任何恶化的迹象。

首先，放射科医生要进行一次新的仪器调查，或对以前已经进行过的但在法医学目的上有缺陷的进行第二次评估。因此，放射科医生将必须以最细致、最准确的方式展示，术语要清晰，诊断要准确，使其分析更加完整和明确，就像在获得的影像中"看到"的一样。

事实上，有必要记住，医学、法律专家对创伤事件或临床事件的描述往往是碎片化的，只能依赖于临床过程固有的和造成创伤事件的当事人所提供的记录（包括诊断调查）。

C. Buccelli · M. Niola (✉) · P. Di Lorenzo
Department of Biomedical Advanced Sciences – Legal Section, University of Napoli Federico II, Naples, Italy
e-mail: masniola@unina.it; pierpaolo.dilorenzo@ unina.it

然而,就其本质而言,这些调查都有一个几乎不可逾越的局限性:它们是为了诊断和治疗性目的而进行的(有时更是情况紧急),自然就不是为了确定与特定创伤事件的因果关系或时间顺序。肋骨骨折就是一个典型范例,在临床记录或放射学报告中经常将其描述为"多处肋骨骨折"(图3.1a、b)。这个措辞至少在验尸官看来似乎是有限的,因为它缺少对上述病变位置的描述——这些位置通常有助于重建损伤形态,骨折数量和特征也没有具体说明,而这些参数在案件的法医评估中都是有用的。

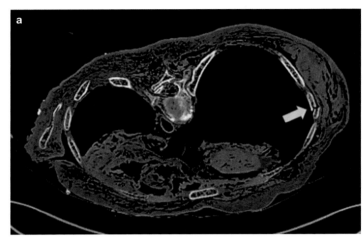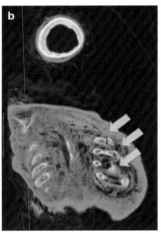

128 排 CT 影像(箭头)显示轴位(a)和冠状位多平面重建(multi - planar reconstruction,MPR)(b)中有多处肋骨骨折。

图 3.1 一腐烂尸体于俯卧位获取 PMCT 影像
由巴勒莫大学放射学系的马西莫·米迪里教授提供。

一旦确定了损伤的情况,阐明其致病原因或研究其病因学(内源性或外源性)以表明上述框架与所述损伤事件的相容性是非常有意义的。

事实上,病变的确切病因在法医学和保险医学领域具有持续的、根本的重要性:病变的创伤性在刑事案件(如人身伤害)、民事案件(如强制性损害赔偿)、社会保险领域(如工伤事故)和私人案件(如被保险人的赔偿权)中具有直观的相关性。因此,排除外源性致病原因,自然病理学的诊断可以在明显否定的意义上解决所有这些问题。

因此,法医学领域的放射科医生在病理变化或自然变化之间进行的鉴别诊断,可用于法医评估,是其数据拼图中不可或缺的一部分。

对已识别的损伤情况按时间顺序进行评估具有类似的重要性,它能够评估某一改变与重要的法律或保险事实的时间兼容性。

借助各种仪器成像技术(尤其是 CT 和 MRI),在很多情况下有可能得出急性病变和损伤之间的不同诊断,前者是所诉创伤事件的直接后果,后者则是在创伤前就已存在。

这种评估方法的一个典型范例是对膝关节的研究,事实上,可以从放射学上区分建立在完整半月板上的急性半月板病变和发生在已经失去解剖完整性的半月板上的病变,显示出退行性的结构改变。事实上,在第一种假设中,病变具有清晰、规则的轮廓,相邻半月板组织的 MRI 信号强度正常,CT 上的信号密度也正常;而在第二种假说中,病变显得较为宽泛,轮廓模糊且不规则,不均匀性突出,MRI 表现为高信号,CT 上显示为低密度。

因此,到目前为止所讲的都是应法医领域放射科医生的要求,对创伤事件和损伤的情况之间必然的病原学关系的回应,这是经过严格验证过的。事实上,每个事件都涵盖了地点、年龄和发生方式、定性(模态)和定量的有害适宜性,验尸官在每次评估中都会涉及以上所有方面,正如已经说明的那样,求助于放射科医生的意见已经变得不可或缺。

最后,应对影像学结果进行进一步的判断,以评估死后因素的影响,完整的表达真实的法医学诊断。这可以通过研究解剖学图像来实现,使其与案情相互一致。例如,发现骨折焊接的基台偏移,可以预见,关节内骨折导致的早期关节表现注定会恶化;创伤结果提供了进一步的因素,如脑挫伤的破裂,结合客观临床数据,通过减少近似的影像学界限,可以进行更大的定义,从而可以更准时地进行法医评估。

①虚拟尸检和识别:

在过去 10 年中(译者注:2011—2020),法医放射学在应用领域中发挥着越来越重要的作用,其中一个领域无疑是冠状动脉法医学调查。伯尔尼大学法医研究所(Institute of Forensic Medicine of the University of Bern)在这一领域的首批经验之一是,在 20 世纪 90 年代中期开展了一个研究项目,名为虚拟尸检项目(virtopsy project),virtopsy 是由 virtual(虚拟的)和 autopsy(尸检)两个词结合创造出的术语,以彰显在法医领域使用无创或微创放射学方法的优势,如 MSCT、MRI 和造影技术。

事实上,一方面,CT、MRI 与经典的影像采集技术〔超声(ultrasonography,US)和 X 射线〕相比,这些方法更具有优势,US 和 X 射线受到一定程度的主观性的限制,导致在区分相关和非相关方面严格依赖于操作员。另一方面,CT 和 MRI 能在很短时间内获取整个身体影像,还能存储原始数据,而这些数据可以进行远程传输或用于 3D 影像重建软件的后处理返工。CT 在尸检中的应用使法医可以详细研究:重大外伤造成的伤害(与道路事故、降水有关的死亡);弹丸的轨迹和射击的距离(在火器受害者的案例中,后者通过显微 CT 对射入口水平的枪击残留物进行识别);在发生大规模灾难性事件或发现无法通过指纹鉴定法、摄影和实验室等其他识别(调查)方法识别的人类遗骸的情况下,可进行个人身份识别。事实上,MSCT 提供了研究细微复杂骨折模式的可能性,包括骨碎片的分布、出血性渗出物、组织或体腔内气体的存在,以及提供任何放射敏感性异物的客观数据。这些领域皆独立于观察者,可以从时间和空间的角度对其重新评估存档,以非侵入性方式获得。最重要的是,它不会像在传统的尸体解剖期间那样,对操作过的器官和组织造成不可避免的损害。然而,必须强调的是,司法尸检不仅是必要的,而且是不可替代的。事实上,这对于正确研究尸体的宏观特征和存在的任何器官病变都是至关重要的,可以对器官或其部分的组织学研究进行正确取样。然而,尸检调查并不仅限于对尸体的外部调查,还需要一

———————————————

① 原版此处有 3.1,但后文无 3.2,故删除。

系列的其他调查(毒理学、遗传学),旨在使获取测试的复杂过程更符合技术客观性的需要——法医学的科学知识。因此,在这种背景下,虚拟尸检应运而生:一如其他的法医调查,它在司法尸检调查中能起决定性的辅助作用,但不能替代司法尸检。总之,在法医学的任何领域,都可以向放射科医生求助。正如我们所见,在许多保险、民法和法律问题方面,为保障法医学调查的质量,其评估具有决定性作用。

Du Chesne A, Benthaus S, Brinkmann B (1999) Manipulated radiographic material—capability and risk for the forensic consultant? Int J Legal Med 112:329–332

Greulich WE, Pyle SI (1966) Radiographic atlas of skeletal development of the hand and wrist. Stanford University Press, Stanford

Kahana T, Goldstein S, Kugel C, Hiss J (2002) Identification of human remains through comparison of computerized tomography and radiographic plates. J Forensic Ident 52:151–158

Kahana T, Hiss J Forensic radiology in forensic pathology reviews, vol 3. Humana Press, Totowa, NJ, pp 443–460

Olivetti L, Fileni A, De Stefano F, Cazzulani A, Battaglia G, Pescarini L (2008) The legal implications of error in radiology. Radiol Med 113:599–608

Richardson ML, Frank MS, Stern EJ (1999) Digital image manipulation: what constitutes acceptable alteration of a radiologic image? Am J Roentgenol 164:228–229

Rutty GN, Morgan B, Robinson C et al (2017) Diagnostic accuracy of post-mortem CT with targeted coronary angiography versus autopsy for coroner-requested post-mortem investigations: a prospective, masked, comparison study. Lancet (London, England) 390(10090):145–154

Smaltino F, Tamburrini O, Buccelli C, De Ferrari F (2000) Radiologia forense. Mediserve, Milano

Stewart TD (1979) Essentials in forensic anthropology. Charles C Thomas, Springfield, IL

Tanner JM, Whitehouse RH, Cameron N, Marshal WA, Healy NJR, Goldshetein H (1991) Assessment of skeletal maturity and prediction of adult height (TW2 Method), 2nd edn. Academic Press, London

Thali MJ, Vock P (2003) Role and techniques in forensic imaging. In: Payne-James J, Busuttil A, Smock W (eds) Forensic medicine: clinical and pathological aspects. Greenwich Medical Media, London, pp 731–746

Thali MJ, Yen K, Vock P et al (2003) Image-guided virtual autopsy findings of gunshot victims performed with multi-slice computed tomography and magnetic resonance imaging and subsequent correlation between radiology and autopsy findings. Forensic Sci Int 138:8–16

第 **4** 章

活体法医放射学成像技术

阿方索·雷吉内利（Alfonso Reginelli）

安娜·鲁索（Anna Russo）

埃莉萨·米凯莱蒂（Elisa Micheletti）

罗伯托·皮卡西亚（Roberto Picascia）

安东尼奥·平托（Antonio Pinto）

萨布里纳·焦维内（Sabrina Giovine）

萨尔瓦托雷·卡帕比安卡（Salvatore Cappabianca）

罗伯托·格拉西（Roberto Grassi）

法医放射学最公认的用途是死后研究，特别是确定导致死亡的损伤[1]。然而，如今人们认为，放射学技术在以下方面非常有用：为法律案件提供证据，改进技术以防止未来的死亡，帮助发展有关可视证据的新法律理论和实践，在法庭上区分无罪释放和定罪，区分欺诈和殴打，调查意外或非意外伤害。

生成的影像质量非常重要，因为只有高质量的影像才能在法庭上作为可信的证据。同时必须对这些影像进行标记和注释，以便放射科医生和其他健康或科学专业人员能够清楚地解释。

放射学可用于很多出于法医目的的领域，比如虐待或暴力伤害（从儿童到妇女再到老年人）；涉及非法行为的方面，如使用或走私毒品，以及穿透性工具造成的损伤。

4.1 非意外伤害中的法医放射学

放射科医生的重要性在于能够识别出暗示虐待的要素，并区分暴力和病理性损伤[2]。非意外伤害又可分为骨折、受伤方式和隐匿性损伤。遭受暴力的人要么提供模糊的病史，

A. Reginelli · A. Russo · E. Micheletti · R. Picascia · S. Cappabianca · R. Grassi (✉)
Department of Internal and Experimental Medicine, University of Campania "Luigi Vanvitelli", Naples, Italy
e-mail: alfonso.reginelli@unicampania.it; salvatore.cappabianca@unicampania.it; roberto.grassi@unicampania.it

A. Pinto
Department of Radiology, Cardarelli Hospital, Naples, Italy

S. Giovine
Department of Radiology, SG Moscati Hospital, Aversa, Italy

要么提供与虐待性伤害无关的细节,这使得放射科医生很难理解损伤的原因,从而让医生怀疑这是不是意外[3]。

1. 在儿童受伤的情况下,骨折仅次于皮肤损伤[4]。例如,肋骨骨折就很可能是虐待所致,而这种情况在青少年中比在幼儿中更为常见,因为幼儿的骨骼更灵活,在断裂前会变形(图4.1和图4.2)[2]。然而,放射科医生必须考虑其他代谢性疾病,如骨骼发育不良和成骨不全[2]。对身体其他部位的骨折也必须进行鉴别诊断,因为虽然肋骨骨折是最常见的,但也有可能是其他骨折,如长骨的骨骺病变、颅骨骨折和骨盆骨折(图4.3和图4.4)。

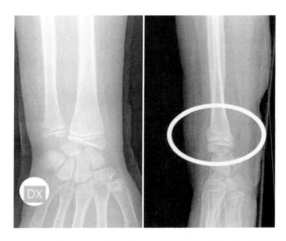

图4.1 平片显示儿童桡骨远端骨骺侧向骨折(白色圆圈)

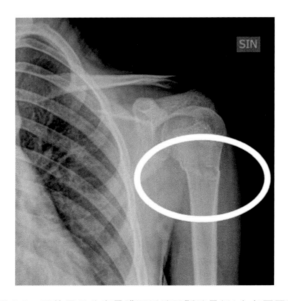

图4.2 平片显示儿童骨膜下近端干骺端骨折(白色圆圈)

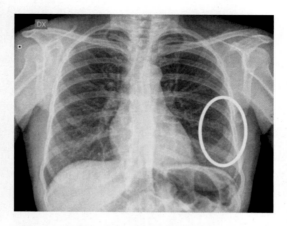

图 4.3 平片显示左侧第 8 肋骨骨折(白色圆圈)

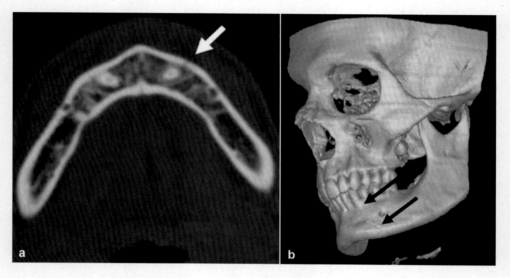

图 4.4 轴位 CT 影像(a 中白色箭头)和 3D 重建(b 中黑色箭头)显示左下颌支骨折

虐待案件随时都会再次上演,美国放射学会(American College of Radiology,ACR)发布了关于执行骨骼调查的指导方针,其中包括一系列的放射学影像,以及儿童的整个骨骼或症状及其临床体征所显示的完整区域[5]。在大多数情况下,仅凭 X 射线摄影术就可以检测出暴力导致的骨质损伤[2]。重要的是要建立损伤的时间顺序数据,评估骨折发生的时间和损伤机制[2],以确定可能的袭击者,以及是否已经有其他愈合的骨折可以暗示虐待方式[6]。为了做到这一点,我们可以使用其他的检查方法,如骨闪烁照相来区分旧伤,并发现其他技术难以发现的细微骨折[7]。CT 检查常被用于创伤成像和调查儿童可能受到虐待的证据,但会引入较高的辐射剂量,甚至 MRI 检查也可以替代骨扫描,但有些儿童难以在没有镇静剂的情况下保持长时间静止[4]。这两种类型的影像学检查可用于神经损伤的情况,如头部创伤(疑似摇晃伤、撞击力、硬膜下血肿或颅骨骨折)、脊柱创伤和胸腹创伤[7]。尽管 CT 和 MRI 在某些案例中可能有用，但目前它们还不能取代骨骼放射检查[2]。

2. 在妇女遭受暴力的文献中很少有医学影像资料，因为这些体征可能非常微妙，比如旧的骨折，而且可能没有什么线索可以帮助放射科医生判断所发生的事情[8]。放射学检查可以提供家庭虐待的证据，即使已确认和报道的案件发生率低于实际发生率[9]。关注病史是非常重要的。放射影像是最有用的，重点是要注意损伤，并考虑它们是否与患者所指的相符（图 4.5 和图 4.6）[8]。受伤最严重的部位是头、颈和面部，多为骨折；可能是意外所致，但放射科医生必须对其进行调查，它们也可能是虐待的信号。医院提供的影像资料可以成为重要的证据，它们可以作为法律文件使用[9]。

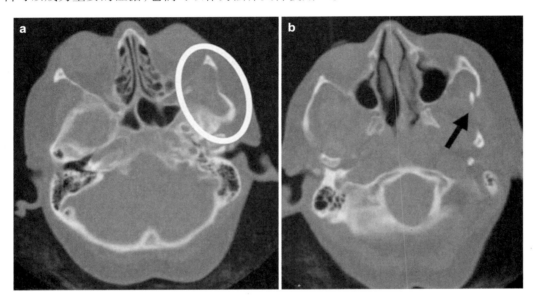

图 4.5 轴位 CT 影像显示右侧上颌骨多处骨折（a 中白色圆圈；b 中黑色箭头）

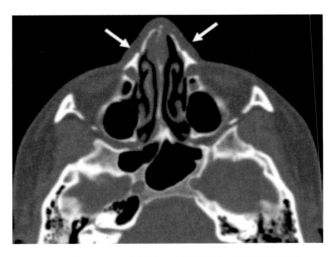

图 4.6 轴位 CT 影像显示女性鼻骨骨折（白色箭头）

3. 虐待老年人的现象非常普遍,而且没有得到充分认识。虐待老年人有不同的类型,如性虐待、情感虐待、忽视和身体虐待。罪犯一般是亲戚或熟人或其他老年人信任的人。在身体虐待的情况下,急诊科是识别非意外伤害的关键。家人或患者提供的病史可能与患者身体或放射学体征不符[9]。在这种情况下,放射科医生处于一种对虐待提出怀疑的最佳位置。例如,肱骨横形骨折通常需要高能量损伤机制,如果看护者报告的病史与之不符,就值得怀疑[10]。最常见的伤害发生在上肢,伴有挫伤和擦伤,尤其是手臂,因为其中一个机制可能是施暴者的抓握或使用物体束缚受害者,抑或者可能是受害者试图自卫的结果。躯干背部和下肢的损伤,或者脚背或足底的损伤很可能是虐待身体造成的,因为这些部位在意外伤害中并不常见。然而,目前还没有令人信服的证据来区分意外伤害和非意外伤害,所以放射科医生必须注意风险因素,如痴呆、抑郁和社交孤立,诸如此类与照顾者无关的因素[11]。

4.2 非法滥用和毒品走私中的法医放射学

1. 娱乐性药物/软性毒品的使用是一种可以探索的新现象,因为使用放射学技术可以看到药物的药理作用。对于娱乐性药物的非法性质,第一个可以报告和给出诊断建议的是放射科医生。有一些常见并发症被称为药物使用的后果,比如可卡因引起的鼻中隔穿孔(引起血管收缩),有时它可以模拟韦格纳肉芽肿症。在使用改变意识药物的人中,吸入性肺炎患者并不罕见,在胸部 X 线平片或胸部 CT 影像中可以看到实变,尤其是上叶尖段和后段以及下叶尖段。在肺水肿的情况下,如果没有胸腔积液,也没有心脏肥厚,放射科医生可以通过一些放射学技巧,帮助区分是心源性肺水肿还是药物引起的非心源性肺水肿,一般来说,药物引起的非心源性肺水肿表现为双侧肺周空隙不透明,且放射学上的异常会迅速消失。肺泡出血也会很快消失,高分辨率 CT(high – resolution CT,HRCT)有助于将其与肺水肿区分开来。除肺部并发症外,还有神经系统并发症,如颅内出血、缺血性脑卒中和弥漫性脑水肿,还可能有其他并发症,如感染、肌肉骨骼并发症、肾病变和肠胃失调。然而,许多影像学特征并不具体,患者病史中可能遗漏了有关药物滥用的信息。因此,如果没有滥用药物的可疑因素,某些病理状况可能仍然无法解释[12]。

2. 人体藏毒指将包装好的非法物质插入或吞入人体。制作使用的包装材料是避孕套、乳胶手套和气球。在人体内找到走私的毒品,其最常见的位置是在胃肠道、阴道和耳朵里。识别毒品包装最常用的放射学技术是 X 射线摄影术和 CT;也可以使用 US 和 MRI,但它们的作用不大。放射科医生具有非常重要的法医学作用,因为除了识别包装外,还必须提供有关数量和定位的准确信息。如果这些包装破损,可能会导致病理问题[13]。携毒者会采用的方法之一是,将包装好的非法药品吞咽入腹。之后,服用便秘剂,这样就可以将排便时间往后推迟数小时。抵达目的地后,再服用泻药,排出药包(图 4.7)[14,15]。携毒者通常会吞下 1—25 个包装,而破裂问题通常取决于包装方式和使用的材料。一旦破裂,会导致死亡[16]。其临床表现为急性药物中毒和肠梗阻,被称为"体内携毒"综合征[17]。

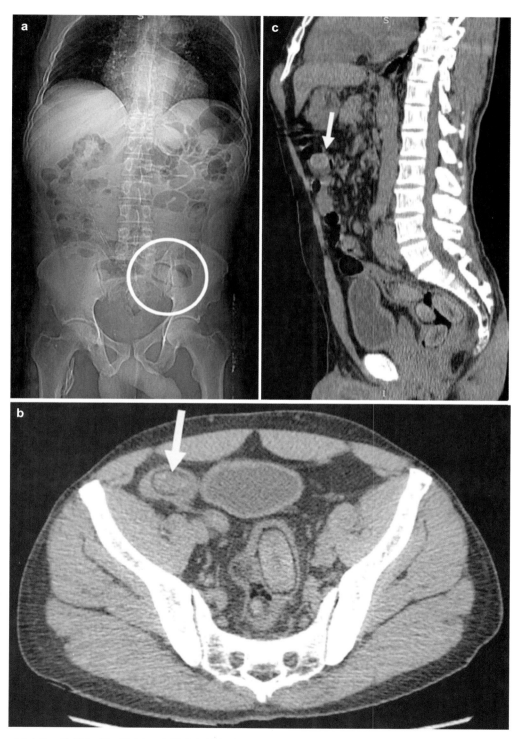

图 4.7　腹部 X 线平片显示光滑均匀的长方形结构(a);CT 影像显示,在腹部 X 线平片上的
信息更为详细,摄入的药包为圆形或椭圆形的致密异物,位于胃肠道的不同侧(b,c)

影像学对识别和诊断人体藏毒至关重要。A. 雷吉内利（A. Reginelli）和 A. 鲁索（A. Russo）（及其他人）一起描述了他们为"体内包装"无症状患者拟定的评估方案。他们首先使用腹部 X 线平片，如果结果不清楚，再进行腹部 CT 检查[13]。在腹部放射成像中，可以看到一个不透 X 射线的奇怪物体，他们用"井字征""高密度包装材料"或"平行征"对其进行定义[18]。另一个征象是"玫瑰花结状"，由滞留在安全套打结处的空气形成[19]。CT 影像可见，包装像一个或多个奇怪物体，形状呈椭圆形或圆形。若药包周围没有足够的空气圈，肠内容物密度高且规则，则表明药包破裂[13]。US 显示包装看起来像伴有后声学阴影的高回声结构，但问题是无法确定包装的确切数量[20]。因为包装中缺少质子，而且会有肠循环引起的运动伪影，所以很少使用 MRI。显示包装类异物的最佳方法是多层螺旋 CT（multi - detector CT，MDCT）[13]。

4.3　法医放射学在穿透性工具造成的创伤中的应用

在严重的平民创伤中，有 2 种类型的穿透性创伤：一是尖锐的穿透性创伤（如刀伤和枪伤）；二是弹道创伤（图 4.8 和图 4.9）[21]。

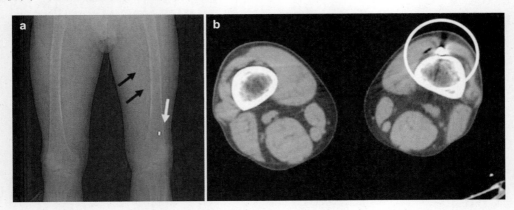

图 4.8　**Scout CT** 视图显示膝盖左上方处有子弹（a）；轴位 CT 视图显示子弹
　　　　深入左膝肌肉（b）

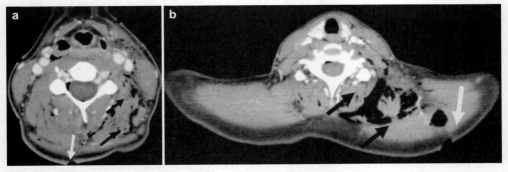

图 4.9　轴位 CT 影像，箭头指向创伤部位的空气和血肿（白色箭头），描绘出创伤轨迹（黑色
　　　　箭头）（a）；同一患者下部的轴位 CT 影像，箭头指向胸壁肌肉血肿，描绘出创伤轨迹（b）

1. 当患者出现刀伤时,可能很难发现伤口轨迹,但了解其延伸及其与周围器官的关系非常重要。在这种情况下,MDCT 是首选[22]。头部的刀伤可分为非穿透性损伤、穿透性损伤和穿孔性损伤[23]。头部穿孔性损伤相对少见,这要归功于头盖骨像墙一样的有效防御;然而,一旦急诊室来了这种类型的伤患,放射科医生必须对锐器的整个颅内段进行评估定位,搜索与神经系统重要区域的关系,如脑动脉和脑静脉[24]。如果是颅脑外伤,首先要做的是拍平片,以识别骨病变和是否有异物。如果是头部穿透性损伤,MDCT 是影像学的主要选择,尽管由于金属异物的存在可能会出现伪影[21]。放射科医生应确定射入创,看是否有碎裂和非碎裂的骨病变、气脑和颅内出血或脑室内出血[22]。若不存在金属异物,则可以使用 MRI 观察继发性脑损伤,如外伤性脑水肿、脑积水、创伤后缺血性脑卒中等[21]。胸部最常见的尖锐穿透性损伤是气胸、血胸或血气胸[22]。并发症往往会延迟出现,甚至在第一次放射检查呈阴性的 5 天之后才出现,因此进行适当的随访和观察非常重要[24]。起初,做胸部平片是为了诊断单纯性肋骨骨折,同时考虑其并发症,如气胸、血胸和实质挫伤和(或)裂伤[22]。MDCT 检测气胸的灵敏度更高[25]。胸部尖锐穿透性损伤甚至会伤及心脏或心包内主动脉和肺血管[21]。MDCT 在心包积血暴露的伤口路径、心包异常和心包积气的检测中具有重要意义[26]。它也可被用于检测主动脉损伤、呼吸道和食管病变,还有助于膈肌病变矢状位和冠状位的 CT 重建。穿透性肠道病变在 CT 上可以看到腹膜损伤、腹腔内有游离液体和气体[22]。一般来说,通过放射学技术可以了解机械力、武器的形状、使用的力以及受伤组织的性质,更重要的是了解伤口是自残还是非自残造成的[22]。

2. 如果是枪伤,最重要的是判断患者的血流动力学是否稳定。若血流动力学稳定,医生必须知道射入创和射出创在哪里,什么样的结构会被破坏,以及枪伤轨迹。弹丸的位置和路径很重要,这可能取决于子弹的类型、速度和质量以及被穿透组织的物理特性[27]。头部和躯干是最脆弱的部位[28]。正常情况下,血流动力学稳定的患者需要进行 X 射线检查,如果在临床检查中出现血管损伤的体征和症状,也要进行 CT 检查。它还可用于评估腹膜后腔情况,通过静脉造影可以正确识别肝、脾、泌尿生殖系统病变及血肿、腹腔内血管损伤。CT 表现包括由出血、子弹、游离气体或骨碎片所勾画出的伤口轨迹,骨碎片可以进入腹腔并造成腹腔内器官损伤。造影研究在食管损伤的情况下是有用的,大量漏气表明支气管有重大损伤。横膈膜破裂不常见,但如果发生这种情况,通常会伴有其他器官损伤。胸部 X 射线、CT 和 US 都可以诊断出破裂[27]。肝脏和脾脏损伤很常见,诊断方法包括 CT、MRI、胃肠造影剂研究和 US[29]。此外,如果腹腔内容物疝出横膈膜,会出现一个特殊的征象,称为"CT 项圈征"[30-33]。当损伤发生在四肢时,常规 X 射线摄影术有助于识别飞弹和弹道碎片,而 CT 则提供了空间、对比度和时间分辨率,以确定最可能的轨迹和解剖结构的风险[27]。

4.4 结 论

放射学技术产生的证据可以作为法医调查的科学依据[6]。然而，建立一个明确的成像程序，以发挥放射学影像的法医学作用，这是非常重要的，比如在殴打、企图谋杀或虐待的案件中。此外需要指导工作人员了解影像图像的法律含义和应遵循的最适当程序，关键是能有意识地怀疑某些情况，通常这些情况看起来像意外，但可能不是意外。此外，放射科医生必须记住，每一张影像都可能具有法医和法律含义。

1. Brogdon BG (1998) Scope of forensic radiology. In: Brogdon BG (ed) Forensic radiology. CRC Press LLC, Boca Raton, FL, pp 35–54

2. Offiah A, van Rijin RR, Perez-Rossello JM, Kleinman PK (2009) Skeletal imaging of child abuse. Pediatric Radiol 39(5):461–470

3. Hobbs CJ, Bilo RA (2009) Nonaccidental trauma: clinical aspects and epidemiology of child abuse. Pediatr Radiol 39(5):457–460

4. van Rijin RR (2009) How should we image skeletal injuries in child abuse? Pediatr Radiol 39(suppl 2):S226–S229

5. American College of Radiology Practice guideline for skeletal surveys in children. Revised 2006. www.acr. org/SecondaryMainMenuCategories/quality_safety/ guidelines/dx/musc/skeletal_surveys.aspx. Accessed 16 Nov 2009

6. Kudlad M, Odle T, Kisner L (2010) The state of forensic radiography in the United States. American Society of Radiologic Technologists, Albuquerque, NM

7. Di Pietro MA et al (2009) Diagnostic imaging of child abuse. Pediatrics 123(5):1430–1435

8. American College of Radiology (2014) Putting together the pieces: radiologists sometimes hold the key to diagnosing inter-partner violence, but are they watching for the signs? https://acrbulletin.org/topics/quality-safety/157-putting-together-the-pieces

9. Lee NG (2001) Forensic in emergency care. In: Lee NG (ed) Legal concepts and issues in emergency care. WB Saunders Company, Philadelphia, PA, pp 102–115

10. Wong NZ, Rosen T, Sanchez AM, Bloemen EM, Mennit KW, Hentel K, Nicola R, Murphy KJ, LoFaso VM, Flomenbaum NE, Lachs MS (2017) Imaging findings in elder abuse: a role for radiologists in detection. Can Assoc Radiol J 68:16–20

11. Murphy K, Waa S, Jaffer H, Sauter A, Chan A (2013) A literature review of findings in physical elder abuse. Can Assoc Radiol J 64:10–14

12. Hagan IG, Burney K (2007) Radiology of recreational drug abuse. Radiographics 27(4):919–940

13. Reginelli A, Russo A, Urraro F, Maresca D, Martiniello C, D'Andrea A, Brunese L, Pinto A (2015) Imaging of body packing: errors and medicolegal issues. Abdom Imaging 40:2127–2142

14. Khan FY (2005) The cocaine "body-packer" syndrome: diagnosis and treatment. Indian J Med Sci 59(10):457–458

15. Wetly CV, Mittleman RE (1981) The "body packer syndrome"-toxicity following ingestion of illicit drugs packaged for transposition. J Forensic Sci 26(3):492–500

16. Arena JM (1979) Positioning: toxicology, symptoms, treatment, 4th edn. Charles C Thomas, Springfield, IL

17. Kulkarni VM, Gandhi JA, Gupta RA et al (2012) Body packer syndrome. J Postgrad Med 69:225–226

18. Sica G, Guida F, Bocchini G et al (2015) Imaging of drug smuggling by body packing. Semin Ultrasound CT MR 36(1):39–47. https://doi.org/10.1053/j. sult.2014.10.003

19. Marc B, Baud FJ, Aelion MJ et al (1990) The cocaine body-packer syndrome: evaluation of a method of contrast study of the bowel. J Forensic Sci 35(2):345–355

20. Wackerle B, Rupp N, Clarmann M et al (1986) Demonstration of narcotic packages in "body packers" by various imaging methods. In vitro and in vivo investigations. Fortschr Roentgenstr 145:274–277

21. de Vries CS, Africa M, Gebremariam FA, van Rensburg JJ, Otto SF, Potgieter HF (2010) The imaging of stab injuries. Acta Radiol 51:92–106

22. Reginelli A, Pinto A, Russo A, Fontanella G, Rossi C, Del Prete A, Zappia M, D'Andrea A, Guglielmi G, Brunese L (2015) Sharp penetrating wounds: spectrum of imaging findings and legal aspects in the emergency settings. Radiol Med 120:856–865

23. Hijiaz TA, Cento EA, Walker MT (2011) Imaging of head trauma. Radiol Clin N Am 49:81–103

24. Schatz DV, de la Pedraja J, Erbella J, Hameed M, Vail SJ (2000) Efficacy of follow-up evaluation in penetrating thoracic injuries. J Emerg Med 20:281–284

25. Trupka A, Waydhas C, Hallfeldt KK, Nast-Kolb D, Pfeifer KJ, Schweiberer L (1997) Value of computed thoracic tomography in the first assessment of severely injured patient with blunt chest trauma: results of a prospective study. J Trauma 29:502–509

26. Demetiades D, van der Veen BW (1983) Penetrating injuries to the heart: experience over two years in South Africa. J Trauma 23:1034–1041

27. Reginelli A, Russo A, Maresca D, Mertiniello C, Cappabianca S, Brunese L (2014) Imaging assessment of gunshot wounds. Semin Ultrasound CT MRI 36:57–67

28. Maiden N (2009) Ballistic review. Mechanism of bullet wound trauma. Forensic Sci Med Pathol 5(3):204–209

29. Nchimi J, Szapiro D, Ghaye B et al (2005) Helical CT of blunt diaphragm rupture. Am J Roentgenol 184:24–30

30. Navarro J, Cuesta J, Alaron J et al (2008) Traumatic rupture of the diaphragm. Arch Bronconeumol 44:197–203

31. Cirillo M, Caranci F, Tortora F, Corvino F, Pezzullo F, Conforti R, Cirillo S (2012) Structural neuroimaging in dementia. J Alzheimers Dis 29(suppl 1):16–19. https://doi.org/10.3233/JAD-2012-129000

32. Caranci F, Tedeschi E, Leone G, Reginelli A, Gatta G, Pinto A, Squillaci E, Briganti F, Brunese L (2015) Errors in neuroradiology. Radiol Med 120(9):795–801. https://doi.org/10.1007/s11547-015-0564-7

33. Muccio CF, Di Blasi A, Esposito G, Brunese L, D'Arco F, Caranci F (2013) Perfusion and spectroscopy magnetic resonance imaging in a case of lymphocytic vasculitis mimicking brain tumor. Pol J Radiol 78(3):66–69. https://doi.org/10.12659/PJR.884011

第5章

用于死后法医放射学的成像技术

加亚·卡尔托奇（Gaia Cartocci）

亚历山德罗·圣图罗（Alessandro Santurro）

保拉·弗拉蒂（Paola Frati）

朱塞佩·古列尔米（Giuseppe Guglielmi）

拉斐尔·拉鲁萨（Raffaele La Russa）

维托里奥·菲内斯基（Vittorio Fineschi）

5.1 引　言

　　成像技术是法医学的有力工具，其重要性已得到广泛认可。近年来，现代成像技术，尤其是横断面成像，在法医学实践中越来越普遍，已成为常规应用。

　　法医病理学的目的是确定死因和追踪证据，确定导致事故原因的因素，并为死者的亲属提供有关遗传性疾病的信息。因此，死后法医放射学旨在采集、解释和报告放射学影像，以便对生者和死者进行法医学调查。在这种情况下，尤其是在死后使用放射学成像，正变得越来越广泛。

　　20 世纪 90 年代末，人们提出了多种替代常规尸检的非侵入性方法。虚拟尸检项目由瑞士伯尔尼大学法医学、诊断放射学和神经放射学研究所推动，最初的目标是将横断面成像技术应用于法医学。"virtopsy"由术语"virtual"（虚拟的）和"autopsy"（尸检）融合而成，其概念以及该项目的命名，一是为了克服死者亲属造成的障碍，二是提供客观且不可磨灭的死后证据。将通过 CT 和 MRI 获得死后全身影像的结果与传统尸检获得的结果相

G. Cartocci (✉) · A. Santurro · P. Frati · R. La Russa · V. Fineschi
Department of Anatomical, Histological, Forensic and Orthopaedic Sciences, Sapienza University of Rome, Rome, Italy
e-mail: gaia.cartocci@uniroma1.it; alessandro.santurro@uniroma1.it; paola.frati@uniroma1.it; raffaele.larussa@uniroma1.it; vittorio.fineschi@uniroma1.it

G. Guglielmi
Department of Radiology, University of Foggia, Foggia, Italy
e-mail: giuseppe.guglielmi@unifg.it

关联,如此一来,就有可能评估这些成像技术是否能作为尸检的补充甚至取而代之。

在这之后,世界各地的工作组在尸检成像方面取得了重大进展。利用 CT 和 MRI 技术获取尸检信息的概念也逐渐流行起来。多年来,虚拟尸检的效用已被许多其他研究充分证明,在法医实践程序中也变得非常有用,因此死后放射学将成为法医学和放射学的一个独特的亚专业。

5.2 法医放射学和尸检成像

法医放射学和尸检成像在法医学领域越来越重要。虽然法医放射学这个术语似乎很新,实际在 1895 年伦琴发现 X 射线后不久,就有了第一张死后 X 射线影像。从那时起,法医放射学领域经历了快速扩张。继常规放射学之后,维伦韦贝尔(Wüllenweber)于 1977 年将 CT 引入法医学,目的是描述头部枪伤的放射学模式。1990 年,罗斯(Ros)引入了生前 MRI 和死后 MRI(postmortem MRI,PMMRI)。因此,除了常规放射学,横断面成像也被引入到法医放射学中。这门学科的发展是如此波澜壮阔,其影响也是如此重要,以至于今天,在世界各地的许多研究所,尸检前进行死后全身成像已经成为一种标准做法。

5.3 常规放射学

常规放射学(conventional radiology,CR)技术是最古老的法医影像学技术,而 X 射线检查是最成熟的成像评估工具。CR 速度快,成本-效益高,易于执行,但效果有限。X 线平片具有永久性,这使其可以作为案件调查的补充证据,能重新评估和解释。数十年来,尽管影像学已经取得了许多技术进步,但 CR 在法医病理学中仍被广泛应用。事实上,在现代影像学中,常规 X 射线检查几乎已被 CT 和 MRI 所取代。

尽管如此,CR 技术仍然是法医环境中最常用的方式,也是应对许多法医学挑战的黄金标准方法。

X 射线检查通常被用于异物的可视化和定位,以及人体的识别和身份的确认(图5.1)。

5.3.1 异物

CR 有助于定位不透射线的异物,如医用植入物或吞咽物、吸入物。通过腹部 X 射线检查,CR 往往有助于识别通过人体藏毒方式走私的药物,即用安全套、气球、橡胶或乳胶包装非法药物,通常经由直肠,将其插入体内。阴道、直肠、膀胱或其他组织中的异物也可能表明有性虐待、自慰或精神病。

于枪伤而言,CR 技术亦是一个有用的工具,因其可以定位子弹、显示子弹数量以及是否存在不同口径的子弹。CR 还可用于确定体内是否存在弹壳的金属碎片,以便进行弹道识别。

5.3.2 死者和人体遗骸识别

在法医人类学和法医牙科学中,通过比较死者生前和死后的 X 线平片,能有效识别未

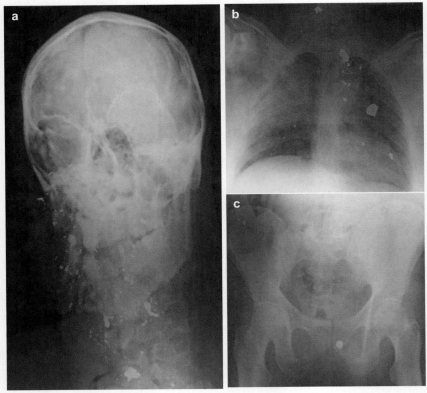

图 5.1   常规 X 射线检查在颅颈区(a)、胸腔(b)和髋区(c)定位的金属异物

知的人体遗骸。特别是,当尸体上检测到特定的特征,如医疗干预的迹象、正常的解剖变异和已愈合的创伤,与生前记录的数据相吻合时,就可以实现对人体遗骸的个人身份识别。此外,牙齿识别是最有用、最强大的工具。这些基于 CR 的识别技术,通常应用于不寻常的生活环境调查以及大规模灾难情况。

表 5.1 全面概述了 CR 的应用领域、优点和缺点。

表 5.1   CR 的应用领域、优点和缺点

应用领域	优点	缺点
异物的可视化和定位(如医用植入物、吞咽物和吸入物、人体藏毒、子弹) 对死者和人类遗骸进行身体识别和身份确认	迅速敏捷 成本低效益好 易于执行 能及时重新评估和解释	辐射 不能进行 3D 重建 对软组织的可视化有限 质量取决于影像采集

5.4   虚拟尸检

由于放射学技术的快速发展,除了常规放射学外,横断面成像方法也被引入法医学。

一般来说,不同的技术可分为基本方法(CT 和 MRI)和补充方法(成像引导的活检和 PMA)。

在过去十年(译者注:2011—2020),尸检前的 CT 和 MRI 在法医案件评估中发挥了核心作用。事实上,CT 和 MRI 主要用于记录损伤或病理结果。

这些方法有助于无创地为法医学提供充分支持,包括诊断原因和结果记录。事实上,这些方法的另一个潜在优势是,可以存储成影像学数据,以便用于二次诊断。

5.4.1 CT

CT 是法医病理学中除 X 射线检查外最常用的成像工具。目前,尸检成像大部分是由 PMCT 完成的。它已经成为法医放射学中应用最广泛的技术。

PMCT 速度快,易于使用,还与金属碎片兼容,因此该技术是对尸检的极好补充。除尸检外,CT 扫描仪和人员的成本及可用性是使用横断面成像最重要的限制。在最好的情况下,法医学部门应该有自己的 CT 扫描仪,以便在尸检前对尸体进行筛查;作为现场扫描仪的替代方案,法医机构可能会选择与当地放射学机构或医院合作,以获得特定案例的 CT 研究。

此外,PMCT 的优势在于它是非侵入性的,并且在某些特定情况下可以替代常规尸检,比如,在因宗教或社会原因尸检不被广泛接受的"社区",像佛教徒、穆斯林或正统的犹太教徒。

PMCT 还可用于法官、警官及其他受试者在法医学领域做示范。事实上,对研究结果的清晰、易懂和可理解的表述是至关重要的,通过 CT 获得的干净无血的影像,以及 3D 后处理重建,都比摄影更容易让人接受。

高分辨率、快速执行和易于操作,以及检测任何异物(弹丸、假体和手术材料)的可能性,使 PMCT 成为常规尸检前的一个优秀筛查工具。除了 CR 以外,这些特点也使得 PMCT 适用于大规模灾难受害者的调查,因为它可以快速检查病变和检测特定要素,如医疗植入物,这可能有助于识别受害者。此外,通过研究虚拟骨架,可以评估年龄和性别。即使是在腐烂、碳化或其他严重受损的尸体中,PMCT 也能快速检测,是最适合支持病理学家工作的。

另外,PMCT 可以提供涉及感染监测的重要信息,如在尸检前通过 CT 扫描确认的肺结核。

PMCT 的主要缺点是对器官进行可视化的能力低,因而检测器官发现的灵敏度有限。PMCT 可以描绘冠状动脉的钙化,但由于没有明显的血流,因此无法评估可能的狭窄或闭塞。事实上,PMCT 适用于检查创伤性死亡案件,而在调查自然死亡案件时只能提供相对较小的帮助。确切地说,PMCT 能研究在标准尸检中不进行常规解剖的身体部位或区域,如面颅、肩带、四肢、外侧骨盆、颅颈交界区、喉和背部软组织。此外,PMCT 可以很容易地观察到气体和液体积聚(如血液)的存在,并且在检查骨骼系统时特别有用,在难以接近的骨骼部位,可以检查到骨折(甚至是非常小的)的存在。

鉴于上述情况,PMCT 的适应证尤其侧重于非自然死亡的案件;创伤性事件,如儿童骨折和非意外伤害;枪伤(图 5.2 和图 5.3);吊死(图 5.4)、勒死和溺死(图 5.5);腐烂(图

5.6)、碳化和严重受损的尸体。

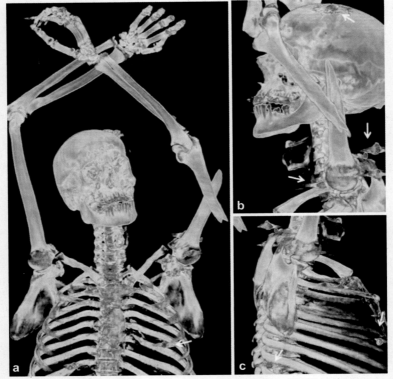

在这个案例中,我们可以用不同颜色进行 3D 重建,在前视图(a)和两侧的侧视图(b,c)中,紫色指的是多个子弹和假牙,白色箭头标注的是枪击部位。

图 5.2　特定的立体渲染(volume rendering,VR)重建有助于识别具有金属密度的异物

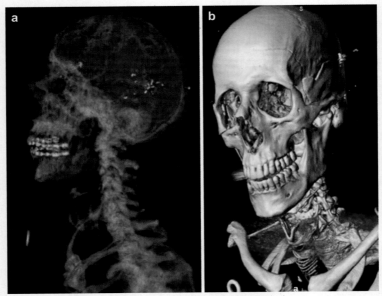

颅内枪伤金属碎片(a);颅外枪伤金属碎片(b)。

图 5.3　颅骨枪伤 3D 重建

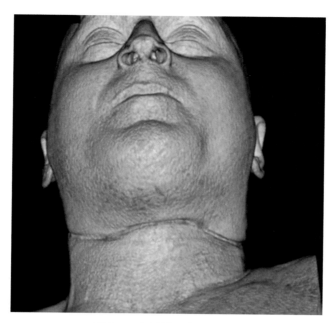

图5.4 上吊男子的 3D 重建

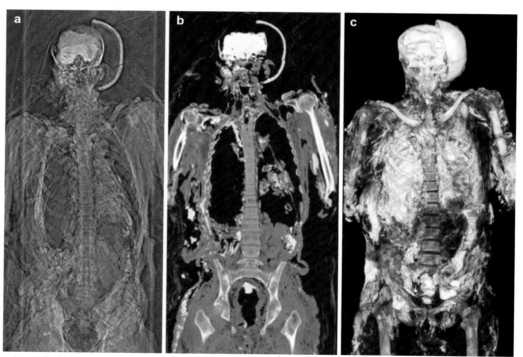

在 CT 检查之前的影像或 Scout 视图(a)。后处理对整合传统的尸体解剖非常有用;在影像采集后,有可能获得 MPR,如这个冠状位视图(b),并实现 VR(c)。

图5.5 溺死且皂化了的男子的 PMCT 影像

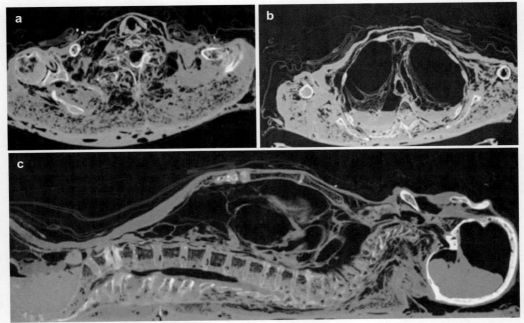

轴位视图(a,b);矢状位视图(c)。

图5.6　对挖掘出的尸体进行 PMCT 检查,成像显示了器官和骨骼在多年后的自然分解过程,有时也代表了评估尸体的独特方式,因为从死亡时间算起需要这么长时间

5.4.1.1 骨折

PMCT 是调查创伤性死亡案件的首选方法,它提供了大量关于骨折的生物力学起源的信息,从而有助于案件的法医重建。PMCT 可以对人体进行高分辨率的3D 多平面扫描,并提供出色的对比度分辨率,特别是对骨骼结构。虽然 PMCT 也可以看到软组织并进行评估,但这项技术的主要优势在于对骨折的检测和描述,因为它对骨表现的敏感性高于常规尸检。

考虑到个体年龄和预期活动水平,骨折的位置和类型可能会高度提示伤害是意外的还是加害性的。颅骨的骨折形态和方向可以确定撞击点和撞击方向,表明重复击打的顺序,有时还可以确定伤人物体或武器的形状。

5.4.1.2 虐待儿童

通过 PMCT 识别陈旧性骨折或多发性骨折具有很大的现实意义,特别是在儿科患者中疑似非意外伤害(nonaccidental injury,NAI)的情况下。典型的非意外伤害包括多处后肋骨骨折、长骨干骺端骨折、椎体压缩骨折、小肠血肿和剪切型脑损伤。

5.4.1.3 枪伤

PMCT 可用于调查枪击受害者。对于枪伤来说,这是一个有用的工具,因为它可以显示子弹撞击造成的骨骼倒角,射入创和射出创的存在及数量,检测子弹和子弹碎片,子弹轨迹,相关伤害,最后是死亡原因。PMCT 可以定位子弹并显示其数量,描绘是否存在不同口径的子弹,并显示射击角度和方向。它还能显示子弹穿过脑部、颈部和腹部内脏的枪

伤轨迹。事实上,虽然 CT 对软组织的敏感度不如 MRI,但可以获得显示子弹穿过软组织
结构的轨迹影像。

5.4.1.4 暴力、机械性窒息

PMCT 有助于识别典型的上吊和绞死表现。在勒死和吊死的案例中,PMCT 可以发现
皮内出血、皮下出血和肌内组织出血,胸锁乳突肌和颈阔肌通常会受到影响,经常伴有声
门水肿以及喉周围出血,喉舌骨骨折或血管破裂,其可探测性比经典尸检好。

在溺水死亡者身上,通常可以观察到液体或泡沫从中心吸入气管或主支气管,并伴有
水性肺气肿和低横膈膜。此外,水或高密度物质(沙、泥或淤泥)的吸入和吞咽,可致肺水
肿、鼻旁窦堵塞、胃膨胀和十二指肠扩张。

5.4.1.5 腐烂的尸体

当需要检查的尸体严重腐烂时,例如,对挖掘出的尸体,就强烈建议进行详尽的 CT 研
究,这可能有助于观察到其他隐藏的损伤和病理结果。PMCT 上最广为人知和最常见的
腐烂特征是所有解剖空间中都存在气体,软组织中的密度丧失。在晚期腐烂阶段,组织的
完全溶解可导致整个器官液化。

PMCT 的应用领域、优点和缺点的综合概述见表5.2。

表 5.2 PMCT 的应用领域、优点和缺点

应用领域	优点	缺点
骨折	迅速敏捷	辐射
虐待儿童	成本-效益好	对软组织的
枪伤	易于执行	可视化有限
暴力性机械性窒息(吊死、勒死和溺死)	能及时重新评估和解释	数据储存
腐烂、碳化和严重受损的尸体	能够进行 3D 重建骨骼和气体的可视化	

5.4.2 MRI

若想软组织可视化,尤其是器官,可以使用 MRI。尽管这项技术有可能克服 PMCT①
的局限性,但它很少用于法医成像,因为它是一项复杂的技术,需要特定的培训,价格昂
贵,而且由于身体大小、伪影和协议等因素,执行中会出现一些复杂情况。

MRI 对软组织的高分辨率使其成为检测自然死亡原因和检查创伤性软组织损伤的完
美工具,且具有高灵敏度和高准确性。PMMRI 提供了极好的解剖细节,尤其适用于大脑、
心脏、皮下脂肪组织和腹部器官的病理可视化。PMMRI 有助于评估腹部器官,并检测肝
脏、脾脏、胰腺和肾脏的创伤性腹部损伤。MRI 对于检查神经损伤非常有用,用于研究大
脑和脊柱;虽然 CT 能更好地显示骨折,但不能很好地检测到脊髓本身,所以 MRI 是研究

---

① 原版此处为 PCMT,但前后文未再出现,现予以修正,改为 PMCT。

它的最佳方法。

为此,建议使用 MRI 对创伤性软组织损伤进行评估,如交通事故导致的撞击伤、钝器伤、刺伤、医疗错误和年龄评估。

T_2W MRI 影像在尸检成像中具有极其重要的意义:它能够突出积液,使 PMMRI 成为广泛病理包括皮下血肿、骨挫伤、器官撕裂、内出血和液体积聚、心脏缺血性损伤、脑水肿、心包或胸腔积水和肺水肿的理想诊断工具。

目前其局限性是疾病状态(如肠扩张症的表现有肠梗阻、肺炎、肾发育不良和播散性脓毒症),以及骨改变。通常这些都与影像学没有相关性。

MRI 具有足够的诊断准确性,可以与常规尸检方法结合使用,即使它对法医尸检的准确贡献是视情况而定的。

确切地说,MRI 对于自然死亡的诊断,尤其是心血管系统疾病或中枢神经系统疾病的诊断,以及调查新生儿和围生期的死亡具有特殊意义(图 5.7)。

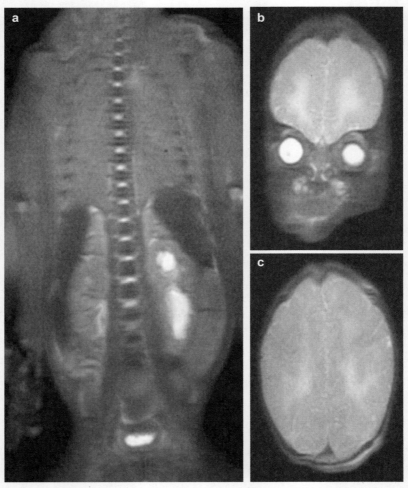

影像显示有肾积水(a);冠状位(b)和轴位(c)影像显示有缺氧缺血性脑病。

图 5.7　胎儿 MRI T_2WI

5.4.2.1 心脏性猝死

在心脏性猝死的情况下,可选择 PMMRI。该方法显示心肌及其内部的最终病变,再与多阶段死后计算机断层扫描血管造影(multiphase postmortem computed tomography angiography,MPMCTA)相关联,就可以对冠状动脉狭窄或其他病变进行详细调查。

心血管成像是 PMMRI 的核心领域。越来越多的证据表明,PMMRI 能比传统的尸体解剖和常规组织学检查更早地检测到缺血性损伤(急性、亚急性和慢性梗死)。这样一来,除了免疫组织化学染色法外,心脏 PMMRI 在心脏性猝死的法医学调查中可能是一种有前途的、具有变革性的工具。

5.4.2.2 婴儿意外猝死

有人建议将 MRI 用于胎儿(围生期和新生儿)尸检成像检查,因为从影像中可以看到先天性问题和心脏异常(报道的灵敏度为 69%,特异性为 95%),所以与传统的尸体解剖技术相比,PMMRI 可以提供有关死因的额外信息。尤其是,PMMRI 越来越多地被用于调查儿童时期的非同寻常的死亡,如婴儿意外猝死(sudden unexpected death in infancy,SUDI)。PMMRI 与标准的传统的尸体解剖的大量前瞻性试验报告显示,死产与胎儿的一致性大于 90%,与儿童的一致性大于 75%。PMMRI 特别适用于先天性解剖异常(颅内出血、脑畸形、肾异常、先天性心脏病和骨骼发育不良)和内出血(颅内损伤、内脏或肠系膜损伤与身体钝性或穿透性创伤相关,软组织损伤合并肋骨骨折和肢体软组织损伤)。最后,PMMRI 可以评估肺通气,从而有助于区分活产和死产。

表 5.3 全面概述了 PMMRI 的应用领域、优点和缺点。

表 5.3　PMMRI 的应用领域、优点和缺点

应用领域	优点	缺点
心脏性猝死 婴儿意外猝死	及时重新评估和解释 没有辐射 软组织的可视化	执行需要时间 成本高 数据存储 难于处理

5.5　辅助技术

5.5.1 成像引导的活检

为了增加上述技术的敏感性,可以添加"补充物"。通过进行成像引导活检或液体抽吸,可以以微创方式获得不同的基质,如器官组织或体液。这种方法可以将尸检成像与组织学、毒理学或微生物学调查相结合。

具体而言,通过执行 PMCT,可以检测液体或定位气体并进行活检。

5.5.2 血管造影术

法医放射学中最有前途的方法之一是 PMA。PMA 是通过向血管系统注射造影剂来记录血管系统损伤的。经验证,该方法行之有效。此外,注射造影剂会增加软组织中的对比度,从而可以检测器官的发现。

尽管对比增强 PMCT 和 PMMRI 具有优势,但 PMA 的额外成本和工作量,以及对造影剂可能对随后的尸检产生负面影响的担忧,是阻碍这种方法更频繁使用的可能因素。

5.5.2.1 MPMCTA

MPMCTA 程序通过使用滚子泵或改良的心肺机向血管内注入额外的造影剂,可以对病理进行精确的血管和实质定位,对法医诊断极为有用。

MPMCTA 包括在任何操作之前进行原生 CT 检查,以记录身体。随后,使用灌注装置注入造影。连续 CT 采集是在动脉系统(动脉期)和静脉系统(静脉期)充盈后以及在持续灌注身体期间(动态期)进行的。通过执行 PMA 的标准化技术,可以提高 PMCT 的灵敏度。

MPMCTA 可以对血管(静脉、动脉或两者)及实体器官病变进行出色的直接可视化、定位和表征。特别是,MPMCTA 已被证明在心脏性猝死(可以调查冠状动脉)、刺伤和枪伤、疑似医疗错误、致命性出血(寻找出血源)等情况下具有优势。通过造影剂外渗,可以很容易地在多个通常难以触及的部位发现致命性出血:脊椎骨折导致的椎间隙、多发性肝脾破裂导致的腹腔间隙,以及多处颅骨骨折导致的脑室周围间隙。它也适用于分析冠状动脉,是调查心脏自然死亡原因的重要工具(图 5.8)。

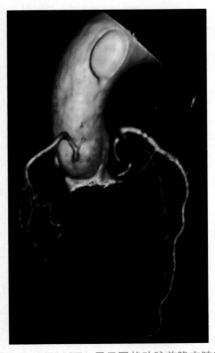

图 5.8　MPMCTA 显示冠状动脉前降支狭窄

表 5.4 全面概述了 MPMCTA 的应用领域、优点和缺点。

表 5.4 MPMCTA 的应用领域、优点和缺点

应用领域	优点	缺点
心脏性猝死(冠状动脉疾病)	非侵入性	执行的相对时间
刺伤及枪伤	能够进行 3D 重建	造影剂成本
疑似的医疗错误	软组织的可视化	数据储存
致命性出血		难于处理

5.5.2.2 死后磁共振血管造影术(postmortem magnetic resonance angiography, PMMRA)

作为辅助手段,MRI 提供的软组织细节与血管造影术提供的信息相结合,有助于研究血管病理学和实体器官撕裂伤。

在 PMMRI 非造影 T_2WI 中,冠状动脉的基本评估和冠状动脉疾病的评估是困难的,而 PMMRA 脂肪饱和的 T_1WI 提供了良好的可能性。PEG 稀释的造影剂,在 T_1WI 中呈高信号,在 T_2WI 中呈低信号,实际上提供了血管病变的可视化。

总的来说,在 PMMRA 中发现的所有血管病理学也可以在 PMCTA 中看到,因此其扩散和利用仍然有限。

5.6 尸检成像的应用

总之,尸检成像的适应证在很大程度上取决于应用的技术。

在不同的研究中,PMCT 和 PMMRI 可以评估在诊断死因方面的相对准确性。PMMRI 在评估中枢神经系统和肌肉骨骼系统、检测心肌内异常和腹部实体器官病变方面显示出显著优势,因为它具有出色的软组织分辨力。另外,PMCT 在检测肺部和腹部异常(气胸和气腹)和钙化(冠状动脉钙化)方面更为敏感。

PMCT 具有重要的实际优势,比 PMMRI 的可用性更广泛、价格更便宜、速度更快。事实上,PMMRI 的局限性在于大多数医院的采集速度和可用性。

这样一来,由于每种技术都有其自身的优势和局限性,了解这些对于能够选择正确的方法来处理法医案例至关重要。

在多年后对尸体重新调查进行 3D 重建,而不会丢失成像细节的可能性,是所有这些技术的共同优势,也是法医尸检中所缺失的一个主要优势。在法院上演示医学技术时,3D 重建也非常有用,因为它们更容易解释。尸检成像的其他优点有非侵入性,不受辐射剂量的影响,执行时间相当短,以及能够检测到传统的尸体解剖中可能不明显的改变。

然而,目前的局限性表现在:可能漏掉某些相对较小但关键的发现;可能漏诊常见的重大错误(如冠心病和肺炎);由于某些医疗条件不能说明的死亡原因(如代谢紊乱);可能出现某些成像伪影。

直接比较尸检结果和成像结果并不容易。每种技术都有其优缺点,成像与尸检的敏感性和特异性取决于所使用的方式和案例本身。

有报道称,比较尸检成像与随后的尸检结果,经放射学与尸检确定的死因之间的重大差异率:PMCT 为 32%,PMMRI 为 43%,而 PMCT + PMMRI 为 30%。

反之亦然,不同的研究表明,PMCT 或 PMMRI 与常规尸检相结合,可以增强尸检的价值,提供比任何一种单独检查更多信息。

为此,尸检成像是一把双刃剑,在特定的诊断领域具有明显的优势,但与尸检相比也存在一定的不足。因此,尸检仍是法医评估的黄金标准,同时越来越多的证据支持使用尸检成像作为传统尸检的补充。这样一来,这些先进的技术可以作为常规方法的有益辅助。

虽然尸检成像不能等同于尸检的替代品,但同时它也被证明是一种有用的工具,可以确定死因,增强并提高尸检及复杂案件中的法律确定性。为此,在法医病理学领域,尸检成像被越来越多的人接受。因此,法医学对成像技术的需求日益增加,这将为放射科医生开辟新的有趣的活动领域。

法医病理学家必须为每个案件选择最准确的方法,并考虑每种方法的优缺点。病理学家还必须在检查质量和补充分析的需求之间建立平衡。另外,在未来的法医学案件评估中,放射科医生应发挥重要作用,以加强法医学与放射科的跨学科合作。

Appleby J, Rutty GN, Hainsworth SV, Woosnam-Savage RC, Morgan B, Brough A, Earp RW, Robinson C, King TE, Morris M, Buckley R (2015) Perimortem trauma in King Richard III: a skeletal analysis. Lancet 385(9964):253–259

Arthurs OJ, Hutchinson JC, Sebire NJ (2017) Current issues in postmortem imaging of perinatal and forensic childhood deaths. Forensic Sci Med Pathol 13(1):58–66

Bolliger SA, Thali MJ (2015) Imaging and virtual autopsy: looking back and forward. Philos Trans R Soc Lond Ser B Biol Sci 370(1674):20140253

Bonney HE (2015) Richard III: skeletal evidence of perimortem. Lancet 385(9964):210

Brogdon BG (2000) Scope of forensic radiology. Crit Rev Diagn Imaging 41(1):43–67

Busardò FP, Frati P, Guglielmi G, Grilli G, Pinto A, Rotondo A, Panebianco V, Fineschi V (2015) Postmortem-computed tomography and postmortem-computed tomography-angiography: a focused update. Radiol Med 120(9):810–823

Chevallier C, Doenz F, Vaucher P, Palmiere C, Dominguez A, Binaghi S, Mangin P, Grabherr S (2013) Postmortem computed tomography angiography vs. conventional autopsy: advantages and inconveniences of each method. Int J Legal Med 127(5):981–989

De Marco E, Vacchiano G, Frati P, La Russa R, Santurro A, Scopetti M, Guglielmi G, Fineschi V (2018) Evolution of post-mortem coronary imaging: from selective coronary arteriography to post-mortem CT-angiography and beyond. Radiol Med 123(5):351–358

Dirnhofer R, Jackowski C, Vock P, Potter K, Thali MJ (2006) VIRTOPSY: minimally invasive, imaging-guided virtual autopsy. Radiographics 26(5):1305–1333

Elifritz JM, Nolte KB, Hatch GM, Adolphi NL, Gerrard C (2014) Radiology, forensic imaging and the 'virtual autopsy'. In: Pathobiology of human disease: a dynamic encyclopedia of disease mechanisms. Elsevier, Amsterdam, pp 3448–3458

Fais P, Giraudo C, Viero A, Miotto D, Bortolotti F, Tagliaro F, Montisci M, Cecchetto G (2016) Micro computed tomography features of laryngeal fractures in a case of fatal manual strangulation. Leg Med (Tokyo) 18:85–89

Flach PM, Gascho D, Schweitzer W, Ruder TD, Berger N, Ross SG, Thali MJ, Ampanozi G (2014a) Imaging in forensic radiology: an illustrated guide for postmortem computed tomography technique and protocols. Forensic Sci Med Pathol 10(4):583–606

Flach PM, Thali MJ, Germerott T (2014b) Times have changed! Forensic radiology—a new challenge for radiology and forensic pathology. AJR Am J Roentgenol 202(4):W325–W334

Fukutake K, Ishiwatari T, Takahashi H, Tsuchiya K, Okubo Y, Shinozaki M, Tochigi N, Wakayama M, Nemoto T, Shibuya K, Wada A (2015) Investigation of ossification in the posterior longitudinal ligament using micro-focus X-ray CT scanning and histological examination. Diagn Pathol 10:205

Grabherr S, Baumann P, Minoiu C, Fahrni S, Mangin P (2016) Post-mortem imaging in forensic investigations: current utility, limitations, and ongoing developments. Res Rep Forensic Med Sci 6:25–37

Grabherr S, Doenz F, Steger B, Dirnhofer R, Dominguez A, Sollberger B, Gygax E, Rizzo E, Chevallier C, Meuli R, Mangin P (2011) Multi-phase post-mortem CT angiography: development of a standardized protocol. Int J Legal Med 125(6):791–802

Grabherr S, Grimm J, Baumann P, Mangin P (2015) Application of contrast media in post-mortem imaging (CT and MRI). Radiol Med 120(9):824–834

Grabherr S, Grimm J, Dominguez A, Vanhaebost J, Mangin P (2014) Advances in post-mortem CT-angiography. Br J Radiol 87(1036):20130488

Grabherr S, Gygax E, Sollberger B, Ross S, Oesterhelweg L, Bolliger S, Christe A, Djonov V, Thali MJ, Dirnhofer R (2008) Two-step postmortem angiography with a modified heart-lung machine: preliminary results. AJR Am J Roentgenol 190(2):345–351

Guidi B, Aquaro GD, Gesi M, Emdin M, Di Paolo M (2018) Postmortem cardiac magnetic resonance in sudden cardiac death. Heart Fail Rev 23(5):651–665

Hughes N, Baker M (1997) The use of radiography in forensic medicine. Radiography 3(4):311–320

Hutchinson JC, Arthurs OJ, Ashworth MT, Ramsey AT, Mifsud W, Lombardi CM, Sebire NJ (2016) Clinical utility of postmortem microcomputed tomography of the fetal heart: diagnostic imaging vs macroscopic dissection. Ultrasound Obstet Gynecol 47(1):58–64

Kahana T, Hiss J (2005) Forensic radiology. In: Forensic pathology reviews, vol 3. Humana Press, Totowa, NJ, pp 443–460

Kettner M, Potente S, Schulz B, Knauff P, Schmidt PH, Ramsthaler F (2014) Analysis of laryngeal fractures in decomposed bodies using microfocus computed tomography (mfCT). Forensic Sci Med Pathol 10(4):607–612

Kudlas M, Odle T (2010) The state of forensic radiography. Radiol Technol 81(5):484–490

La Russa R, Catalano C, Di Sanzo M, Scopetti M, Gatto V, Santurro A, Viola RV, Panebianco V, Frati P, Fineschi V (2019) Postmortem computed tomography angiography (PMCTA) and traditional autopsy in cases of sudden cardiac death due to coronary artery disease: a systematic review and meta-analysis. Radiol Med 124(2):109–117

Lundström C, Persson A, Ross S, Ljung P, Lindholm S, Gyllensvärd F, Ynnerman A (2012) State-of-the-art of visualization in post-mortem imaging. APMIS 120(4):316–326

Mokrane FZ, Savall F, Dercle L, Crubezy E, Telmon N, Rousseau H, Dedouit F (2017) A preliminary comparative study between classical and interventional radiological approaches for multi-phase post-mortem CT angiography. Forensic Sci Int 271:23–32

O'Donnell C, Woodford N (2008) Post-mortem radiology—a new sub-speciality? Clin Radiol 63(11):1189–1194

Pomara C, Bello S, Grilli G, Guglielmi G, Turillazzi E (2015) Multi-phase postmortem CT angiography (MPMCTA): a new axillary approach suitable in fatal thromboembolism. Radiol Med 120(7):670–673

Pomara C, Fineschi V, Scalzo G, Guglielmi G (2009) Virtopsy versus digital autopsy: virtual autopsy. Radiol Med 114(8):1367–1382

Reynolds A (2010) Forensic radiography: an overview. Radiol Technol 81(4):361–379

Roberts IS, Benamore RE, Benbow EW, Lee SH, Harris JN, Jackson A, Mallett S, Patankar T, Peebles C, Roobottom C, Traill ZC (2012) Post-mortem imaging as an alternative to autopsy in the diagnosis of adult deaths: a validation study. Lancet 379(9811):136–142

Ross S, Ebner L, Flach P, Brodhage R, Bolliger SA, Christe A, Thali MJ (2012a) Postmortem wholebody MRI in traumatic causes of death. AJR Am J Roentgenol 199(6):1186–1192

Ross SG, Bolliger SA, Ampanozi G, Oesterhelweg L, Thali MJ, Flach PM (2014) Postmortem CT angiography: capabilities and limitations in traumatic and natural causes of death. Radiographics 34(3):830–846

Ross SG, Thali MJ, Bolliger S, Germerott T, Ruder TD, Flach PM (2012b) Sudden death after chest pain: feasibility of virtual autopsy with postmortem CT angiography and biopsy. Radiology 264(1):250–259

Ruder TD, Flach PM, Thali MJ (2013) Virtual autopsy. Forensic Sci Med Pathol 9(3):435–436

Ruder TD, Hatch GM, Ebert LC, Flach PM, Ross S, Ampanozi G, Thali MJ (2012) Whole body postmortem magnetic resonance angiography. J Forensic Sci 57(3):778–782

Ruder TD, Thali MJ, Hatch GM (2014) Essentials of forensic post-mortem MR imaging in adults. Br J Radiol 87:20130567

Sieswerda-Hoogendoorn T, van Rijn RR (2010) Current techniques in postmortem imaging with specific attention to paediatric applications. Pediatr Radiol 40(2):141–152

Swift B, Rutty GN (2006) Recent advances in postmortem forensic radiology. Computed tomography and magnetic resonance imaging applications. In: Forensic pathology reviews, vol 4. Humana Press, Totowa, NJ, pp 355–404

Thali MJ, Yen K, Schweitzer W, Vock P, Boesch C, Ozdoba C, Schroth G, Ith M, Sonnenschein M, Doernhoefer T, Scheurer E, Plattner T, Dirnhofer R (2003) Virtopsy, a new imaging horizon in forensic pathology: virtual autopsy by post-mortem multislice computed tomography (MSCT) and magnetic resonance imaging (MRI)—a feasibility study. J Forensic Sci 48(2):386–403

Turillazzi E, Frati P, Pascale N, Pomara C, Grilli G, Viola RV, Fineschi V (2016) Multi-phase post-mortem CT-angiography: a pathologic correlation study on cardiovascular sudden death. J Geriatr Cardiol 13(10):855–865

Underwood J (2012) Post-mortem imaging and autopsy: rivals or allies? Lancet 379(9811):100–102

Vullo A, Panebianco V, Cannavale G, Aromatario M, Cipolloni L, Frati P, Santurro A, Vullo F, Catalano C, Fineschi V (2016) Post-mortem magnetic resonance foetal imaging: a study of morphological correlation with conventional autopsy and histopathological findings. Radiol Med 121(11):847–856

Wichmann D, Heinemann A, Weinberg C, Vogel H, Hoepker WW, Grabherr S, Pueschel K, Kluge S (2014) Virtual autopsy with multiphase postmortem computed tomographic angiography versus traditional medical autopsy to investigate unexpected deaths of hospitalized patients: a cohort study. Ann Intern Med 160(8):534–541

第6章

考古学中的放射学：活体检查的基础及前景

玛尔塔·利卡塔（Marta Licata）

安东尼奥·平托（Antonio Pinto）

　　放射学技术是考古学家、人类学家和博物馆管理员的重要调查工具。对考古材料、人工制品或生物遗骸进行放射分析使我们能够从这些发现中检索到大量信息。X 射线最初被应用于木乃伊和骨架化的遗骸,后来被应用于人造文物[1]。在考古遗产领域,放射学技术根据我们希望从中获得的信息,对不同类型的物品进行放射学检查。对于人类学家和古病理学家来说,对人类遗骸使用成像技术可以分析骨架或墓地的生物学特征,而对遗物的应用可以让考古学家获得制造技术和所使用的材料等知识[2]。由于其珍贵且独特的性质,考古发掘中发现的物品,无论是人工制品还是生态制品,其完整性都需要得到保护。故放射学技术可以被完美地用于调查考古物品,而不会损坏它们。因此,放射学技术也被纳入 NDE 技术中。诊断成像保证的另一个好处是整个数据的可访问性,包括从外部看不到的任何隐藏结构[3-5]。此外,这种方法可以分析考古发现的结构和组成,从而规划相应的修复工作[6]。以上是考古学家经常使用放射学技术的几个原因。

　　本章回顾了放射学在考古调查中自其首次应用至今的应用。

6.1 "考古放射学"的历史

　　在 1895 年威廉·伦琴（Wilhelm Roentgen）发现 X 射线之后,人们立即将这项新技术用于调查 1 具埃及木乃伊[7]。第 2 年,德国科学家沃尔特·柯尼希（Walter Koenig）对 14 处考古发现进行了放射学调查,其中包括 1 具埃及儿童木乃伊。射线照片显示了 1 个木乃伊儿童的膝盖,这代表了第 1 个木乃伊的放射学影像。从那时起,人们对木乃伊进行 X

M. Licata (✉)
Department of Biotechnology and Life Sciences, Centre of Research in Osteoarchaeology and Paleopathology, University of Insubria, Varese, Italy
e-mail: marta.licata@uninsubria.it

A. Pinto
Department of Radiology, C.T.O., Hospital, Azienda Ospedaliera dei Colli, Naples, Italy

射线检查，以调查它们的内部，并揭示隐藏的人工制品、防腐技术和病理迹象。同年，范·赫尔克(van Heurck)分析了 1 具比利时的朱鹮木乃伊。大约在同一时间，瑟斯坦·霍兰(Thurstan Holland)和弗林德斯·皮特里(Flinders Petrie)爵士分别对 1 只木乃伊鸟和 1 具埃及木乃伊进行了 X 射线检查[8,9]。这些调查的结果在 1898 年通过科学出版物传播开来。从那一刻起，铺天盖地的相关研究随之而来。在伦琴的第 1 个实验之后，埃利奥特·史密斯(Elliot Smith)和霍华德·卡特(Howard Carter)在 1904 年完成了其他实验。自 20 世纪 20 年代初以来，X 射线已被广泛使用，因为它是一非侵入性且非常有用的调查工具，尤其是用于古病理学的研究。1931 年[10]，雷·L. 穆迪(Ray L. Moodie)公布了几具埃及和秘鲁木乃伊的 X 射线检查结果，木乃伊是来自芝加哥(Chicago)菲尔德博物馆(Field Museum)的藏品。在其《埃及和秘鲁木乃伊的放射学研究》(*Roentgenologic Studies of Egyptian and Peruvian Mummies*)一书中，我们找到了关于人类遗骸的病理学和人类学解释的详细报告，可以了解到 X 射线学的研究在古病理学中发展的最初考量[10]。1954 年，《莫斯 X 射线使用指南》(*Moss's Guide on the Use of X - rays*)首次出版，在这之前，人们很少会使用这项技术[1,11,12]。直到 20 世纪 60 年代之后，射线摄影术在考古研究中才变得非常重要，博物馆管理员、考古学家和古病理学家才将 X 射线分析作为黄金标准。20 世纪 60 年代，英国放射科医生路易斯·哈罗德·格雷(Louis Harold Gray)对埃及木乃伊进行了首次全面的古病理学 X 射线研究。在接受调查的 133 具木乃伊中，有 1/3 的木乃伊患有脊柱骨关节炎[13]。1967 年，对开罗博物馆(Cairo Museum)收藏的所有王室木乃伊进行放射学调查这一重要项目丰富了该研究领域[14,15]。考古学和医学日益得到关注，对古代木乃伊的放射学技术应用，成为历史研究(尤其是在埃及学中)的主要工具之一。

1987 年，明尼阿波利斯帕克·尼科利特医学中心(Park Nicollet Medical Center)的放射科医生德里克·诺特曼(Derek Notman)在其文章中提出了"古生物放射学"一词，尽管其词源意义是"古代放射学"，但他指的是对古代人类遗骸进行的放射学研究[16]。放射科医生，连同阿尔伯塔大学(University of Alberta)(加拿大)的其他研究人员，对富兰克林(Franklin)探险队(1845—1848)的 2 个冰冻木乃伊和死于加拿大北极地区[17]的男子进行了检查，并强调了先做的尸检与随后给木乃伊做的放射学检查之间的区别。

随着 CT 扫描仪的发明，放射学的以下发展对考古放射学研究产生了重大影响。CT 于 1970 年进入临床实践[18]，使我们能够获得具有高分辨率细节的人体 3D 影像。物理人类学家利用新开发的生物医学影像处理技术和 CT 来研究考古出土的人类遗骸[19,20]。CT 使我们能够通过对整个身体的虚拟重建，从分析的材料中获得更多的详细信息，提供重要的整体视图和细致的高分辨率细节[21]。1977 年对木乃伊进行了第 1 次 CT 检查，在这份报告中，卢因(Lewin)和哈伍德·纳什(Harwood Nash)检查了木乃伊组织的内部结构，证明了一些古代人类疾病可以在保存下来的软组织中发现，而不是在骨骼组织中发现[22]。随后，CT 调查方法便扩展到了文化遗产领域。为了解读考古发现的性质，CT 可以检查不同种类的人工制品。这种调查有助于更好地了解古代文化及生活习惯。在某些方面，CT

调查比实物检查更好,因为它提供了有关内部结构的信息。特别是,这些方法使我们能够获得考古发现的 3D 重建,而这些发现通常是从挖掘中恢复的碎片。在这方面,CT 扫描仪比普通 X 射线具有明显的优势。

6.2 对考古文物的放射学调查

考古学家经常请放射科医生分析文物,以获得有关这些物品的信息。将成像技术应用于考古发现,使我们能够获得有关古代技术技能和所使用材料的信息,这就使人们得以对这些发现物的维护或修复进行适当的规划。对考古材料进行的放射学检查也可以识别伪造行为。

目前,许多放射学技术的应用对文化遗产都很有用:除了紫外线照相术(UV photography),还有 CT、X 射线摄影术和红外反射摄影术(infrared reflectography)[23]。此外,除了具有非侵入性,这些技术还提供了另一个优势:它们可以移动。我们知道,不论是考虑到保险成本,还是这些考古发现的脆弱性,都很难组织去移动这些属于博物馆藏品的考古发现,授权移动就更难了。而上述方法为现场检查考古发现提供了一次很好的机会。

此外,我们深知博物馆藏品遗产注定会因为退化而消失。室外的文物古迹可能成为大气因素(如污染或酸雨)降解的目标,但实际上,博物馆中的发现物也会遭受退化[24]。放射学检查可以减缓甚至阻止这种现象,产生永久性影像,制作研究项目的不朽副本。

如今,放射学方法被应用于不同种类的考古文物:金属制品(如硬币、器皿、雕像、武器)、陶器(如器皿、书桌、小雕像)、玻璃以及考古遗址中的其他发现物。

6.2.1 放射学和古代金相学

在考古发掘中经常发现金属制品,尤其是在墓地中。通常,对这些文物的风格解读,对于确定遗址的年代阶段非常重要。放射学分析可以恢复文物的形状,并调查其风格痕迹,而这些痕迹通常被文物所在的土壤基质或由于物品的退化而掩盖。事实上,古代金属制品会受到与环境的相互作用的影响,其中影响考古发现退化的最主要因素是土壤的成分、深度、湿度以及土壤中的玻璃含量。通过放射学影像对金属制品进行的深层分析还可以恢复有关金属制品的类型、用锤子锻打和在车床上加工的信息。器皿、硬币、武器等是考古学经常送到博物馆的古代金属制品,是过去人口知识和生活习惯的证明。

对此,英国遗产组织于 2006 年发布的《考古金属制品 X 射线摄影指南》,就开展金属考古文物的放射学调查提出了一系列措施。首先,该指南强调了在考古发掘后阶段采用 X 射线进行调查的必要性。因为这项技术使我们有可能在发现时的状态下就将其记录下来。除了解释何时、如何以及使用何种放射学技术从发现中检索数据外,该指南还向我们展示了一些金属文物的放射学检查结果,这些金属文物是从杜伦大学考古服务(Archaeological Services University of Durham)和切斯特市议会(Chester City Council)资助的挖掘中回收的。

值得一提的是,在首批 X 射线调查中,要记住科菲尔德(Corfield)于 1982 年发表的研究。学者对晚期罗马(Roman)和盎格鲁－撒克逊(Anglo Saxon)炼铁厂进行了一系列分析,并强调了冶金技术发展的复杂性。在埃塞克斯郡(Essex)莫金(Mucking)考古遗址中的撒克逊公墓(Saxon Cemetery),发现了几件金属制品,研究人员对其进行了 X 射线检查。分析得出,文物的高质量得益于用于生产这些产品的渗碳技术的发展。这种金属加工也出现在由未改性的锻铁制成的武器上,这样的武器很容易弯曲[25]。事实上,冶金技术的一大发展是所谓的"图案焊接刀片"的完善。对青铜发现物进行的分析值得我们关注。从一些青铜剑、矛头和匕首的放射学影像中可以掌握空隙气体的分布和方向,从而更好地了解铸造过程[26]。德博拉·斯科什(Deborah Scorsch)于 1988 年检查了几件来自英国自然保护研究所(United Kingdom Institute for Conservation)[27]保存的古埃及兽形空心青铜铸件。学者清楚地展示了古埃及人采用的"脱蜡"技术。

我们想提醒读者注意的是,对公元前 13 世纪至 6 世纪之间的 8 件中国青铜礼器进行的数字放射学检查。这些器皿是在商朝(Shang Dynasty)的古典生产阶段制造的,其特点是表面装饰精美,有一系列奇妙的动物图案。对这 8 件礼器进行了 CT 分析,分析的目的是识别隐藏的损坏和修复,并了解更多关于铸造技术的信息。特别是对用于祭酒仪式的三脚架"贾"的 CT 调查发现,在把手、腿和沿边缘的地方进行了几处修复。这些区域在 CT 影像中显示为"亮白色"。一些修复是在古代进行的,这些修复可以通过表面没有明显的破损迹象来诊断,而其他修复是在最近进行的[28]。

放射学调查还可以在钱币领域做出重要贡献。硬币是最重要的"化石指南"之一,通常可以确定考古遗址的年代。因为有当代的仿制品或后来的硬币复制品,所以验证这些文物的真实性非常重要。首先,硬币的真实性通过风格解释来验证,而放射学调查可以通过恢复硬币的原始表面(通常被腐蚀层掩盖)来支持这种解读[24]。这方面的代表性研究是对约克郡东区(East Riding, York)的塞尔比(Selby)古墓葬中的宝藏硬币进行的断层扫描研究,由南安普顿大学(University of Southampton)实施。多亏了 CT 调查,才有可能分析硬币的细节,并调查肖像和铭文。可以确定当时的执政州长是维斯帕西亚诺(Vespasiano)、阿德里亚诺(Adriano)、特拉亚诺(Traiano)和马可·奥雷利奥(Marco Aurelio)[29]。

分析金属制品时,通常使用以下参数:3 mA、110 kV 和 60—300 秒。

6.2.2 放射学与古玻璃研究

放射学检查可以对挖掘出的玻璃进行分析,以突出表面退化的程度、材料成分和文物的形状。在这方面,我们想回顾 1 项对古罗马玻璃碎片进行的研究。该玻璃碎片是 2003 年在博霍尔茨(Bocholtz)的荷兰村(Dutch village)附近的墓地中发现的。阿姆斯特丹大学(University of Amsterdam)利用 MPR 技术进行高分辨率螺旋 CT 成像,从墓地获得了玻璃碎片的数量、位置、形状等详细信息。有了上述信息,研究人员决定,为避免对发现物造成进一步损害,唯一的方法是将它们连同土壤一起提取出来。对玻璃浓度最高的土壤块进行 CT 检查,结果显示其中有 14 个玻璃物体。CT 检查可以识别的玻璃类型,主要是清晰的透明绿玻璃。本次调查使用的参数是:120 kV、200 mA、截面厚度 1.3①、增量 0.6[30]②。

对玻璃制品进行放射学分析的另一个例子是对新艺术运动(Art Nouveau)时期的彩虹玻璃物体进行的检查。该项目由维也纳应用艺术博物馆(Museum of Applied Arts in Vienna)、塞伯斯多夫研究中心(Research Center Seibersdorf)(奥地利)和美术学院(Academy of Fine Arts)与纽约历史学会(Historical Society in New York)合作实施。这项研究基于 X 射线荧光(X - ray fluorescence,XRF)无损分析。这种分析可以让人们探索制造技术,并调查彩虹玻璃表层中残留的元素[24]。

6.2.3 黏土和陶瓷的放射学调查研究

陶瓷的放射学调查使我们能够获得很多关于现有材料、制造技术等的大量信息。通常,相对于黏土颗粒的不透明度,X 射线影像是可以区分出矿物颗粒的。后者不能获得光谱,但可以看出它们的形状:颗粒遵行塑造它们的成形轮的方向。釉面陶瓷的放射学检查显示颜料中使用了重金属,还能识别出铅釉的应用。陶瓷分析还让我们观察到孔隙和填充表面之间的对比。

一项有趣的研究是耶路撒冷哈达萨大学放射学研究所(Institute of Radiology of the Hadassah University in Jerusalem)对古代近东(Ancient Near East)的考古文物进行的研究。研究人员展示了对以色列(Israel)考古遗址的黏土和陶瓷文物进行的成像研究结果。对乌尔三世(UR Ⅲ),即新苏美尔时期(Neo - Sumerian Period)的陶片进行的 CT 检查,显示出了楔形文字的线条和内部文本的成像。事实上,已确定在某些情况下,抄写员会用两层黏土包裹内板。另一项有趣的 CT 调查是对一个拟人雕像进行的。该雕像来自沙哈古伦(Shaar Hagolan)陶器新石器时代遗址,它可以揭示有关陶瓷技术开始的重要信息。这尊雕像的作者从沿纵轴放置的一块黏土板开始工作,后来再把身体的其他部分也涂上[31]。

同年,肯塔基大学的一个小组制定了一种算法,用于对黏土制成的手稿进行 CT 检查,从中提取铭文[32]。

6.3　放射学和古代人类遗骸的研究

过去,对木乃伊进行尸检是很常见的。但显然,这对考古学家和人类学家是没有吸引力的,因为这些程序严重破坏了木乃伊。事实上,因为解开了包裹尸体的绷带,尸检对木乃伊造成了物理破坏。因此,人们更加关注用于检查古代人类遗骸的先进无创技术。如上所述,放射学从一开始就可用于研究木乃伊,如今,CT 扫描 - 3D 可视化[33]和 MRI[17]等放射学方法是对古代人类遗骸进行人类学和古病理学分析的最重要分析工具(图 6.1a,b)。

---

① 原版此处无单位。
② 原版此处无单位。

此外,随着高空间分辨率的发展和更好地检查软组织的可能性[34,35],常规的 X 线平片也因此获得了优势。放射学调查的主要优势是可以接近许多解剖区域,包括隐藏的结构(内颅、牙根、鼻窦和长骨的空腔),有机会获得有用的形态学分析信息,并方便数据共享。也许"生物考古放射学"一词可以概括当今经常用于人体遗骸的放射学研究,包括检查人造或天然木乃伊、骨骼化的尸体和化石遗骸。这些研究的目标是人类学,可用于进行身份识别分析(种族、性别、死亡年龄、身高和人体测量指标)[36-38]、古病理学研究[39-41](图 6.2)、疾病诊断、埋葬学研究、关注死后和古人类学发生的变化,以及研究人类进化阶段的解剖学变化。

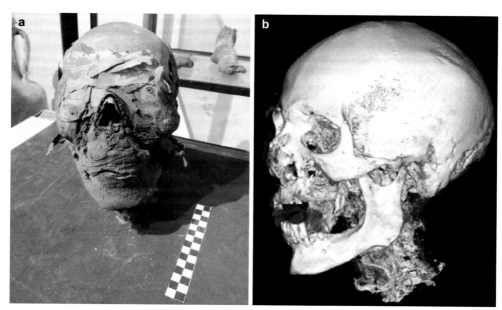

图 6.1　一具经防腐处理的埃及木乃伊的头部,保存在埃尔巴市博物馆(Civic Museum of Erba),该馆位于意大利北部(Northern Italy)(a);经防腐处理的头部 CT 影像(b)

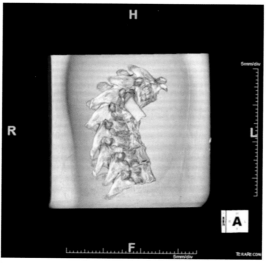

图 6.2　受波特病(Pott's disease)影响的脊柱 CT 影像,来自意大利北部的阿齐奥(Azzio)考古遗址

6.3.1 人造木乃伊的放射学调查

众所周知,"古生物放射学"的历史始于对法老木乃伊的研究,这是一种终极的人造木乃伊。1903 年,第 18 王朝的第 8 位法老图特摩斯四世(Thutmose Ⅳ)木乃伊是由埃及放射科医生哈亚特(Khayat)用 X 射线进行检查的第 1 具木乃伊。放射学影像确定了受试者的死亡年龄不超过 25 岁。"髂嵴骨骺前方是联合的,后方仍处于游离状态……"[17,42] 30 年后,道格拉斯·德里博士(Dr. Douglas Derry)对第 18 王朝的第 2 位法老进行了分析。通过使用 X 射线,可以推断其死亡年龄在 40—50 岁。除此之外,学者在报道中还提到,颅腔内的残留物,可能是大脑的残留物,在右臂的中间存在 1 个小护身符[43]。

1968 年,对第 18 王朝的著名法老图坦卡蒙(Tutankhamun)的木乃伊进行了 X 射线检查。根据其颅骨的 X 线平片,通过对牙齿的观察,他们评估其死亡年龄在 18—22 岁。腹腔的 X 射线检查显示里面有防腐材料,但未显示任何形式的病理。人们注意到其颅骨有骨折,并提出了"外伤性或凶杀性死亡"的假说。然而,这一结论被否定了,后来有人提出了死后骨折假说[19]。1976 年,对第 19 王朝的第 3 位法老拉美西斯二世(Ramses Ⅱ)的木乃伊进行了分析。从 1976 年进行的第 1 次 X 射线调查来看,人们认为法老患有强直性脊柱炎,但在 2004 年,查姆(Chhem)对这一诊断提出了异议。事实上,脊柱和骶髂关节的 CT 调查清楚地显示了诊断结果是弥漫性原发性骨增生[44]。

如前所述,直到 1977 年才开始对木乃伊进行 CT 调查。我们要记住诺特曼(Notman)在 1983 年对属于第 18 至 25 王朝的 4 具埃及木乃伊进行的研究。这些调查是在明尼苏达州(Minnesota)进行的。特别重要的是,第 25 王朝的塔沙特(Tashat)夫人的木乃伊。诺特曼进行了 CT 检查,诊断出她的膝盖上有感染。放射学调查可检测到几处骨病变,但尚不清楚这些病变发生在生前还是死后[45]。自 20 世纪 90 年代初以来,3D – CT 成像已被用于调查可能的骨折。3D 成像的好处包括病理变化的可视化,在某些情况下还可以显示体内异物的存在。马克思(Marx)和德奥里亚(D'Auria)于 1986 年发表的研究显示了对波士顿美术馆的 15 具木乃伊进行 CT 调查的结果。CT 影像显示了软组织填充物和病理状况,如施莫尔结节(Schmorl's nodes)、关节病和主动脉钙化。另一个对人造木乃伊进行 CT 调查的例子是对阿雷佐市(Arezzo)发现的布蕾兹(Braids)夫人身体进行的分析,该分析突出的发现是类风湿性关节炎典型的骨侵蚀和关节半脱位[46]。

对木乃伊的 CT 研究也为更好地调查防腐措施提供了依据,因此也有助于更多地了解古代的葬礼仪式。埃及人之所以被制成木乃伊,是因为他们认为通过这样做,灵魂可以在来世重新与身体结合。起初,木乃伊是贵族专用的,后来才在平民百姓中传播开来。在这方面,有趣的是克里斯蒂安·杰科夫斯基(Christian Jackowski)、斯蒂芬·博利格(Stephan Bolliger)、迈克尔·J.泰利(Michael J. Thali)的研究,即《CT 揭示的古埃及和南美洲木乃伊中常见和意外发现》(*Common and Unexpected Findings in Mummies from Ancient Egypt and South America as Revealed by CT*)(2008 年出版)。学者将书面资料,尤其是希罗多德

(Herodotus) 的资料,与埃及木乃伊的 CT 影像进行了比较。特别是对一些颅骨进行了检查,以确认是否如文中所述,是通过鼻腔摘除的大脑。CT 影像显示,大脑经常通过筛板穿孔被移除。通常,只限于 1 个鼻孔,但这个过程非常粗糙,会对一些解剖结构造成损伤,如眶壁和筛窦细胞。长金属或木钉穿过鼻子和筛板后进入颅腔。一些颅骨的放射学影像显示大脑没有被移除,而另一些颅骨的枕骨水平位置处显示有切口。对几具木乃伊进行的 CT 检查证实,从身体左侧的腹部切口中取出了胸部和腹部器官。放射学调查证实了肾脏和心脏通常会留在体内[47]。世界上还有其他与埃及木乃伊大相径庭的制作方法有待调查。我们即将谈论的是佛教僧侣木乃伊的做法。在日本、中国和泰国等国,制木乃伊化的过程是一广为人知的传统,已经有 1000 多年的历史了。这个过程复杂而困难,包括特殊的饮食、喝有毒的茶,这样身体就会中毒,不会被虫子吃掉。为数不多的成功完成这一过程的僧侣,受到了高度尊敬,最后被供奉在寺庙中。通过放射学检查,在 1 尊可追溯到 1000 年前的金色雕像中有一不同寻常的发现。CT 影像显示里面有 1 具木乃伊化的尸体,就放在莲花的位置。这些影像还显示了,该木乃伊没有腹部器官。

　　在意大利,对西西里岛木乃伊(Sicilian mummies)制定 1 项重要的古放射学项目,以确定与葬礼处理有关的信息。放射学调查表明,在大多数情况下,木乃伊化的尸体是没有取出内脏的。经过精心准备,尸体被放置在地下室和地下的小教堂中[35]。

6.3.2 天然木乃伊的放射学调查

　　对许多天然木乃伊进行放射学检查,目的是分析保存程度、形态特征和出现的病理状况。我们所知道的最古老的天然木乃伊是冰人奥茨(Ötzi),于 1991 年在奥地利(Austria)和意大利(Italy)边境的奥茨塔尔阿尔卑斯山脉(Ötztal Alps)的瓦尔塞纳莱斯(Val Senales)冰川中发现。这具木乃伊是 1 名男子,大约来自公元前 3300 年。在放射科医生介入之前,他的死因在很长一段时间里一直是个谜。起初,人们认为奥茨在冬季风暴中死于暴露。之后,推测奥茨是祭祀仪式的受害者。最后,在 2001 年,X 射线和 CT 影像显示有 1 个箭头卡在肩部,而这很可能就是其死因。放射学调查显示,在左锁骨下动脉背侧壁,靠近肩膀的动脉出现了病变[48]。

　　CT 很难被应用于其他天然木乃伊,比如酸沼木乃伊(又称沼泽木乃伊,湿地遗体)。沼泽土壤的酸性导致骨骼脱矿质。在丹麦发现的酸沼木乃伊,可以追溯到公元前 500—500 年。在许多情况下,对这些尸体的 CT 研究证实了死者的身份、性别和年龄,并澄清了一些实体损伤——起初认为是死亡过程中产生的,但其实是死后损伤。这方面的典型例子是对格劳巴勒(Grauballe)人类遗骸进行的 CT 分析,它识别出了几处病变并确定为是死后发生的[33]。

　　有趣的例子是意大利亚平宁山脉 1 个罗卡佩拉戈地窖(Roccapelago Crypt)中的 13 具天然木乃伊。从 16 世纪起,地窖一直当作墓地用,直到《拿破仑法》(Napoleonic Law)颁布,禁止在教堂里埋葬(18 世纪末)。在 281 具墓葬中,有 60 具显示出木乃伊化的迹象;

可能是一些小的侧窗保证了持续的通风,从而维持了木乃伊的形成。CT可以分析解剖的完整性、识别特征、记录病理变化以及职业和营养标记。值得一提的是,CT分析对3具木乃伊进行了重要的病理诊断:1具发育不良,1具有巨细胞瘤,还有1具患有大型传染性耳乳突炎[49]。我们的实验室现在存放着类似于罗卡佩拉戈的木乃伊:1个颅骨和1个孩子的下肢,都已制成木乃伊。颅骨是在萨克罗·蒙特(Sacro Monte)的圣殿里发现的,在1个用作普通藏骨堂的墓室里。颅骨的面部被软组织覆盖,而在额顶枕区,软组织完全缺失。枕骨充分暴露,因而得以进行宏观调查。特别是,对颅骨的形态分析确定了一些男性二态性特征,如枕部的肌肉附着和颅缝的闭塞程度;通过对这些特征的分析评估出死亡年龄为40岁。CT分析观察到一些被木乃伊化组织覆盖的中性的女性面部特征:眶上嵴不那么突出,下颌骨没有倒伏,下颌骨边缘笔直,下巴呈"V"形;还观察到一些男性面部特征:眼眶上缘呈方形,乳突大而垂直,颧弓向后延伸超过外耳道。通过对孩子下肢的X射线检查,我们可以诊断出有腓骨骨折(图6.3)[3]。

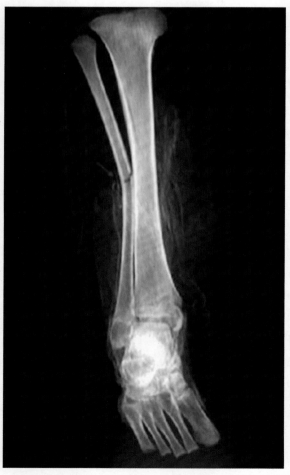

图6.3　一名儿童的木乃伊下肢的X线平片,来自后中世纪的藏骨堂——
萨克罗·蒙特藏骨堂,位于意大利北部的瓦雷泽(Varese)

6.3.3 化石遗骸的放射学调查

古人类学自诞生之日起,就以从样品外部形态研究中获得的信息为基础(图6.4)。这样的方法显然限制了对人类进化的研究。在化石化过程中发生的破坏性过程,使得分析这些发现变得极其困难。放射学分析有助于研究人类进化。在首批被分析的化石中,有来自克拉皮纳的尼安德特人(Neanderthal)遗骸。随后,魏登瑞(Weidenreich)发表了关于直立人(Homo erectus)遗骸的研究[50]。1956年,在专门纪念尼安德特人发现100周年的书中,展示了对3个古人类颅骨的放射学比较研究。多亏了放射学的贡献,才有可能突出这些发现的不同古人类学特征[51]。另一有趣的分析是对科瓦·内格拉(Cova Negra)的1块顶骨化石的研究,X射线检查显示了1处创伤[52]。

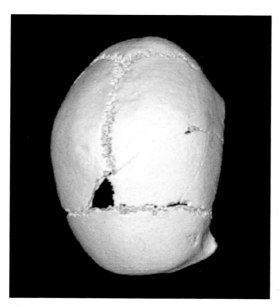

图6.4　瓦尔甘纳(Valganna)颅骨CT影像,来自意大利北部的瓦雷泽

原始人化石被发现时通常是支离破碎的,并被困在1个严重钙化的基质中。从钙化基质推断化石是1项肯定会影响发现的操作。CT检查可以通过区分2种材料,并指导3D重建来解决这些问题。CT的应用无疑促进了古人类学的发展。1984年,古人类学家康罗伊(Conroy)和放射科医生瓦尼耶(Vannier)首次将CT应用于1个颅骨化石。检查的目的是确定颅骨的骨骼密度。从那时起,古人类学家就以一定的频率在使用CT[53]。佐里科夫(Zollikofer)于2002年对尼安德特人的颅骨化石进行了1项重要研究[54]。从基质中分离出的碎片开始,通过镜像成像在计算机上对要分析的区域进行虚拟重建。就连2001年在查德(Chad)发现的托迈(Toumai)颅骨,即对乍得沙赫人(Sahelanthropus tchadensis)也进行了放射学检查,以更好地研究化石的形态特征[55]。

对颅内化石的断层摄影检查再现了汤恩(Taung)幼儿右大脑半球的外部形态。他们揭示了古神经学研究的重要数据,指出了卷积设计中的发育因素。

关于古神经学领域的重要发现是对弗洛勒斯人(Homoflorensis)颅骨的研究,该颅骨于 2003 年在印度尼西亚弗洛勒斯岛(Indonesian Island of Flores)发现,可追溯到 18000 年前。对 *LB1* 颅骨进行 CT 检查,结果显示其形状与直立人相似,但左侧布罗卡区(Broca's area)存在 1 个扩展区,颞叶较大,呈现出与现代人复杂的认知和语言相关的特征[56]。

6.4   前 景

放射学方法在考古学领域的应用将继续激增。X 射线和 CT 作为非侵入性的调查工具,在考古学的多学科研究中是通用且有价值的。如今,MRI 尤其适用于研究木乃伊遗骸。鲁里(Ruhli)已经能够有效地使用 MRI 对埃及(Egyptian)和秘鲁(Peruvian)的木乃伊进行超短脉冲序列成像;这种分析在前几代 MRI 扫描仪上是不可能的[57]。采用了其他进一步的放射学方法。2009 年,对 1 具木乃伊的部分部位,结合 CT 进行了太赫兹波(THz)成像。与 CT 相比,太赫兹波能提供更多关于组织的信息。被水吸收的太赫兹波可以深入木乃伊的组织中。太赫兹波将在考古成像中发挥越来越重要的作用。

总的来说,放射学方法的进步在考古学领域势必会卷土重来。能够在不损坏物品的情况下分析物品,生成展品的 3D 影像,这些优点对考古学家而言都是必需的。此外,发现的数字数据可以存放在虚拟博物馆(virtual museum)中,并且可以以数字形式保存文物,以备将来使用[8]。

然而,这种设备的使用仍然是一个问题。CT 扫描仪在应用于临床以外的领域(如考古学)时仍然很昂贵,但从文献中我们注意到考古学和放射学之间的合作日益增加。这种连续的方法可以被正式命名为"考古放射学",以及所有其他亚专业,如"生物考古放射学"和"古生物放射学"。这一科学学科的诞生可以描绘出一种新的专业研究概况。只有通过放射科医生和考古学家之间的这种交流,才能达到该领域可接受的准确度。

1. Corfield M (1973) Radiography in archaeology. University of London, Institute of Archaeology, London

2. Casali F (2006) X-ray digital radiography and computed tomography for cultural heritage. Archeometriai Műhely 1:24–28

3. Licata M, Borgo M, Armocida G, Nicosia L, Ferioli E (2015) New paleoradiological investigations of ancient human remains from North West Lombardy archaeological excavations. Skel Radiol 45:323–331

4. Licata M, Tosi A, Larentis O, Rossetti C, Iorio S, Pinto A (2019) Radiology of mummies. Semin Ultrasound CT MR 40(1):5–11

5. Licata M, Tosi A, Ciliberti R, Badino P, Pinto A (2019) Role of radiology in the assessment of skeletons from archeological sites. Semin Ultrasound CT MR 40(1):12–17

6. Cosmacini P, Piacentini P (2008) Notes on the history of the radiological study of Egyptian mummies: from X-rays to new imaging techniques. Radiol Med

7. Koenig W (1896) 14 Photographien mit RöngtenStrahlen. Johann Ambrosius Barth Verlag, Leipzig

8. Hughes S (2011) CT scanning in archaeology. In: Saba L (ed) Computer tomography-special applications. In Tech, Rijeka, pp 57–70

9. Petrie WMF (1898) Deshahesh 1897: fifteenth

memoir of the Egyptian exploration fund. Egypt Exploration Fund, London

10. Moodie RL (1931) Roentgenologic studies of Egyptian and Peruvian mummies. Field Museum of Chicago, Chicago

11. Moss AA (1954a) The application of Zmys, gamma rays, ultra-violet and lnfra-red rays to the study of antiquities handbook for curators. The Museums Association) Part B Museum Technique Section, London

12. Moss AA (1954) The application of x-rays, gamma rays, ultra-violet and infra-red rays to the study of antiquities. Handbook for museum techniques. Section 4. The Museum Association, London

13. Dawson WR, Gary PHK (1968) Catalogue of Egyptian antiquities in the British museum: mummies and human remains 1. BMP, London

14. Harris JE, Weeks KR (1973) X-raying the pharaohs. Schribner & Sons, Chicago

15. Harris JE, Wente EF (1980) An X-ray atlas of the royal mummies. Chicago University Press, Chicago

16. Notman DNH, Anderson L, Beattie OB, Amy R (1987) Arctic paleoradiology: portable radiographic examination of two frozen sailors from the Franklin expedition (1845–1848). AJR 149:347–350

17. Chhem RK, Brothwell DR (2008) Paleoradiology: history and new developments paleoradiology imaging mummies and fossils. Springer, New York, pp 1–14

18. Beckmann EC (2006) CT scanning the early days. Br J Radiol 9:5–8

19. Boyer RS, Rodin EA, Grey TC, Connolly RC (2003) The skull and cervical spine radiographs of Tutankhamen: a critical appraisal. Am J Neuroradiol 24:1142–1147

20. Schulze D, Heiland M, Thurmann H, Adam G (2004) Radiation exposure during midfacial imaging using 4-and 16-slice computer tomography, cone bean computed tomography systems and conventional radiography.

21. raphy. Dentomaxillofac Radiol 33:83–86
Cesarani F, Martina MC, Grilletto R, Boano R, Roveri AM, Capussotto V, Giuliano A, Celia M, Gandini G (2004) Facial reconstruction of a wrapped Egyptian mummy using MDCT. AJR Am J Roentgenol 183(3):755–758

22. Aufderheide AC (2003) The scientific study of mummies. Cambridge University Press, Cambridge

23. Hocquet FP, Calvo del Castillo H, Cervera Xicotencatl A, Bourgeois C, Oger C, Marchal A, Clar M, Rakkaa S, Micha E, Strivay D (2011) Elemental 2D imaging of paintings with a mobile EDXRF system. Anal Bioanal Chem 399(9):3109–3116

24. Schreiner M, Frühmann B, Jembrih-Simbürger D, Linke R (2004) X-rays in art and archaeology: an overview. Adv X-ray Anal 19(1):3–11

25. Corfield M (1982) Radiography of archaeological ironwork. In: Clarke RW, Blackshaw SM (eds) Conservation of iron. Trustees of the National Maritime Museum, London, pp 8–12

26. Rockley JC (1964) An introduction to industrial radiology. Butterworths, London

27. Scorsch D (1988) Technical examinations of ancient Egyptian theriomorphic hollow cast bronzes, some case studies conservation of ancient Egyptian mate-rials. United Kingdom Institute for Conservation, London

28. Sturges D, McQueeney K, Avril E, Bonadies S (1991) Digital radioscopic examination of ancient bronze castings. In: Thompson DO, Chimenti DE (eds) Quantitative nondestructive evaluation. Plenum Press, New York, pp 1775–1781

29. University of Southampton: HTTP. www.science-daily.com/releases/2012/07/120710093520. Accessed 10 Jul 2012

30. Jansen RJ, Poulus M, Kotttman J, De Groot T, Huisman DJ, Stoker J (2006) CT: a new non-destructive method for visualizing and characterizing ancient Roman glass fragments in situ in blocks of soil. Radiographics 26(6):1837–1844

31. Applbaum N, Applbaum YH (2005) The use of medical computed tomography (CT) imaging in the study of ceramic and clay archaeological artifacts from the ancient near east. In: Uda M, Demortier G, Nakai I (eds) X-rays for archaeology. Springer, New York, pp 231–245

32. Lin Y, Seales WB (2005) Opaque document imaging: building images of inaccessible texts. Proceedings of the Tenth IEEE International Conference on Computer Vision (ICCV'05), p 662–669

33. Lynnerup N (2007) Mummies. Yrbk Phys Anthropol 50:162–190

34. Katalin TB, Veronika S, Attila K, Aufderheide AC (2000) Progress in soft tissue paleopathology. J Am Med Assoc 284(20):2571–2573

35. Piombino-Mascali D, Jankauskas R, Zink AR, Todesco MS, Aufderheide AC, Panzer S (2015) Paleoradiology of the Savoca Mummies, Sicily, Italy (18th–19th centuries AD). Anat Rec 298:988–1000. https://doi.org/10.1002/ar.23132

36. Carneiro C, Curate F, Borralho P, Cunha E (2013) Radiographic fetal osteometry: approach on age estimation for the Portuguese population. Forensic Sci Int 231:397

37. Dedouit F, Savall F, Mokrane FZ, Rousseau H, Crubézy E, Rougé D, Telmon N (2014) Virtual anthropology and forensic identification using multidetector CT. Br J Radiol 87:20130468

38. Kranioti EF, Vorniotakis N, Galiatsou C, Işcan MY, Michalodimitrakis M (2009) Sex identification and software development using digital femoral head radiographs. Forensic Sci Int 1189(1–3):113.e1–113.e7

39. Capasso L, Licata M, Pinto A, Fernianos F, Azizi T, Manzoli L, Centrella D, D'anastasio R (2017) A giant urinary bladder stone in the mummy of Lebanese Maronite Patriarch Joseph Tyan (1760–1820) and its environmental and nutritional implications. Radiography 23(1):67–72

40. Licata M, Armocida G, Broggini M, Borgo M (2017) To investigate the degenerative alterations of the spine in paleopathology. Acta Reumatol Port 42(1):94–95

41. Tonina E, Licata M, Pangrazzi C, Maspero U, Romano L, Larentis O (2018) A case of Concha Bullosa and potentially related evidences. Concha bullosa discovered in the bones of a medieval skeleton from Brentonico, Northeast Italy: a case report. Med Histor 2(2):94–98

42. Smith E (1912) The royal mummies. Duckworth Egyptology, London

43. Derry DE (1933) An X-ray examination of the mummy of King Amenophis I. Trans ASAE 34:47–48

44. Chhem RK, Schmit P, Fauré C (2004) Did Ramesses II really have ankylosing spondylitis? A reappraisal. Can Assoc Radiol J 55(4):211–217

45. Notman DNH (1986) Ancient scannings: computed tomography of Egyptian mummies. In: David AR (ed) Science in Egyptology. Manchester University Press, Manchester, pp 251–320

46. Ciranni R, Garbini F, Neri E, Melai L, Giusti L, Fornaciari G (2002) "The Braid s Lady" of Arezzo: a case of rheumatoid arthritis in a 16th century mummy. Clin Exp Rheumatol 20:745–752

47. Jackowski C, Bolliger S, Thali MJ (2008) Common and unexpected findings in mummies from ancient Egypt and South America as revealed by CT. Radiographics 28(5):1477–1492. https://doi.org/10.1148/rg.285075112

48. Murphy WA, zur Nedden D, Gostner P, Knapp R, Recheis W, Seidler H (2003) The iceman: discovery and imaging. Radiology 226(3):614–629

49. Petrella E, Piciucchi S, Feletti F, Barone D, Piraccini A, Minghetti C, Gruppioni G, Poletti V, Bertocco M, Traversari M (2016) CT scan of thirteen natural mummies dating back to the XVI–XVIII centuries: an emerging tool to investigate living conditions and diseases in history. PLoS One 11(6):e0154349

50. Weidenreich F (1935) The Sinanthropus population of Choukoutien (locality 1) with a preliminary report on new discoveries. Bull Geol Soc China 14:427–461

51. Singer R, Archangelsky SA (1958) A pietrified basidiomycete from Patagonia. Am J Bot 45:194–195

52. Lumley-Woodyear MA (1973) Anténéandertaliens et néandertaliens du Bassin méditerraneéen occidental européen: Cova Negra, Le Lazaret, Bañolas, Grotte du Prince, Carigüela, Hortus, Agut, Macassargues, LA Masque, Rigabe, La Crouzade, Les Peyrards, Bau de l'Aubesier. Université de Provence, Marseille

53. Conroy GC, Vannier MW (1984) Noninvasive three-dimensional computer imaging of matrix-filled fossil skulls by high-resolution computed tomography. Science 226:456–458

54. Zollikofer CP, Ponce de León MS, Lieberman DE, Guy F, Pilbeam D, Likius A, Mackaye HT, Vignaud P, Brunet M (2005) Virtual cranial reconstruction of Sahelanthropus tchadensis. Nature 434(7):755–759

55. Zollikofer CP, Ponce de Leon MS (2005) Virtual reconstruction: a primer in computer-assisted paleontology and biomedicine. John Wiley & Sons, New York

56. Jatmiko A, Falk D, Hildebolt C, Smith K, Morwood MJ, Sutikna T, Brown P, Jatmiko A, Saptomo EW, Brunsden B, Prior F (2005) The brain of LB1, Homo floresiensis. Science 308(5719):242–245

57. Rühli FJ, von Waldburg H, Nielles-Vallespin S, Böni T, Speier P (2007) Clinical magnetic resonance imaging of ancient dry human mummies without rehydration. JAMA 298(22):2618–2620

第7章

对法医学问题诊断成像的解读

费代里卡·韦尔努乔（Federica Vernuccio）

朱塞佩·洛雷（Giuseppe Lo Re）

斯特凡尼娅·泽尔博（Stefania Zerbo）

费代里科·米迪里（Federico Midiri）

达里奥·皮科内（Dario Picone）

塞尔焦·萨莱诺（Sergio Salerno）

埃尔薇拉·文图拉（Elvira Ventura）

安东尼娜·阿尔戈（Antonina Argo）

7.1 引 言

　　法医放射学是法医学中一个相对新兴的部分,其特点是在刑事调查中应用放射学方法,包括法医放射学家在民事或刑事事项中的放射学报告,以提供司法技术建议。

　　在过去的 20 年中(译者注:1997—2016),人们对法医学主题的文献越来越感兴趣[1,2]:过去 5 年的出版物与前 5 年相比翻了一番(图 7.1)。在与法医学有关的不同主题中,法医放射学主题的增长最为显著(图 7.2)。

　　可以根据具体情况使用不同的影像学方法,即 X 射线、CT、MRI 和 US。

　　随着 CT 扫描仪和 MRI 扫描仪被集成到法医设施中,法医成像调查的利弊仍在探索

F. Vernuccio (✉)
Dipartimento di Biomedicina, Neuroscienze e Diagnostica avanzata, University of Palermo, Palermo, Italy
Department of Sciences for the Promotion of Health and Maternal and Child Care "G. D'Alessandro", University of Palermo, Palermo, Italy

G. Lo Re · F. Midiri · D. Picone
Dipartimento di Biomedicina, Neuroscienze e Diagnostica avanzata, University of Palermo, Palermo, Italy

S. Zerbo · E. Ventura · A. Argo
Department of Sciences for the Promotion of Health and Maternal and Child Care "G. D'Alessandro", University of Palermo, Palermo, Italy
e-mail: stefania.zerbo@unipa.it; Elvira.ventura@unipa.it; antonina.argo@unipa.it

S. Salerno
University of Palermo, Palermo, Italy
e-mail: sergio.salerno@unipa.it

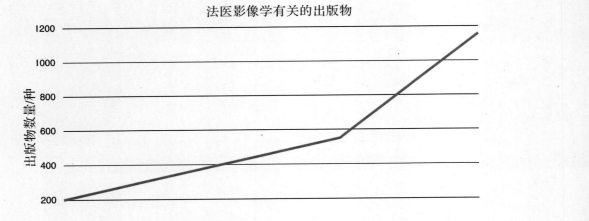

图 7.1　过去 20 年(1997—2016)法医主题出版物的趋势(年份范围限制为 5 年)

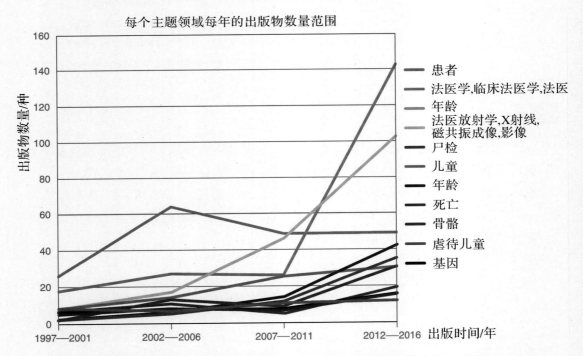

图 7.2　过去 20 年(1997—2016)有关法医学特定主题的出版物的趋势(年份范围限制为 5 年)

之中,因为它们在法医学方面具有巨大的潜在贡献。

　　法医放射学的应用领域主要分为 2 种类型:一是活人研究,以显示骨龄,寻找异物,评估枪伤和法医创伤学诊断检查,包括道路事故和暴力或虐待行为;二是调查尸体,包括识别年龄、性别、种族和评估死亡原因、死亡方法和死亡方式。

　　迄今为止,横断面诊断成像技术在法医学中的应用越来越多,已成为灾难和大规模伤亡情况下的一种新方法[3-5]。CT 在许多大规模伤亡行动中的使用证明了该技术的实用性,不仅可用于识别人的尸体、衣服和个人物品,在不受干扰的状态下保存证据,还可以用于法医对遗体进行评估之前的"安全筛查",以防对处理遗体的工人造成危险[3-5]。

从旧到新的成像诊断技术的价值取决于及时有效地传达结果。样本影像的解读给法医放射学家带来了一些特殊的挑战,这些挑战对于临床放射学家来说并不典型。因此,对于法医学问题,应建议法医放射科医生作为替补专家,跨学科技能和知识将提高检查工作的经济性和有效性,扩大科学视野,避免重新发明已经过充分验证的工具。

法医放射科医生的核心职能是提供最适合法律事务范围的成像报告。因此,了解每次成像采集所涉及的法律事务、其他法医科学家所需的信息,以及与其他法医测试相比,成像技术可以提供哪些附加值,这在法医学研究中,对于提供一份具有重要价值的报告来说是必不可少的。

根据这些先决条件,法医放射科医生需要收集适当的客观基础成像,如此便能显示和确定所需的发现,将记录我们最终会报告的内容,并使用 MPR 以更好地阐明发现。然而,法医放射科医生不仅要收集数据,还要提供合格的专家意见,作为对发现的主观解释,其评估始终基于现有的最新文献以及所要评估的影像背后的法律知识。最后,法律相关事件的法医放射学重建必须附有精准的几何排序和放射学报告中的书面表达,这对于将参与判断法律问题的非专业人士来说是可以理解的,这一点至关重要。为了获得这种方法的准确性,许多美国、欧洲国家包括意大利放射学会越来越多地发布影像采集和报告指南,目的是让放射科医生使用相同的语言,为临床医生提供他们需要的所有信息,同时帮助放射科医生在报告不同的放射学检查时有可遵循的国家或国际指南。然而,放射学仍有一些不断发展的领域,如尸检成像,但目前尚无相关指南。由于在尸检成像方面的经验,特别是与大规模灾难相关的成像,我们的放射科医生和验尸官组成的团队为大规模灾难的尸检成像创建了一个放射学模板。鉴于法医放射学的新老问题,跨学科和多学科方法是实现伸张正义的必要条件。

7.2 基于法律问题的放射学采集、解读和报告:从常规放射学到横断面成像

在处理民事或刑事案件中的法医放射学成像文件和报告时,必须知道哪种影像技术和方法是最合适的,以尽可能多地提供法医放射学相关的技术建议所期望提供的信息。

自 1895 年威廉·伦琴发现 X 射线以来,常规放射学已被广泛应用于法医领域。1896年,安格雷尔(Angerer)在德国提出使用腕骨发育评估来测量骨龄。莱文森(Levinsohn)发现 X 射线可以提供更准确的骨骼测量方法,该方法由贝蒂荣(Bertillon)于 1883 年开发,其中包括人体测量评估的措施。拍摄手部和左手腕的 X 线平片影像的前后视图可用于评估年龄,最常用的评估方法是使用骨龄预测法(Tanner Whitehouse,TW)[6,7]或骨龄图谱法(Greulich Pyle,GP)[8]。

关于创伤、暴力和虐待[9-11],急诊科的常规 X 射线摄影术在评估骨骼创伤发现中发

挥了一级方法的作用,因为它可以诊断骨折的存在和类型,评估治疗前后骨端的脱位和(或)成角,识别任何脱位或半脱位,识别骨折引起的一些并发症,并确定骨折是否发生在结构异常的骨骼上(病理性骨折)。

头部、颈部和面部是最常受伤的身体部位,因为这些部位更容易受到伤害。鼻子是最常见的受伤部位,可能是由于它最突出;左脸受伤常见,也许是因为90%的人是右撇子。在家庭暴力案件中,另一个可能受伤部位是下颌,尤其是下颌角和下颌髁突。家庭暴力的另一种类型是勒死。胸部X线平片可以显示勒死的结果,存在肺水肿、吸入性肺炎和成人呼吸窘迫综合征,这些发现已经在文献中被报道为勒死的特征性病变。在喉部骨折的情况下,射线摄影能突出颈部软组织中存在的皮下气肿,有时与水肿或血肿引起的气管偏移有关。

另一可能需要放射科医生建议的法医学问题是搜寻人体中的异物,这种情况的可能性较多:如是不是自愿注射药物胚珠、枪伤中的子弹或意外留在患者体内的手术海绵等。在这些情况下,常规X线摄影可能会突出不透射线物体的存在,但CT能提供更好的清晰度。此外,成像可以将子弹路径显示为一团微小的金属碎片(从弹丸上脱落下来的),这种现象称为"雪花状铅屑"(图7.3)。

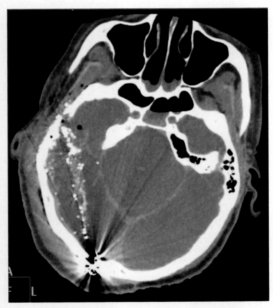

图7.3　CT影像显示,该男子45岁,在婚礼上遭受意外枪击,一颗子弹射入枕骨,沿着子弹的路径出现了碎片

诊断成像也用于大规模灾难——由灾难中涉及的伤亡人数和资源(人员和设备)的重要性定义[3-5]。"灾难"一词通常指各种突发事件(大型事故和自然灾害)。在这种情况下,放射科医生作用是不同的,从对遗体的个人身份识别,到对骨骼和内部器官损伤的识别,以及对参与工作的人员采取安全措施等不一而足。尽管在有条件和需要的情况下,CT和MRI的使用越来越多,但常规X射线摄影由于其可用性更强,不管是以前还是现在

都被广泛用于大规模灾难。

常规的放射线摄影提供的是一个3D物体的二维(two-dimensional,2D)视图:当法医科学家仅仅是为了评估颅骨缝隙以估计年龄而处理婴儿的颅骨时,或者当受伤骨骼的不连续排列使骨折的识别变得困难,从而限制了法医放射学相关的技术建议的最终作用时,这一基本知识尤其要牢记。此外,如果发生重大创伤性损伤或体内有异物,应考虑是否存在内脏损伤。

在大规模灾难中,遗体识别是一个重要事项。该程序考虑了生前和死后诊断影像的比较,主要是放射线摄影,通过牙科和骨骼成像获得估计年龄,通过头盖测量和骨盆参数确定性别以及在CT上评估内部/外部器官(图7.4),最后是个人物品的检测(图7.5)。

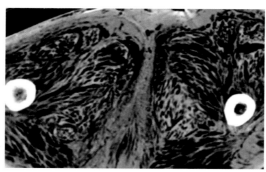

图7.4 轴位 **CT** 影像显示,一名男性遇难者在海难发生数月后从水中打捞出的残留海绵状尸体

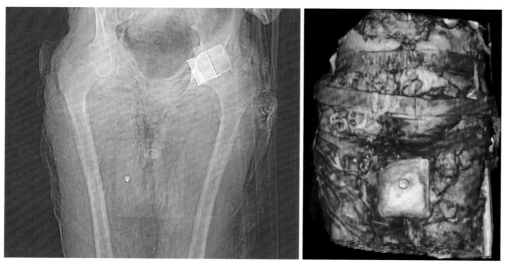

图7.5 影像显示了在海难几个月后从水中打捞出的男性受害者身上的钱包;左侧是常规 **X** 线平片,可以看到钱包位于股骨之间,但几乎无法检测到;右侧通过 **VR CT** 重建,不仅可以轻松检测到钱包,还可以检测受害者裤子上的"书写"部分残留的"50"字样

US,尤其是所谓的"快速超声",即创伤重点超声评估(focused assessment with sonography for trauma),有助于识别需要紧急手术的病变,而且不会产生非治疗性剖腹手术的风险。

然而,US 和常规 X 射线摄影无法充分显示内脏损伤,如脑出血以及一些胸腹部器官的损伤,而它们的识别可能有助于确定个体实体的损伤和死亡诊断。在这种情况下,特别适合通过 CT 进行横截面成像,在少数特定情况下使用 MRI。横断面成像的另一个不断发展的领域是所谓的"虚拟尸检"[12],在这一领域中,CT 和不太常见的 MRI 被用来研究尸体,作为常规尸检的补充。CT 对整个尸体进行毫米级和亚毫米级扫描重建,尤其是对特别感兴趣的区域,如复杂的骨折或牙齿,可以从检查的原始数据开始,再以亚毫米的厚度重建。工作站可以获得矢状面、冠状面、斜面影像并进行 3D 重建,然后可以发送到图像存储和通信系统(picture archiving and communication system,PACS)部门。

7.3　放射学中的不当行为:一个日益严重的法医学问题

本章无法回避的最后一个考虑因素是诊断成像中遇到的法律问题,特别是众所周知的医疗事故[13,14]。

随着消费者权益被视为优先事项,我们的社会实际也随之发生了变化。因此,当消费者提出任何要求时,其要求必须及时得到满足。当这种错误观念应用到医学中时,患者会认为医生应对医学实践中产生的每一个非典型或不良结果负责。

口头和书面媒体经常为追求耸人听闻的新闻利润,在对事实进行适当的技术和详细的调查之前,就对医生的医疗行为做出了预判[15]。这对医生和患者造成了精神和物质上的损失,增加了防御性和昂贵的医疗实践[16],对患者没有任何好处,还可能会对公共健康造成一些负面影响[17]。这在诊断成像中尤其如此:CT 和 MRI 的不恰当处方已被证实,并导致了不合理的电离辐射暴露,增加了医疗成本[18]。

此外,健康、正确的诊断和治疗,在解决任何的疾病时,其确定性无论在哪里都是花钱买不到的。认为金钱可以买到所有的东西,包括健康,这种想法是令人作呕的。因此,患者不是消费者,医生不是供应商,医院也不是超市。

另外,与《希波克拉底誓言》(*Hippocratic Oath*)中要求医生在维护自己的举止和特权的同时将患者的利益放在首位相反,"以患者为中心的医学"实际上是对医生的要求:医疗关注必须集中在患者的个人需求和关注上[19]。

因此,在过去 20 年里(译者注:1997—2016),很多放射学会相继发布了越来越多的国家或国际指南。诊断成像中医疗实践的任何步骤都有一个指南:处方的适当性标准、获得检查的明确方案、电离辐射暴露和通信规则、涉及电离辐射的诊断程序的知情同意规则、充分报告的放射学模板,以及规定和明确的基于成像的随访。已经制定了指南来总结文献,尽可能多地应用循证医学,并使所有医生都说一种共同的语言[20]。

世界范围内的法律改革已在进行,以减少所谓的防御性医学实践[21]。

在意大利,根据刑事高等法院(Penal High Court)第 40708/2015 号判决,只有在存在符合医疗实践的指南的情况下,才有可能将其作为判断医疗责任的参数。第 8/2017 号法律刚刚在意大利生效,该法律强调了指南和良好的临床实践在医疗专业责任判断方面的重要性[22]。

指南不作为强制性方案来应用,是一种对医生和患者同样有益的建议。这不是一条定律,但必须考虑到每个患者都是不同和独特的。

然而,我们同意一些学者的批评,他们强调"为了确保指南为患者服务,我们必须询问指南基于什么样的证据,以及它们是否对患者个人有益"[23]。

所有经历过日常实践的医生都有一个常识,即临床实践指南不能被视为客观的行为守则。根据意大利高等刑事法院的说法,如果临床环境与指南存在偏差,医生对指南的尊重不排除被视为"有罪"。临床实践中的法医责任是一个如此复杂的问题,对该主题的研究超出了本章的范围。

关于导致医疗事故诉讼的放射学索赔,最常见的原因是"诊断失败"[24,25]。大约4%的放射学报告含有错误,但大多数都是轻微程度的错误,或不会对患者造成伤害[26]。最初的医疗事故诉讼中最常见的一般错误——与乳腺癌和所有非椎骨损伤有关的诊断失败[24]。

存在错误是确定过失的必要条件,但不是唯一必要条件[27]。首先,主要关注的是错误是否与患者的治疗和预后有关。其次是放射科医生是否真的疏忽,也就是说,根据威斯康星州(Wisconsin)上诉法院的说法,在相同或相似情况下,放射科医生是否使用了一个合格医生或普通医生会使用的技能和护理程度[28]。多年来,放射科医生、患者、律师、法官、陪审员和公众一直困惑于一个是否可以将漏诊定义为医疗事故的问题,在可预见的未来,这个问题不太可能轻易得到唯一的解决方案[27]。

参考文献

1. Baglivo M, Winklhofer S, Hatch GM, Ampanozi G, Thali MJ, Ruder TD (2013) The rise of forensic and post-mortem radiology—analysis of the literature between the year 2000 and 2011. J Forensic Radiol Imaging 1:3–9

2. De Bakker HM, Soerdjbalie-Maikoe V, Kubat B, Maes A, de Bakker BS (2016) Forensic imaging in legal medicine in the Netherlands: retrospective analysis of over 1700 cases in 15 years' experience. J Forensic Radiol Imaging 6:1–7

3. Young VS, Eggesbø HB, Gaarder C, Næss PA, Enden T (2017) Radiology response in the emergency department during a mass casualty incident: a retrospective study of the two terrorist attacks on 22 July 2011 in Norway. Eur Radiol 27:2828–2834

4. Bolster F, Linnau K, Mitchell S, Roberge E, Nguyen Q, Robinson J, Lehnert B, Gross J (2017) Emergency radiology and mass casualty incidents-report of a mass casualty incident at a level 1 trauma center. Emerg Radiol 24:47–53

5. Brunner J, Rocha TC, Chudgar AA, Goralnick E, Havens JM, Raja AS, Sodickson A (2014) The Boston Marathon bombing: after-action review of the Brigham and Women's Hospital emergency radiology response. Radiology 273:78–87

6. Tanner JM, Healy M, Goldstein H et al (2001) Assessment of skeletal maturity and prediction of adult height (TW3 method), 3rd edn. WB Saunders, Harcourt Publishers Ltd, London

7. Tanner JM, Whitehouse RH, Cameron N et al (1983) Assessment of skeletal maturity and prediction of adult height (TW2 method), 2nd edn. Academic Press, London

8. Greulich WW, Pyle SI (1959) Radiographic atlas of skeletal development of the hand and wrist, 2nd edn. Stanford University Press, Stanford, CA

9. Bhole S, Bhole A, Harmath C (2014) The black and white truth about domestic violence. Emerg Radiol 21:407–412

10. Giurani F, Hasan M (2000) Abuse in elderly people: the granny battering revisited. Arch Gerontol Geriatr 31:215–220

11. Kemp AM, Butler A, Morris S, Mann M, Kemp KW, Rolfe K, Sibert JR, Maguire S (2006) Which radiological investigations should be performed to identify fractures in suspected child abuse? Clin Radiol 61:723–736

12. Thali MJ, Jackowski C, Oesterhelweg L, Ross SG, Dirnhofer R (2007) VIRTOPSY—the Swiss virtual autopsy approach. Legal Med 9:100–104

13. Jena AB, Seabury S, Lakdawalla D, Chandra A (2011) Malpractice risk according to physician specialty. N Engl J Med 365:629–636

14. Filograna L, Tartaglione T, Filograna E, Cittadini F, Oliva A, Pascali VL (2010) Computed tomography (CT) virtual autopsy and classical autopsy discrepancies: radiologist's error or a demonstration of post-mortem multi-detector computed tomography (MDCT) limitation? Forensic Sci Int 195:e13–e17

15. Prestes LCL Jr, Tourinho EK, Rangel M (2012) Medico-legal analysis of lawsuits in medical imaging. Radiol Bras 45:98–100

16. Chen J, Majercik S, Bledsoe J, Connor K, Morris B, Gardner S, Scully C, Wilson E, Dickerson J, White T, Dillon D (2015) The prevalence and impact of defensive medicine in the radiographic workup of the trauma patient: a pilot study. Am J Surg 210:462–467

17. Squillaci E, Bolacchi F, Scaggiante J, Ricci F, Pugliese L, Bergamini A, Garaci F, Floris R (2016) Inappropriateness of diagnostic imaging examinations in the inpatient setting: a case study research. Radiol Med 122:221–227

18. American College of Radiology/American Roentgen Ray Society (2010) Significant amount of inappropriate CT and MRI referrals from primary care physicians, study finds. ScienceDaily. www.sciencedaily.com/releases/2010/03/100301091308.htm

19. Bardes CL (2012) Defining "patient-centered medicine". N Engl J Med 366:782–783

20. Grilli R, Magrini N, Penna A, Mura G, Liberati A (2000) Quality of practice guidelines developed by specialty societies. The need for a critical appraisal. Lancet 355:103

21. Waxman DA, Greenberg MD, Ridgely MS, Kellermann AL, Heaton P (2014) The effect of malpractice reform on emergency department care. N Engl J Med 371:1518–1525

22. Ferrara SD, Baccino E, Bajanowski T et al (2013) Malpractice and medical liability. European guidelines on methods of ascertainment and criteria of evaluation. Int J Legal Med 127:545–557

23. Balducci L (2014) Practice guidelines that may kill. J Med Pers 12:96–98

24. Whang JS, Baker SR, Patel R, Luk L, Castro A (2013) The causes of medical malpractice suits against radiologists in the United States. Radiology 266(2):548–554

25. Baker SR, Shah S, Ghosh S, Castro A (2015) Radiology medical malpractice suits in gastrointestinal radiology: prevalence, causes, and outcomes. Emerg Radiol 22:141–145. https://doi.org/10.1007/s10140-014-1268-3

26. Borgstede JP, Lewis RS, Bhargavan M, Sunshine JH (2004) RADPEER quality assurance program: a multifacility study of interpretive disagreement rates. J Am Coll Radiol 1:59–65

27. Berlin L (2007) Radiologic errors and malpractice: a blurry distinction. AJR Am J Roentgenol 189(3):517–522

28. Department of Regulation and Licensing v. State of Wisconsin Medical Examining Board, 572 NW2d 508 (Wis App1997)

第8章

法医放射学与识别

达尼洛·德·安杰利斯（Danilo De Angelis）

卡尔梅洛·梅西纳（Carmelo Messina）

卢卡·斯科芬詹（Luca Sconfienza）

弗朗切斯科·萨尔达内利（Francesco Sardanelli）

克里斯蒂娜·卡塔内奥（Cristina Cattaneo）

达妮埃莱·吉贝利（Daniele Gibelli）

8.1　对死者的个人身份识别

当要求进行个人身份识别时,可以应用多个学科,如牙科学、遗传学和指纹鉴定。然而,当无法检索到指纹或基因图谱时,法医放射学技术是达成有效识别的最成功的方法之一。

法医放射学在尸体的识别方案中至关重要,因为放射学检查在人群中广泛应用,可作为生前材料,并且有可能对身体的同一解剖区域进行放射学分析。常规放射学在历史上是专家最早应用的放射学技术之一[1],但随着时间的推移,更先进的放射学技术,如CT,最近已投入使用[2]。

放射学影像代表此类识别的重要信息来源,因为不仅某些特征的存在与否,连同特征的形貌和形态比较,都可能会影响对个人身份的判断。本着法医遗传学中识别方法的相同精神,可以对某一特定特征在人群中的频率进行分析,以获得关于两个个体具有相同特征的经验性概率的数字指征。例如,在文献中,有几篇文章分析了特定牙科学特征在人群中的扩散或独特额窦的存在[3,4]。

除了这种仅仅表示两个人在额窦内有相同数量的隔膜板或同一牙齿中有填充物的概率,这种统计信息使得放射学影像之间的比较可以验证相同特征的真实形貌和形态一致性。

个人身份识别指根据可以在生前和死后数据中识别的个性化特征,将人体遗骸分配给特定的身份[5-7]。这些特征必须是永久性的,或是在时间推移里发生的最小的形态变

D. De Angelis (✉) · C. Messina · L. Sconfienza · F. Sardanelli · C. Cattaneo · D. Gibelli

Dipartimento di Scienze Biomediche per la Salute, Università Degli Studi di Milano, Milan, Italy

e-mail: danilo.deangelis@unimi.it; carmelo.messina@unimi.it; luca.sconfienza@unimi.it; francesco.sardanelli@unimi.it; cristina.cattaneo@unimi.it; daniele.gibelli@unimi.it

化。这种变化是指通过生前和死后的射线摄影比较个体形状和大小。从病因学角度来看,它们可能属于三个主要类别:

- 治疗特征:包括关节和牙齿假体、牙科治疗,以及通常插入软组织中的其他结构(人工晶状体和乳房假体)。

- 病理特征:包括骨痂、龋齿、骨瘤等。

- 解剖特征:由于临床医生在日常实践中通常不考虑这些特征,因此没有经验的法医从业人员可能无法检测到这些特征。它们包括不同的骨骼和牙齿结构的自然形状和形态及其解剖变异。

8.1.1 法医牙科学中的放射学

牙科学识别是最常用、最可靠的识别方法之一,被所有科学界广泛接受。射线摄影在牙科学识别中的使用非常普遍,因为在大多数情况下,最终的判断取决于失踪人员在牙科诊所做的放射影像与对无名尸体拍摄的射线摄影之间进行的比较。

在牙科学识别中,除了可以量化其他人在特定人群中具有相同牙齿特征分布的概率[8],法医牙科医生还可以利用生前射线摄影来检测无名尸体上需要寻找的独有特征。如前所述,形态上的独有性可以在解剖、病理和治疗特征中找到。因此,法医操作人员应具备深厚的牙科知识,以正确地将注意力集中在最重要的特征上,并准备在官方报告或法庭上解释选择他/她的原因。

经典生前射线摄影的牙科材料包括"口内"检查(根尖周、咬合、咬合射线照片)和"口外"检查,如全口牙位曲面体层片(orthopantomograms, OPG)(图 8.1)。如今,由于 CT 和锥束计算机断层扫描(cone-beam computed tomography)等较先进的口外技术在牙科中的应用,因而经常在这种材料上寻找生前特征(图 8.1)。此外,来自 CT 的数据甚至能够让法医操作人员检测到最小的异常存在,并可比较体积和 3D 表面。为了更好地比较生前和死后的形状,所采用的死后射线摄影技术应考虑到生前影像的投影:在制作失踪人员的死后牙科射线摄影时,最佳的解决方案是使用与其生前射线摄影相同的制作技术和工艺。不幸的是,这并不总是可行的,如在尸体上进行全口牙位曲面体层片并不常见且困难,但根尖周的死后射线摄影可以轻松模拟正确的投影,并可用于生成可比较的影像(图 8.2)。

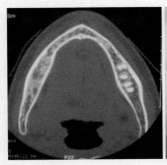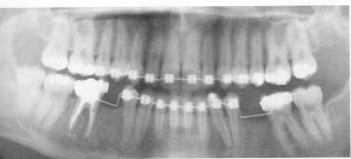

图 8.1　CT 和 OPG 作为失踪对象的生前材料

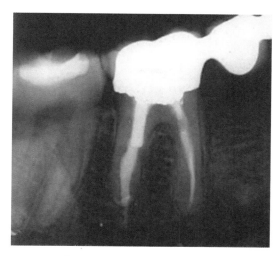

图 8.2 死后根尖周射线摄影

与图 8.1 中的生前影像进行比较,即使使用了两种不同的技术(OPG 和根尖周射线摄影),死后的 X 线平片显示的第一颗右下磨牙的投影与生前的相同。

牙齿识别数据也可能来自非牙科目的而拍摄的射线照片。例如,受试者头部的正面或侧面视图可能显示一些潜在的有用的牙齿特征(图 8.3)。

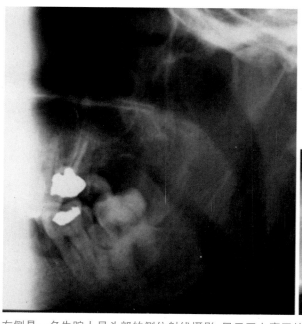
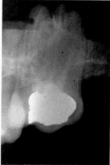

图 8.3 左侧是一名失踪人员头部的侧位射线摄影,显示了上磨牙的一个有趣且奇特的治疗特征;
右侧从正对着的方向进行拍摄,以对死后根尖周的射线摄影进行有效识别

特别是在发生大规模灾难的情况下,便携式 X 光机和数字口内传感器的可用性可提高牙齿识别的效率。无论如何,自我开发的口内影像,可谓是数字传感器用户的友好型替代品。我们展示了一些用射线摄影进行牙齿识别的例子,其中考虑了解剖、病理和治疗特征。

例如,全口牙位曲面体层片和根尖周的射线摄影清楚地显示了一颗受周围矿化结构影响的智齿及其之间的特殊关系(图8.4),或第二下前磨牙根尖1/3的独特形态和磨牙髓腔的形状(图8.5)。

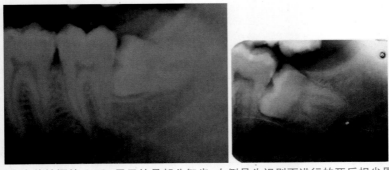

图8.4　左侧为生前拍摄的 OPG,显示的是部分智齿;右侧是为识别而进行的死后根尖周的射线摄影

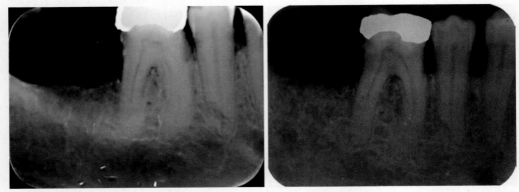

图8.5　左侧为失踪人员的根尖周射线摄影;右侧是一具不明尸体的根尖周射线摄影,显示了
磨牙髓腔和第二颗前磨牙尖具有相同的形态特征

龋齿和牙周病形成独特的形状,使用 X 射线可轻松检测到。如果生前和死后影像之间的时间间隔很短,那么从识别的角度来看,这些特征非常有用(图8.6)。

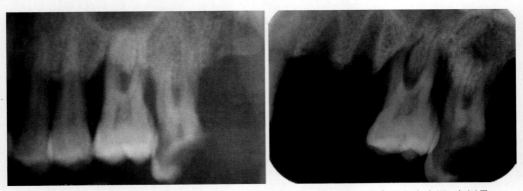

图8.6　左侧是一名失踪人员的生前射线摄影,骨吸收严重,第二颗磨牙上有空洞;右侧是
一具不明尸体的死后影像,显示有同样的骨吸收模式和空洞形态
由于生前和死后材料之间的时间间隔很短,这些病理特征可用于案件识别。

根管治疗、根管桩、牙冠、牙桥和填充物都是手工制作的,其形态在定义上是独一无二的。所有这些特征都可以通过放射学很好地检测到,并用于牙科学识别(图8.7)。

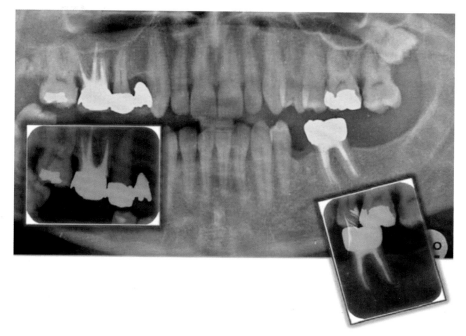

图8.7 生前 OPG 显示根管治疗、根管桩、牙冠、牙桥和填充物

叠加的死后根尖周射线摄影显示了所有用于牙科治疗的手工制品的对应形态。

8.1.2 骨架的识别

除了牙齿之外,身体骨架的所有部位都可以用于识别。在法医放射学中,已经通过不同的成像程序对几个身体部位进行了识别研究。

8.1.2.1 头部

在头部,有多种结构都可用于识别,尤其额窦是最标准化的,是已被广泛分析的,包括形状和大小的可变性以及额窦轮廓的个体性。事实上,即使是同卵双胞胎也有不同的额窦[9]。不同的学者都在专注于将先进技术应用于额窦研究,旨在达成一种客观和定量的分析方法,可以取代简单的视觉比较,取得令人鼓舞的结果[10]。

还有几位学者试图通过不同的方法来评估额窦的解剖独特性。吉野(Yoshino)等人提供了一个例子,他们在1987年提出了根据额窦的大小、形状、不对称性、上缘轮廓、副隔板存在与否,以及可能存在的眶上细胞和眶区浸润等因素对额窦进行分类。可能的组合总数超过2万种[4]。

在正确匹配属于同一个人的额窦放射影像时,计算了几个操作人员之间的观察误差:这种类型的一些实验显示重复性百分比接近100%[11,12]。

在额窦比较的情况下,常规射线摄影是最常观察到的生前材料之一。因此,专门针对这种类型的比较开发了几种识别方法(图 8.8 和图 8.9)。

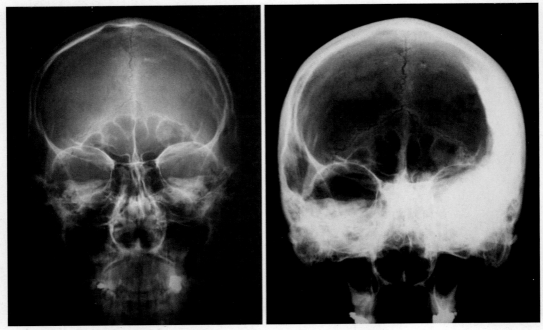

图 8.8　来自生前材料(左侧)和死后材料(右侧)的额窦比较

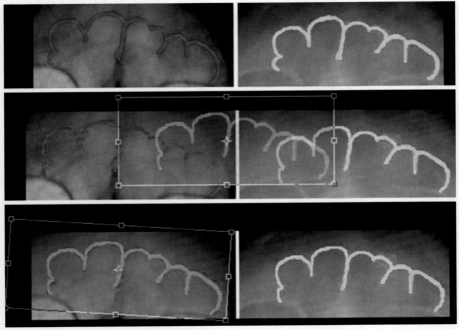

左侧为生前材料,右侧为死后材料。

图 8.9　通过额窦进行个人身份识别

在使用 X 射线检查时,最重要的误差来源与 X 射线摄影的质量有关:布罗格登(Brogdon)认为尸体在死后 X 射线中的位置也是一个相关的误差来源[13]。

最近的临床方法涉及 CT 的使用,随着越来越多的人将其作为诊断工具来使用,预计它在法医场景中将变得越来越重要。它作为主要方法,将利于改进现有的基于常规射线摄影的识别方法。例如,塔特利苏马克(Tatlisumak)和同事[14]为额窦定义了一种简单而有用的方法,即利用 CT 进行识别。他们研究了形态学和计量学特征,得出的结论是,在研究人群中,形态学描述(有无鼻窦、有无鼻窦中隔或有鼻窦中隔但是否完整等)存在显著差异。关于定量测量,他们发现只有在该系列中鼻窦的前后长度是显著的。将这种测量方法添加到形态学方法中,成功率明显提高。塔特利苏马克及其同事强调,需要一种通用的方法来比较额窦,正如指纹分析所观察到的那样[14]。

然而,CT 提供的最重要的进步是解剖结构的体分割和 3D 体积的重建。贝尼(Beaini)等人在 2015 年进行了一项试点研究,他们从 20 个锥束计算机断层扫描中分割额窦的体积,并根据两个表面之间的平均点对点距离,验证了属于同一个人的 3D 模型的正确匹配的可重复性。两名操作人员都能正确识别额窦属于同一个人,重复性为 100%[15]。

然而,其他鼻旁窦(paranasal sinuses)也可以用于个人身份识别,因为它们随机发育,具有高度可变性。对上颌窦和蝶窦的评估也可能有效,尽管其使用不如额窦那样标准化。

8.1.2.2 躯干

一个经常被用于个人身份识别分析的是胸部,这在一些法医案件中经证明是非常有用的。因为胸部提供了大量的特征,且胸部 X 射线提供的生前材料的可用性很高[16]。

例如,库恩(Kuehn)等人测量了视觉比较的可靠性,指出了识别过程中的有用特征,并评估了可能的错误来源[17]。根据检查人员的说法,最有用的元素来自脊椎、肋骨和锁骨的解剖特征(图 8.10 和图 8.11)。

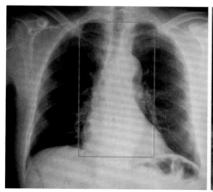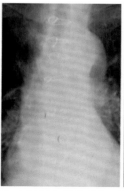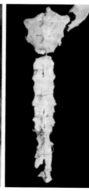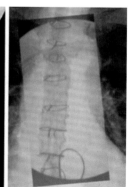

左侧是生前材料的细节;中间是胸骨的骨架;右侧是胸骨的死后 X 线平片和生前材料的叠加影像。

图 8.10 通过以前的胸廓切开术的金属缝线进行个人身份识别

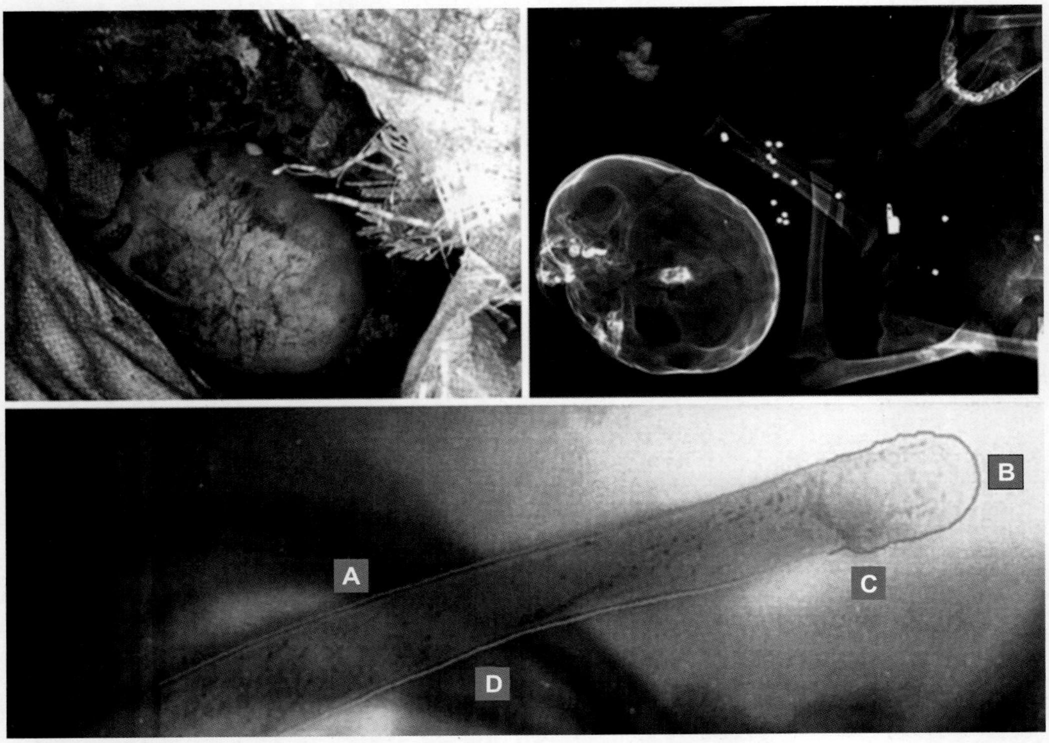

字母表示个性化的解剖特征。

图 8.11　通过锁骨 X 射线叠加进行个人身份识别

巴伦苏埃拉(Valenzuela)报道了一例通过比较整个腰椎的 X 线平片进行的识别,揭示了骨刺、横突和棘突以及椎骨体的骨小梁排列等的独特形状[18]。

一个有前途的研究领域涉及验证研究,其中误差的量化是通过操作员在分配生前与死后的射线摄影时做出的不匹配率来实现的。斯蒂芬(Stephan)等人提供了一个最近的例子,他们验证了胸部 X 线平片的比较[19],尽管类似的实验也被应用于其他骨骼区域[20,21]。在所有这些情况下,操作者通过观察骨骼轮廓提供人工识别,并通过正确匹配的百分比来进行量化。

8.1.2.3 四肢

单个骨的识别基于对单一形态特征的观察,要记住个体性随着病理、变形和治疗特征的数量而增加。至于上面提到的其他部位,骨骼形态分析法可能会利于个人身份的识别。迪恩(Dean)等人举了一个例子,他们用脚踝的术前和术后的射线摄影模拟了虚构的生前和死后材料并进行比较[22]。2005 年,库特及其同事发表了一篇关于手部射线摄影视觉比较的文章,报道称经验最低的观察者的技术水平低于经验丰富的观察者。该方法的准确性完全基于专家经验,但该研究提出可以对其技能进行数值计算。

最近的应用领域之一是通过形态学评估(如傅立叶分析)对形状和骨骼轮廓进行量

化:锁骨就是一个例子[23]。随着时间的推移,形状评估的工程模型在法医人类学中越来越受欢迎,并且似乎有望实现骨骼识别的最终量化。

关于骨小梁排列,文献中发现了定量和定性的方法[20]。卡哈纳(Kahana)及其同事提出了一种基于软件的量化方法,该软件可以通过创建密度图,以数值方式对骨小梁的光密度进行描述(卡哈纳等人,1994)。

假肢也可被用于个人身份识别,因为它们可以进行形态比较,金属部件上常常标有代码,这可能有助于重建疑似身份(图8.12至图8.14)。

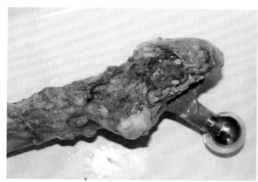
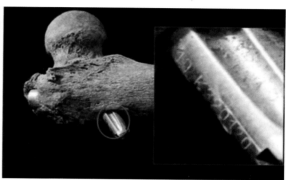

图 8.12　左侧为股骨假体示例;右侧为金属装置的代码细节

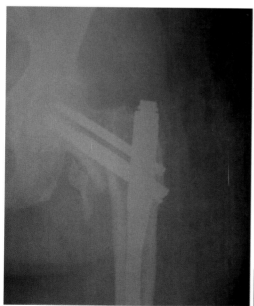
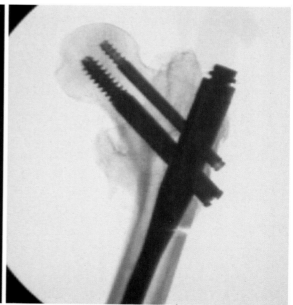

左侧为生前材料,右侧为死后材料。

图 8.13　通过金属设备进行的个人身份识别

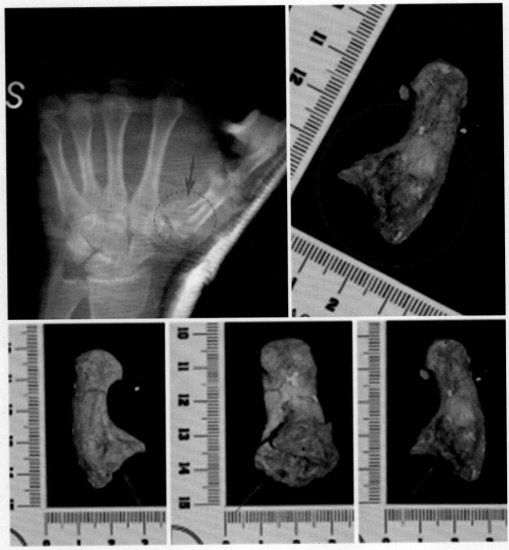

左侧是生前的 X 线平片,显示了左手第一跖骨骨折;右侧是一个左手骨架的第一个掌骨的
死后影像,显示了相似的细节。

图 8.14 即使是陈旧性骨折和骨痂形成的针状物细节也可用于个人身份识别

8.1.2.4 量化问题

虽然个人身份识别被广泛应用于法医案件,但法医专家尚未制定出一种通用的方法
来表达结果。例如,菲施曼(Fischman)指出,1—4 个没有差异的一致特征通常就可以说
明一个身份[6]。另外,布罗格登认为不应追求最小数量,因为一系列共同的和非特定的特
征有时足以表明身份。最后,库恩及其同事[17]声称,至少需要两个不同的身体部位有几
个一致的特征。一般来说,在处理骨假体、骨痂、骨关节炎和其他特殊的特征时,识别过程
非常简单直接。事实上,曼恩(Mann)和布罗格登指出,当一个特征是唯一且无误时就已

经足够了[24],但当缺少特定特征时,身份的验证就相对较困难。此外,对骨骼形态特征的频率进行的一项研究表明,一些以前认为足够独有的特征可能相当普通,如骨折、病理状况及手术硬件[25]。

一些专家声称,不要求对个人身份识别有用的特征进行量化和标准化,专家的"定性"意见是有效且充分的[26]。

事实上,人类学和病理学自然地处理来自遗传学和环境的形态学和解剖学特征,这是一种独特的标记样本,可用于将个体与其他个体区分开来。虽然放射学方法可以被认为是提供鉴定的最自然和最直接的方法,但在法医实践中,它们受到量化的限制,因有关形状和位置的数据很难用数字描述,故不能提供正确(或不正确的鉴定)的百分比。另外,遗传学方法可以根据等位基因频率给出一个概率,这是形态学方法与 DNA 相比最主要的弱点。尽管如此,即使是国际刑警组织也越来越承认这种方法是有效的识别手段(http://www. interpol. int/INTERPOL - expertise/Forensics/DVI - Pages/DVI - guide)。

因此,法医人类学的研究试图为人类学比较的量化提供替代品。举个验证研究的例子,通过评估操作人员在审查生前和死后材料时的分歧来达成量化;但这并不能正确表达该方法的实际误差。另外,如前几段所述,目前文献多在评估性状频率和形态匹配强度的量化,并取得了一些成功[27]。

在这一点上,有一个讨论点可能涉及个人身份识别中量化的真正需求,我们都知道,多伯特(Daubert)指南要求方法的应用必须与错误相联系;另一方面,锦湖(Kumho)已经克服了这一限制,认识到存在无法进行量化的领域[28]。然而,这一辩论仍未结束。

总之,X 射线技术为法医学做出了巨大的贡献;事实上,X 射线的第一个历史性应用就是用于法医目的[13]。X 射线检查在法医实践中的重要性也通过 CT 和最近的 MRI 在虚拟解剖领域的不断发展得到了证明[29]。放射学在个人身份识别中的应用有以下优点:首先,X 射线检查是临床实践中最常见的诊断测试,因此在身份不明时,通常是最常见的生前信息来源之一。其次,可以对身份不明的尸体进行具有相同特征的生前 X 射线检查,这意味着生前和死后数据之间的比较更加可靠。

8.2 生者的识别:年龄评估

放射学在识别中的另一个主要应用是对生者年龄的评估。

此类请求通常涉及对未满18岁的人(或未满代表成年的年龄,这一年龄可能因国家而异)的核实,主要原因有两个:一是评估可归咎性(换句话说,犯罪人的年龄是否足以接受审判和判决);二是检查无人陪伴的未成年人的年龄,以核实他们是否确实是未成年人,在这种情况下,市政当局将对他们负责直至成年(这至少在欧洲是个大方向)。有时,由于不确定性或缺乏出生证明,需要对领养儿童的年龄重新定义时,可以要求进行此类评估,在这种情况下,可能涉及所有年龄段。

在特殊情况下,可以要求评估成年人的年龄,主要是为了养老金或其他民事目的[30]。此外,对于患有失忆症的成年人,也可以执行相同的程序以进行个人身份识别[31]。这通常是最关键的应用领域,因为很少有基于科学的成年人年龄评估方法。在涉及成年人的年龄评估的情况中,开发新的年龄评估技术是至关重要的。

在所有这些情况下,尤其是在核实寻求庇护者的可归咎性或年龄时,考虑到错误地将未成年人诊断为成年人或反之亦然所产生的明显后果,采用精确和准确的方法的重要性就不言而喻。由于所有这些,该方法必须是整体的,换句话说,包括全面的医学评估、全面的放射学评估、对相关血统的校定方法,以及误差范围内的结果表达。年龄评估可能受到许多变量的影响,包括病理学、营养学,尤其是血统。通过在最重要的科学法医期刊中开发人口数据的特定部分,强调了这种情况下种群变异性的重要性,目的是收集有关不同种族群体年龄评估方法效率的信息。如今,每一种方法都需要在不同的人群中进行测试,以验证可能的变化并提供校正系数。评估年龄和实际年龄可能因血统而异。因此,每个评估年龄的过程都必须包括对健康状况的完全评估,因为一些疾病可能会减缓或加速发育。在最后一种情况下,特别的结果必须基于与现有人口数据的比较,这些数据应在专业知识范围内进行充分讨论。

有处理年龄评估程序的指南和科学协会,其目的是为了支持统一的干预和报告方式。在欧洲,最重要的协会是欧洲法医人类学学会(Forensic Anthropology Society of Europe,FASE),该协会是国际法医学学会(International Academy of Legal Medicine,IALM)的一个专业部门,还有一个是德国法医年龄诊断工作组(Arbeitsgemeinschaft fur Forensische Altersdisagnostik,AGFAD)。后者每年都会组织一次能力测试。

这些协会发布了指南,这些指南可叠加用于年龄评估程序的操作方式[32,33]。在所有情况下,都需要进行三次基本操作才能进行可靠的年龄评估:

- 临床检查,由评估性特征成熟度完成。
- 左手和手腕 X 线平片(若对象是左撇子,则为右手和手腕)和全景牙科 X 线平片。
- 锁骨胸骨端的放射学检查(仅当怀疑持续存在时[34])。

因此,所有仅根据性特征或单一类型的 X 射线检查进行判断的案例都必须被视为部分的和不完整的。

我们必须始终牢记,年龄评估在所有情况下都是一种医疗程序,而不是法医行为,因此它需要收集完整的临床病史和进行正确的临床检查。应记录以下信息:

—熟悉的病史(父母、亲属的信息,可能熟悉的病证等信息)。

—病理病史(婴儿期遭受的病理,以前的疾病集中在感染和营养不良,手术,事故,骨折,牙科护理)。

—病理信息（当前疾病、当前健康状况）。

—生理数据（营养，营养类型，药物和可能的滥用等）。

应初步了解临床病史，因为它可以正确解释 X 射线检查所强调的骨骼和牙齿发育的可能变化。营养不良或长期感染（寄生虫病）的信息，可能会引起对可能的生长延迟的怀疑。此外，一些疾病，如激素相关疾病，可能会加速生长过程。

在所有情况下，这些可能变量的登记不足以对年龄评估进行校正。例如，如果一个儿童长期营养不良，骨骼很可能会发育迟缓，这可能会导致年龄被低估，但无法验证其实际情况。然而，同样的数据可以解释 X 射线检查中可能出现的畸变[35]。

在编写年龄评估程序报告时，应考虑以下几点。

第一，讨论必须集中在不同年龄评估方法提供的结果上，然后选择更可靠地适用于目前情况的方法，如获得科学界的广泛认可或更严格地遵守该学科所属的血统群体。事实上，专家证人应该提供一个单一的结果，通过讨论从不同的年龄评估程序收集的所有数据来证明这一点。应避免只应用一种方法而不做任何进一步讨论的报告。

第二，以最具可读性的形式向法官提供结果，可能是数字形式和统计信息。根据一般人口数据，关于达到法定阈值的统计概率数据有助于证明决策的合理性，但显然，这并不代表单个个体达到特定年龄的实际概率。所有情况都应该对年龄评估的限制进行讨论。

第三，验证和讨论可能影响结果的可能偏差（病理、环境条件、血统特征），并解释应用不同的方法可能产生的不一致。在所有情况下，最终结果都必须根据每个患者的独有生物学特征进行个性化处理。

生者年龄评估由不同的国际法律和法规规定，规定了尊重和保障无人陪伴个人的法律权利的原则。在此，我们提供了一份关于该主题的主要司法参考文献清单：

—《处理无人陪伴儿童寻求庇护的政策和程序指南》（*Guidelines on Policies and Procedures in Dealing with Unaccompanied Children Seeking Asylum*）（联合国难民事务高级专员办事处，日内瓦），1997 年 2 月。

—第 6 号一般性意见（2005），儿童权利委员会（Committee on the Rights of the Child，CRC），联合国，《远离原籍国无人陪伴和失散儿童的待遇》（*Treatment of Unaccompanied and Separated Children Outside Their Country of Origin*）。

由于大多数标准程序都涉及 X 射线检查，因此在详细说明辐射评估的资料之前，请先简单说明辐射评估对健康的危害。

关于未成年人的老化，一个经常出现的问题是潜在的生物危害。在临床背景下，需要放射科医生负责确定来自特定放射治疗程序的优势和风险之间的平衡（所谓的论证过程），而在法医场景中不存在直接的诊断或治疗优势。因此，只能接受将生物危害降至最低的诊断程序。

事实上,2013 年 12 月 5 日的欧洲理事会第 2013/59/EURATOM 号指令定义了以下原则:"第 97/43/EURATOM 号指令中引入的所谓'法医学的'暴露现已明确确定为个人出于医疗目的以外的故意暴露,或'非医学影像暴露'。这种做法需要置于适当的监管控制之下,并应以与医疗暴露类似的方式证明其合理性。然而,一方面对于使用医疗放射设备的程序,另一方面对于不使用此类设备的程序,需要采用一种不同的方法。一般来说,应适用于公众照射的年度剂量限制和相应的约束。"

例如,US 评估始终是容许的,因为临床实践中的 US 被认为是不具有侵入性的。相反,CT 会产生不可忽略的电离辐射,即使最新的设备已经大大降低了每次检查的辐射剂量。在法医实践中负责任地使用 X 射线(包括 X 射线检查和 CT 检查)需要对适用于特定年龄段的方法进行严格选择。现有数据表明,不仅要考虑在低 X 射线照射下成像技术的应用,还要考虑受试者所属的一般年龄。在这种情况下,根据科学界的说法,手腕和牙科全景 X 射线检查提供了可接受的风险[32]。放射学检查的选择显然取决于当地的司法当局。

可能的解决方案来自使用无辐射方法,不仅包括上述 US,还包括 MRI。一些研究已经报道了将这种方法应用于年龄评估的有趣结果,如用于评估锁骨胸骨端[36]以及手骨和腕骨的融合程度。在后一种情况下,可使用与根据格罗伊利希(Greulich)和派尔·阿特拉斯(Pyle Atlas)[37]的传统放射学分析方法高度一致的 US 进行评估。将这些技术用于法医目的仍然需要充分的标准化和对操作人员进行培训。在未来,它们可能会提供更精准的信息。

8.2.1 骨骼年龄评估中的放射学

鉴于发育过程中的所有骨骼都可能提供有关年龄的信息,目前文献已将骨骼年龄评估的范围缩小到手和手腕。其主要优势体现在骨骼数量多(29 块,还包括桡骨和尺骨的远端骨骺)及其生长年龄涵盖了从出生到 18—19 岁的整个生命周期。此外,手部和腕部的 X 射线不涉及高度辐射敏感的解剖结构,被认为是一种基本安全的分析方法。

研究者已经开发出了几种针对手部和腕部的方法。最著名的是 G - P 图谱法[38],TW 法(TW3 是第 3 版,也是最新的版本)[39],FELS 方法[40]以及软件 Maturos 4.0。G - P 图谱法仍然是法医实践中最常用的方法,也是当今大多数发表文章的作者使用的主要方法,其特点是通过对标准评估手部和腕部骨骼生长的不同阶段进行评分。

G - P 图谱法是基于对儿童群体进行的一系列手部和腕部 X 射线检查,于 1959 年出版(图 8.15)。

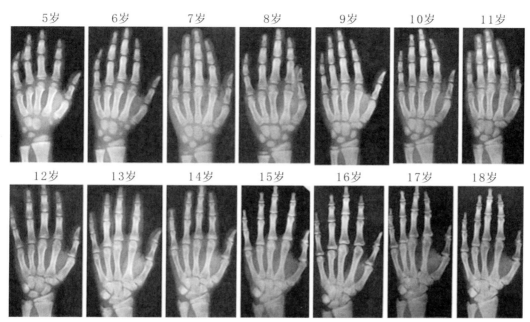

图 8.15　根据格罗伊利希和派尔的研究,不同年龄段的手部和腕部发育实例(男性分期)

　　该方法仅基于 X 射线检查与图谱提供的标准描述进行比较,并按性别划分。每个阶段都有相应描述,这有助于正确的评估。此外,考虑到用于研究的原始人群,每个标准都有特定的误差范围。

　　该方法代表了一种独特的图集,因为根据目前的伦理标准,是不允许对其进行复制的。因此,它代表了最常用的年龄评估方法之一,拥有大量的人口数据集:在欧洲,它已经在葡萄牙[41]、西班牙[42]、法国[43]、意大利[44-46]、德国[47]、苏格兰[48]、荷兰[49]、丹麦[50]、中欧国家[51]和土耳其[52-54]等国家的群体中进行了测试。在非洲,它适用于苏丹[55]和摩洛哥[56]两个国家的群体;在亚洲,它适用于印度[57-59]、巴基斯坦[60-62]、斯里兰卡[63]、黎巴嫩[64]、中国[65]、伊朗[66]和朝鲜[67,68]等国家的群体。最后,它已被应用于不同血统的美国群体[69]和澳大利亚群体[70]。

　　尽管 G-P 图谱法易于使用,并被广泛认可为参考标准,但它也有一些缺点。例如,它似乎在某些种族群体中表现不佳,包括黑人群体[69]。此外,由于 G-P 图谱法易于应用,因而经常被非熟练人员用于进行年龄评估,他们可能会给出错误的解释,例如,忽略提供的误差范围或不适当地将该方法应用于不同的种族群体。从实用的角度来看,虽然图谱易于使用,但它需要了解年龄评估的一般限制和国际上采用的程序。

　　另外,TW 法(通常指第 3 版,又称 TW3 计分法)根据骨骼及其发育程度划分的评分系统来评估手部和腕部的骨骼生长。它比 G-P 图谱法更难应用,因为它需要收集不同分数的骨头,对其进行分类,并根据最终的总和给出大致的年龄估计[39]。因此,它也较少被应用于法医实践,应用的人口数据也较少。

　　此外,也存在一些自动化系统,如 FELS 方法,基本上依赖于与 TW 法相同的程序,有一个基于每个骨骼不同形态和度量特征的评分系统。与其他方法相比,它需要更长的时间,并且需要正确评估每块骨骼的细微特征的经验。因此,在数量有限的文章中有其应用,且似乎是一种过时的方法。

根据当地法定年龄阈值,其他部位可能会参与年龄评估。例如,文献中广泛分析了髂嵴融合,在评估 14 岁受试者时可能很重要[71],但在受试者接近 18 岁时,它实际上是无用的。此外,其人口数据也非常有限。

再者,在法定年龄阈值更高的国家,如 21 岁时锁骨胸骨端融合就很重要(图 8.16 和图 8.17)[34]。在这种情况下,胸部 X 射线代表参考标准,但该方法也已被标准化,也用于CT、MRI 和 US。然而,这种方法搜集的人口数据仍然有限。

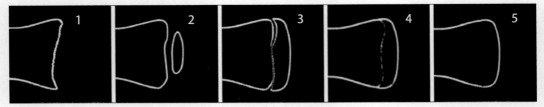

图 8.16　锁骨胸骨端的融合阶段[34]

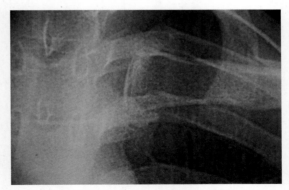

图 8.17　胸部 X 线平片(锁骨胸骨端,男性,17 岁)

8.2.2 牙齿年龄评估中的放射学

牙齿一直被用作年龄指标,可能是从古罗马人开始的,他们通过观察牙齿的萌发来评估服兵役的准备情况。在更近的时期,由于《英国工厂法》(*British Factory Act*,1833),桑德斯(Sanders)在 1837 年发表了论文《牙齿用于年龄的检测,参考工厂儿童》(*The Teeth as a Test of Age*, *with Reference to Factory Children*)[72]。在那篇论文中,他解释了牙齿发育在评估青少年的就业年龄中的重要性。

牙齿年龄评估技术已被确立为评估接近成年的实足年龄的最准确指标。许多内分泌和成熟期的疾病会影响牙齿的发育,其速度是骨骼的 1/4[73]。此外,2007 年,迈因德尔(Meindl)等人在他们的论文中指出,牙齿的发育基于"即使在病理条件下也难以改变的强大调节机制"[74]。

牙齿确实是在接近成年的受试者中进行年龄评估的最可靠的生物学指标之一,即使在成年人病例中它们也很有用。此外,它们不仅被用于评估生者的年龄,而且在重建不明尸体的生物特征以确定人类遗骸的年龄时,也经常被使用。因此,牙科年龄评估方法被用于堕胎、杀婴、生物特征重建,甚至被用于古人口学研究。

正如本章之前所述,法医牙科年龄评估方法在生活中的实际应用包括:缺少官方文件、寻求庇护者、不法分子和人口贩卖的受害者、儿童色情制品、来自没有可靠出生登记的国家的收养儿童、体育运动中的年龄类别、童工、获得国家养老金资格。

牙科年龄评估方法主要基于描述整个牙齿或每颗牙齿发育阶段的图谱(通常使用射线摄影材料),或基于与实足年龄相关的生物学变量的测量,如在射线摄影中可见的牙髓腔面积。

在法医研究场景中,牙科年龄评估方法会不断发布和更新,但对于实际案件,只有经过彻底人口数据测试的最有效的方法才应考虑在内。

牙齿矿化始于胎儿宫内生长时期。乳牙的发育阶段与怀孕周数高度相关,可以通过对死胎的 X 射线摄影进行调查。然后可以将放射影像与图谱进行比较(图 8.18 和图 8.19,厄比勒克,1989;卡塔尼,2010),或者使用已发表的关于胎儿牙齿发育的表格进行解释[75]。

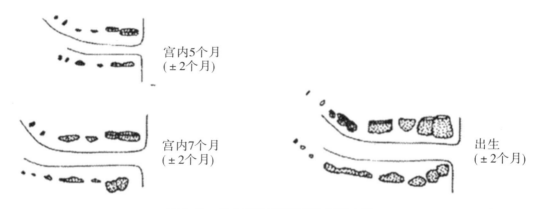

图 8.18 胎儿牙齿发育的厄比勒克方案

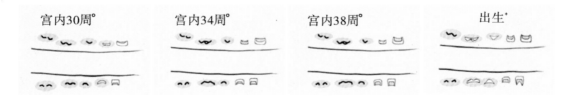

前 3 个方案代表 1 个月的中点;最后 1 个代表 2 周的中点。

图 8.19 胎儿牙齿发育的卡塔尼方案

按照同样的方法,厄比勒克图谱(图 8.20)或卡塔尼图谱(图 8.21)可以用来评估牙齿未完全发育的受试者的年龄,只需将牙齿的放射影像与公布的图示进行比较即可(图 8.22)。

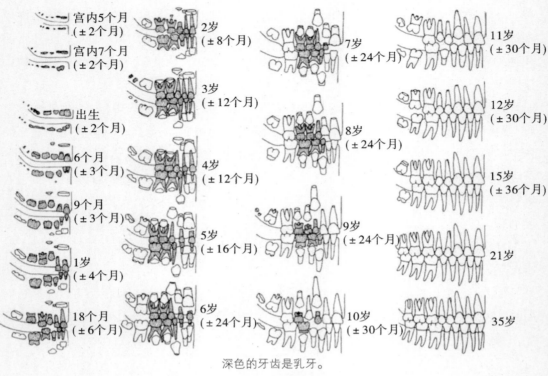

深色的牙齿是乳牙。

图8.20　厄比勒克图谱

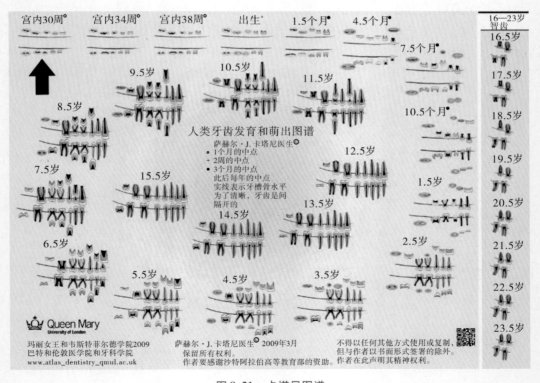

图8.21　卡塔尼图谱

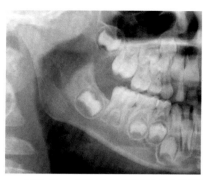
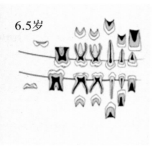

6.5岁

图 8.22　发育中的牙齿的放射影像与图谱中的一种方案相关

放射学方法也可被用于评估乳牙牙根吸收的程度[76]，或使用 14 个阶段的莫雷斯分类法来评估乳牙和恒牙的发育[76]。一颗或多颗牙齿的发育阶段与 14 个阶段中的某个阶段相关联，然后使用公布的表格，可以将发育阶段与实足年龄间隔相关联（图 8.23）。

莫雷斯的阶段描述（1963），用于识别单根牙齿的牙齿发育阶段					莫雷斯的阶段描述（1963），用于识别多根牙齿的牙齿发育阶段			
	ci:牙尖开始形成		Ri:牙尖开始形成			Ci:牙尖开始形成		
	Cco:牙尖融合		R 1/4:牙根形成1/4,根长小于冠长			Cco:牙尖融合		R 1/4:牙根形成1/4,根长小于冠长,可见分叉区域
	Coc:牙尖轮廓完全形成		R 1/2:牙根形成1/2,根长等于冠长			Coc:牙尖轮廓完全形成		R 1/2:牙根形成1/2,根长等于冠长
	Cr 1/2:牙冠形成1/2		R 3/4:牙根形成3/4,牙根分开			Cr 1/2:牙冠形成1/2		R 3/4:牙根形成3/4,牙根分开
	Cr 3/4:牙冠形成3/4		Rc:牙根完全形成,两端平行			Cr 3/4:牙冠形成3/4		Rc:牙根完全形成,两端平行
	Crc:牙冠完全形成		A 1/2:根尖孔闭合1/2,根尖闭合(根端收敛),有宽大的牙周韧带(PDL)			Crc:牙冠完全形成		A 1/2:根尖孔闭合1/2,根尖闭合(根端收敛),有宽大的牙周韧带
			Ac:根尖孔完全闭合,根尖闭合,牙周韧带宽度正常			Ri:牙尖开始形成		Ac:根尖孔完全闭合,顶点闭合,牙周韧带宽度正常

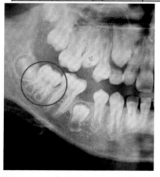
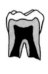

R 1/2:根长等于冠长

图 8.23　莫雷斯阶段和第二恒下磨牙的发育程度与莫雷斯阶段"R 1/2"之间的关联示例

在莫雷斯(Moorrees)首次发表这些文章后,很多学者将相同的牙齿发育方案应用于不同的人群,以研究每个阶段的实足年龄间隔[77]。

1973 年发表的德米尔希安方法是一种被广泛采用并在一些人群中进行测试了的牙齿放射摄影方法。它考虑到了前七颗恒牙的放射影像。每颗牙齿都与牙齿发育(八个阶段)的示意图相关联,并为每个牙齿阶段分配一个分数(图 8.24)。然后将分数总和与年龄间隔相关联。

A			出现牙尖钙化点,但尚未融合	E			根分叉开始形成;根长小于冠长
B			牙尖钙化点融合,因此成熟的牙冠形态轮廓清晰	F			根长等于或大于冠长;根的末端呈漏斗形
C			牙冠表面形成完整的釉质,其1/2形成明显的牙髓腔	G			根管壁平行,但根尖孔仍开放
D			牙冠完全形成,已向下达到釉质牙骨质界;髓腔呈梯形	H			根管尖端完全闭合,牙根周围形成完整的牙周膜

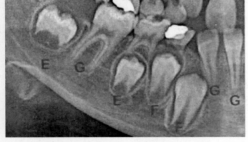

图 8.24　德米尔希安阶段和恒牙分类示例

第三磨牙,在这张射线摄影中不可见,不在德米尔希安方法考虑范围内。

德米尔希安发育阶段也被不同的学者(Mincer,1993;Kasper,2009;Solari,2002;Blankenship,2007;Olze,2003)用来研究智齿发育年表。

接近成年的牙齿年龄射线摄影评估方法还包括基于某些生物学变量测量的方法,如牙尖闭合程度[78]。

最后,放射学也被用作成年人年龄评估案例中最有用的生物学参数之一。因为牙质连续沉积导致的牙髓腔收缩,可以通过普通的射线摄影或 CT 轻松评估(Kvaal,1994;Cameriere,2007;[31])。

总之,在法医年龄评估中,所执行的是对生物学特征的定量或定性评估。这意味着评估的是生物学年龄。科学研究的目的是尽可能地将生物学年龄和实足年龄联系起来,但生物学年龄永远不会与实足年龄完全重叠。研究和人口数据必须尽可能地缩小这个实际年龄区间(误差范围)。

如前所述,年龄评估是一个复杂的程序,因为它具有特定的特征和不同的应用领域。

事实上,它需要通过对特定变量的量化和分类来进行评估。因此,最终结果应该是一个数字,具有适当的误差范围,并且应该始终讨论年龄间隔。

从这个角度来看,年龄评估报告需要客观,便于法官或其他"客户"阅读。此外,需要给出已知误差范围的可能性,并在专家见证中与多伯特标准(Daubert criteria)确定科学证据的标准保持一致[79-82]。

参考文献

1. Kahana T, Hiss J (1997) Identification of human remains: forensic radiology. J Clin Forensic Med 4:7–15
2. Blau S, Robertson S, Johnstone M (2008) Disaster victim identification: new applications for post-mortem computed tomography. J Forensic Sci 53:956–961
3. Adams BJ (2003) Establishing personal identification based on specific patterns of missing, filled, and unrestored teeth. Forensic Sci 48(3):487–496
4. Yoshino M, Miyasaka S, Sato H, Seta S (1987) Classification system of frontal sinus patterns by radiography. Its application to identification of unknown skeletal remains. Forensic Sci Int 34(4):289–299
5. De Angelis D, Cattaneo C, Grandi M (2007) Dental superimposition: a pilot study for standardising the method. Int J Legal Med 121(6):501–506
6. Fischman SL (1985) The use of medical and dental radiographs in identification. Int Dent J 35:301–306
7. Kahana T, Hiss J, Smith P (1998) Quantitative assessment of trabecular bone pattern identification. J Forensic Sci 43:1144–1147
8. Modesti LDM, Vieira GM, Galvão MF, de Amorim RFB (2014) Human identification by oral prosthesis analysis with probability rates higher than DNA analysis. J Forensic Sci 59:825–829
9. Pfaefli M, Vock P, Dirnhofer R, Braun M, Bolliger SA, Thali MJ (2007) Post-mortem radiological CT identification based on classical ante-mortem X-ray examinations. Forensic Sci Int 171:111–117
10. Christensen AM (2005) Testing the reliability of frontal sinuses in positive identification. J Forensic Sci 50:18–22
11. Kullman L, Eklund B, Grundin R (1990) Value of the frontal sinus in identification of unknown persons. J Forensic Odontostomatol 8:3–10
12. Patil N, Karjodkar FR, Sontakke S, Sansare K, Salvi R (2012) Uniqueness of radiographic patterns of the frontal sinus for personal identification. Imaging Sci Dent 42:213–217
13. Brogdon BG (1998) Forensic radiology. CRC Press, New York
14. Tatlisumak E, Ovali GY, Aslan A, Asirdizer M, Zeyfeoglu Y, Tarhan S (2007) Identification of unknown bodies by using CT images of frontal sinus. Forensic Sci Int 166:42–48
15. Beaini TL, Duailibi-Neto EF, Chilvarquer I, Melani RF (2015) Human identification through frontal sinus 3D superimposition: pilot study with cone beam computer tomography. J Forensic Legal Med 36:63–69
16. Brogdon BG (1998) The scope of forensic radiology. Clin Lab Med 18:203–240
17. Kuehn CM, Taylor KM, Mann FA, Wilson AJ, Harruff RC (2002) Validation of chest X-ray comparisons for unknown decedent identification. J Forensic Sci 47:725–729
18. Valenzuela A (1997) Radiographic comparison of the lumbar spine for positive identification of human remains: a case report. Am J Forensic Med Pathol 18:215–217
19. Stephan CN, Winburn AP, Christensen AF, Tyrrell AJ (2011) Skeletal identification by radiographic comparison: blind tests of a morphoscopic method using ante mortem chest radiographs. J Forensic Sci:320–332
20. Koot MG, Sauer NJ, Fenton TW (2005) Radiographic human identification using bones of the hand: a validation study. J Forensic Sci 50(2):263–268
21. Mundorff AZ, Vidoli G, Melinek J (2006) Anthropological and radiographic comparison of vertebrae for identification of decomposed human remains. J Forensic Sci 51:1002–1004
22. Dean DE, Tatarek NE, Rich J et al (2005) Human identification from the ankle with pre- and postsurgical radiographs. J Clin Forensic Med 12:5–9
23. Stephan CN, Amidan B, Rease H, Guyomarc'h P, Pulsipher T, Byrd JE (2014) Morphometric comparison of clavicle outlines from 3D bone scans and 2D chest radiographs: a shortlisting tool to assist radiographic identification of human skeletons. J Forensic Sci 59:306–313
24. Mann RW (1998) Use of bone trabeculae to establish positive identification. Forensic Sci Int 98:91–99
25. Cattaneo C (2007) Forensic anthropology: developments of a classical discipline in the new millennium. Forensic Sci Int 165:185–193
26. Rogers TL, Allard TT (2004) Expert testimony and positive identification of human remains through cranial suture patterns. J Forensic Sci 49:203–207
27. Ross AH, Lanfear AK, Maxwell AB (2016) Establishing standards for side by side radiographic comparisons. Am J Forensic Med Pathol 37:86–94
28. Grivas CR, Komar DA (2008) Kumho, Daubert, and the nature of scientific inquiry: implications for forensic anthropology. J Forensic Sci 53(4):771–776
29. Dirnhofer R, Jackowski C, Vock P, Potter K, Thali MJ (2006) VIRTOPSY: minimally invasive, imaging-guided virtual autopsy. Radiographics 26(5):1305–1333
30. Cattaneo C, De Angelis D, Ruspa M, Gibelli D, Cameriere R, Grandi M (2008) How old am I? Age

estimation in living adults: a case report. J Forensic Odontostomatol 26(2):39–43

31. De Angelis D, Gibelli D, Fabbri P, Cattaneo C (2015) Dental age estimation helps create a new identity. Am J Forensic Med Pathol 36(3):219–220

32. Cunha E, Baccino E, Martrille L, Ramsthaler F, Prieto J, Schuliar Y, Lynnerup N, Cattaneo C (2009) The problem of aging human remains and living individuals: a review. Forensic Sci Int 193(1–3):1–13

33. Schmeling A, Grundmann C, Fuhrmann A, Kaatsch HJ, Knell B, Ramsthaler F, Reisinger W, Reipert T, Ritz-Timme S, Rosing FW, Rotzscher K, Geserick G (2008) Criteria for age estimation in living individuals. Int J Legal Med 122(6):457–460

34. Schmeling A, Shulz R, Reisinger W, Mulher M, Wernecke KG, Geserick G (2004) Studies on the time frame for ossification of the medial clavicular epiphyseal cartilage in conventional radiography. Int J Legal Med 118:5–8

35. Gibelli D, De Angelis D, Cattaneo C (2015) Radiological pitfalls of age estimation in adopted children: a case report. Minerva Pediatr 67(2):203–208

36. Schulz R, Zwiesigk P, Schiborr M, Schmidt S, Schmeling A (2008) Ultrasound studies on the time course of clavicular ossification. Int J Legal Med 122(2):163–167

37. Bilgili Y, Hizel S, Kara SA, Sanli C, Erdal HH, Altinok D (2003) Accuracy of skeletal age assessment in children from birth to 6 years of age with the ultrasonographic version of the Greulich-Pyle atlas. J Ultrasound Med 22(7):683–690

38. Greulich WW, Pyle SI (1959) Radiographic atlas of skeletal development of the hand and wrist. Stanford University Press, Stanford

39. Tanner JM, Whitehouse RH (1984) Growth and development reference charts. Castlemead Publications, Hertford

40. Roche AF, Chumlea WC, Thissen D (1988) Assessing the skeletal maturity of the hand wrist: Fels method. Charles C Thomas, New York

41. Santos C, Ferreira M, Alves FC, Cunha E (2011) Comparative study of Greulich and Pyle Atlas and Maturos 4.0 program for age estimation in a Portuguese sample. Forensic Sci Int 212(1–3):276.e1–276.e7

42. Alcina M, Lucea A, Salicrú M, Turbón D (2018) Reliability of the Greulich and Pyle method for chronological age estimation and age majority prediction in a Spanish sample. Int J Legal Med 132:1139–1149

43. Zabet D, Rérolle C, Pucheux J, Telmon N, Saint-Martin P (2015) Can the Greulich and Pyle method be used on French contemporary individuals? Int J Legal Med 129(1):171–177

44. De Donno A, Santoro V, Lubelli S, Marrone M, Lozito P, Introna F (2013) Age assessment using the Greulich and Pyle method on a heterogeneous sample of 300 Italian healthy and pathologic subjects. Forensic Sci Int 229(1–3):157.e1–157.e6

45. Santoro V, Roca R, De Donno A, Fiandaca C, Pinto G, Tafuri S, Introna F (2012) Applicability of Greulich and Pyle and Demirijan aging methods to a sample of Italian population. Forensic Sci Int 221(1–3):153.e1–153.e5

46. Tisè M, Mazzarini L, Fabrizzi G, Ferrante L, Giorgetti R, Tagliabracci A (2011) Applicability of Greulich and Pyle method for age assessment in forensic practice on an Italian sample. Int J Legal Med 125(3):411–416

47. Schmidt S, Koch B, Schulz R, Reisinger W, Schmeling A (2008) Studies in use of the Greulich-Pyle skeletal age method to assess criminal liability. Leg Med (Tokyo) 10(4):190–195

48. Hackman L, Black S (2013) The reliability of the Greulich and Pyle atlas when applied to a modern Scottish population. J Forensic Sci 58(1):114–119

49. van Rijn RR, Lequin MH, Thodberg HH (2009) Automatic determination of Greulich and Pyle bone age in healthy Dutch children. Pediatr Radiol 39(6):591–597

50. Lynnerup N, Belard E, Buch-Olsen K, Sejrsen B, Damgaard-Pedersen K (2008) Intra- and interobserver error of the Greulich-Pyle method as used on a Danish forensic sample. Forensic Sci Int 179(2–3):242.e1–242.e6

51. Groell R, Lindbichler F, Riepl T, Gherra L, Roposch A, Fotter R (1999) The reliability of bone age determination in central European children using the Greulich and Pyle method. Br J Radiol 72(857):461–464

52. Cantekin K, Celikoglu M, Miloglu O, Dane A, Erdem A (2012) Bone age assessment: the applicability of the Greulich-Pyle method in eastern Turkish children. J Forensic Sci 57(3):679–682

53. Gungor OE, Celikoglu M, Kale B, Gungor AY, Sari Z (2015) The reliability of the Greulich and Pyle atlas when applied to a Southern Turkish population. Eur J Dent 9(2):251–254

54. Koc A, Karaoglanoglu M, Erdogan M, Kosecik M, Cesur Y (2001) Assessment of bone ages: is the Greulich-Pyle method sufficient for Turkish boys? Pediatr Int 43(6):662–665

55. Elamin F, Abdelazeem N, Elamin A, Saif D, Liversidge HM (2017) Skeletal maturity of the hand in an East African group from Sudan. Am J Phys Anthropol 163(4):816–823

56. Garamendi PM, Landa MI, Ballesteros J, Solano MA (2005) Reliability of the methods applied to assess age minority in living subjects around 18 years old. A survey on a Moroccan origin population. Forensic Sci Int 154(1):3–12

57. Keny SM, Sonawane DV, Pawar E, Saraogi AA, Singh V, Khan F, Bande PP, Chandanwale A (2018) Comparison of two radiological methods in the determination of skeletal maturity in the Indian pediatric population. J Pediatr Orthop B 27:362–365

58. Mohammed RB, Rao DS, Goud AS, Sailaja S, Thetay AA, Gopalakrishnan M (2015) Is Greulich and Pyle standards of skeletal maturation applicable for age estimation in South Indian Andhra children? J Pharm Bioallied Sci 7(3):218–225

59. Patel PS, Chaudhary AR, Dudhia BB, Bhatia PV, Soni NC, Jani YV (2015) Accuracy of two dental and one skeletal age estimation methods in 6-16 year old Gujarati children. J Forensic Dent Sci 7(1):18–27

60. Awais M, Nadeem N, Husen Y, Rehman A, Beg M, Khattak YJ (2014) Comparison between Greulich-Pyle and Girdany-Golden methods for estimating skeletal age of children in Pakistan. J Coll Physicians Surg Pak 24(12):889–893

61. Manzoor Mughal A, Hassan N, Ahmed A (2014) The applicability of the Greulich & Pyle Atlas for bone age assessment in primary school-going children of Karachi, Pakistan. Pak J Med Sci 30(2):409–411

62. Rikhasor RM, Qureshi AM, Rathi SL, Channa NA

(1999) Skeletal maturity in Pakistani children. J Anat 195(Pt 2):305–308

63. Gunawardena SA, Liyanage UA, Weeratna JB, Mendis NDNA, Perera HJM, Jayasekara RW, Fernando R (2017) Forensic age estimation in anti-piracy trials in Seychelles: experiences and challenges faced. Forensic Sci Int 270:278.e1–278.e7

64. Saadé A, Baron P, Noujeim Z, Azar D (2017) Dental and skeletal age estimations in Lebanese children: a retrospective cross-sectional study. J Int Soc Prev Community Dent 7(3):90–97

65. Lin FQ, Zhang J, Zhu Z, Wu YM (2015) Comparative study of Gilsanz-Ratib digital atlas and Greulich-Pyle atlas for bone age estimation in a Chinese sample. Ann Hum Biol 42(6):523–527

66. Moradi M, Sirous M, Morovatti P (2012) The reliability of skeletal age determination in an Iranian sample using Greulich and Pyle method. Forensic Sci Int 223(1–3):372.e1–372.e4

67. Kim JR, Lee YS, Yu J (2015) Assessment of bone age in prepubertal healthy Korean children: comparison among the Korean standard bone age chart, Greulich-Pyle method, and Tanner-Whitehouse method. Korean J Radiol 16(1):201–205

68. Oh Y, Lee R, Kim HS (2012) Evaluation of skeletal maturity score for Korean children and the standard for comparison of bone age and chronological age in normal children. J Pediatr Endocrinol Metab 25(3–4):279–284

69. Ontell FK, Ivanovic M, Ablin DS, Barlow TW (1996) Bone age in children of diverse ethnicity. AJR Am J Roentgenol 167(6):1395–1398

70. Paxton ML, Lamont AC, Stillwell AP (2013) The reliability of the Greulich-Pyle method in bone age determination among Australian children. J Med Imaging Radiat Oncol 57(1):21–24

71. Kotwicki T (2008) Improved accuracy in Risser sign grading with lateral spinal radiography. Eur Spine J 17(12):1676–1685

72. Saunders E (1837) The teeth a test of age, considered with reference to the factory children. Addressed to the members of both Houses of Parliament. H. Renshaw, London

73. DH Ubelaker (1999) cited in Senn DR, Weems RA (2013) Manual of forensic odontology CRC Press: Boca Raton

74. Meinl A, Tangl S, Huber C, Maurer B, Watzek G (2007) The chronology of third molar mineralization in the Austrian population—a contribution to forensic age assessment. Forensic Sci Int 169(2–3):161–167

75. Lunt RC, Law DB (1974) A review of the chronology of eruption of deciduous teeth. J Am Dent Assoc 89:872–879

76. Moorrees CFA, Fanning EA, Hunt EE (1963) Formation and resorption of three deciduous teeth in children. Am J Phys Anthrop 21(2):205–213

77. Liversidge HM, Marsden PH (2010) Estimating age and the likelihood of having attained 18 years of age using mandibular third molars. Br Dent J 209(8):E13

78. Cameriere R, Ferrante L, De Angelis D, Scarpino F, Galli F (2008) The comparison between measurement of open apices of third molars and Demirjian stages to test chronological age of over 18 year olds in living subjects. Int J Legal Med 122(6):493–497

79. Daubert v. Merrell Dow Pharmaceuticals (1993) Supreme Court of the United States. 113 S.Ct. 2786

80. Cattaneo C, Grandi M (2004) Antropologia e Odontologia Forense, Guida alla studio dei resti umani. Testo atlante. Monduzzi Editore, Bologna

81. Cattaneo C, Tidball Binz M, Penados L, Prieto J, Finegan O, Grandi M (2015) The forgotten tragedy of unidentified in the Mediterranean. Forensic Sci Int 250:e1–e2

82. Rich J, Tatarek NE, Powers RH, Brogdon BG, Lewis BJ, Dean DE (2002) Using pre- and post-surgical foot and ankle radiographs for identification. J Forensic Sci 47:1319–1322

第 9 章

骨骼组织学在法医应用中的重要性

乔瓦尼·弗朗切斯科·斯帕托拉（Giovanni Francesco Spatola）

玛丽亚·劳拉·乌佐（Maria Laura Uzzo）

安东涅塔·兰扎罗内（Antonietta Lanzarone）

多纳泰拉·皮西奥尼里（Donatella Piscionieri）

达妮埃莱·达里切洛（Daniele Daricello）

斯特凡尼娅·泽尔博（Stefania Zerbo）

　　骨头是一种特殊的结缔组织，细胞外基质钙化后限制了产生它的相同细胞。尽管骨骼是最坚硬的身体组成部分之一，但是它具有强大的动态能力，能够自我更新，并根据作用在其上的力改变形状。例如，施加在骨上的压力导致其吸收，而牵引力则刺激并产生新的组织。在特殊的软骨覆盖端，可进行衔接或运动。骨是一种血管性结缔组织，由细胞和钙化的细胞外成分组成，称为基质。构成骨基质的成分可分为有机和无机两种。90%的有机基质由 I 型胶原纤维组成，但也有 III 型、V 型、XI 型和 XIII 型，只有 10%的基质由一种富含蛋白聚糖、黏着糖蛋白和维生素 K 依赖性酶原以及有利于钙结晶组织的骨钙素等非晶成分组成。这两种成分之间的关系取决于年龄和生理或病理状况。为了优化骨骼对压力的反应，胶原蛋白纤维的排列是至关重要的。基质的无机成分由 80%的羟基磷灰石晶体形式的钙结晶、10%的碳酸钙和其他盐组成。在生命过程中，矿物成分的组成及其与有机物的关系随着生理和病理状态的变化而变化。

　　骨头可能是海绵状或致密的。海绵状骨（sponge–like bone），就像长骨骨骺（头部）内的骨头一样，总是被致密骨（compact bone）包围着。海绵状骨有大的、开放的空间，周围环绕着薄的、吻合的骨板。大的空间是骨髓空间，骨小梁由几层骨板或薄片组成。致密骨

G. F. Spatola (✉) · M. L. Uzzo
Department of Biomedicine, Neurosciences and Advanced Diagnostics (BiND), Unit of Histology and Embryology, University of Palermo, Palermo, Italy
e-mail: giovannifrancesco.spatola@unipa.it; marialaura.uzzo@unipa.it

A. Lanzarone · D. Piscionieri · D. Daricello · S. Zerbo
Department for Health Promotion, Maternal and Child Care, University of Palermo, Palermo, Italy
e-mail: stefania.zerbo@unipa.it

比海绵状骨密度大得多。其空间大大缩小,层状组织更加紧密厚实。致密骨总是被软性结缔组织所覆盖和内衬,骨内膜内衬于骨髓腔表面,骨膜覆盖骨头本身。在骨内膜和骨膜中存在骨祖细胞,由于某些生长因子的作用,包括转化生长因子 – β(transforming growth factor – β,TGF – β),这些细胞随后分化为成骨细胞。

覆盖致密骨外表面的骨膜由两层组成,一层外,一层内,此外有骨祖细胞、成骨细胞和破骨细胞。特别是,内层发挥成骨功能,由一些胶原纤维组成,主要是骨祖细胞及其后代,即成骨细胞。骨膜通过穿通纤维〔沙比纤维(Sharpey fibers)〕附着在骨头上,在骨化过程中,胶原束被困在钙化的骨基质中。

9.1 骨细胞

骨骼具有骨祖细胞、成骨细胞、骨细胞和破骨细胞四种细胞类型。

- 骨祖细胞在 TGF – β 和骨形态发生蛋白质的影响下产生成骨细胞。

- 成骨细胞形成骨基质,被它们合成的基质包围,并通过它们释放的基质囊泡钙化基质。当成骨细胞处于静止状态时,它们会失去大部分蛋白质合成系统,并类似于骨祖细胞。成骨细胞的功能不仅在于控制骨基质的矿化,还在于破骨细胞的形成、募集和维持以及骨吸收的启动。成骨细胞参与矿化过程,在外部环境中释放出含有碱性磷酸酶的囊泡(基质囊泡)。碱性磷酸酶是磷酸钙盐沉淀初期的一种重要酶。成骨细胞内的细胞质中有一套典型的细胞器。这些细胞器被赋予活性蛋白质合成:丰富的粗面内质网和高度发达的高尔基体、线粒体和囊泡,所有这些都使得细胞对碱性染料有很强的亲和力。成骨细胞直接参与钙稳态机制,特别是存在于其膜上的甲状旁腺激素受体上,这导致它们产生巨噬细胞集落刺激因子(macrophage colony – stimulating factor,M – CSF)。该因子诱导 CFU – M(形成单位单核细胞巨噬细胞集落)分化为破骨细胞前体。

- 骨细胞(图 9.1)是被困在合成基质中的成骨细胞。它们占据腔隙,即透镜状空间,并具有长的骨细胞突起,位于称为骨小管的管道或通道中。骨细胞负责维持骨骼。它们的细胞质突起与骨小管内其他骨细胞的突起接触并形成缝隙连接。因此,这些细胞维持着一个通信网络。

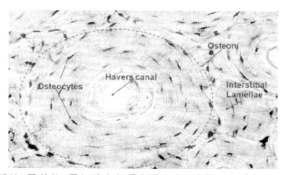

图 9.1 哈弗氏系统:骨单位、骨细胞和间骨板的证据,人骨——磨损法,明场显微镜 20 ×

- 破骨细胞(图 9.2),是由单核细胞 – 巨噬细胞前体衍生的大型多核细胞,负责骨吸收。当移除骨头时,它们似乎占据了一个浅的空腔,即吸收陷窝[豪希普陷窝(Howship's lacuna)],也就是亚破骨细胞隔室。破骨细胞有不同的区域:

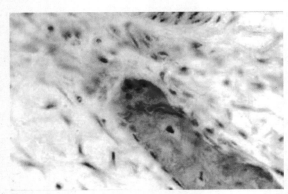

图9.2　破骨细胞:多核和吸收陷窝存在的证据,人骨——HE,明场显微镜 63 ×

—基底区,容纳细胞核和细胞器。

—皱褶缘,由悬浮在亚破骨细胞隔室中的指状突起组成。骨吸收在此处积极进行。

皱褶缘有许多质子泵,可以将破骨细胞中的氢离子输送到吸收陷窝。此外,水孔和氯化物通道分别允许水和氯离子的输送,在吸收陷窝中形成浓缩的盐酸(HCl)溶液,从而使骨头脱钙。酶通过囊泡进入吸收陷窝,以降解骨的有机成分。降解的副产品在内吞囊泡中内化,并被破骨细胞利用,或通过胞吐作用抵达细胞外间隙,在那里进入血管系统,分配到身体的其他部位——囊泡区。这里容纳了大量囊泡,将物质从细胞中运出,并从吸收陷窝进入细胞。亮区,破骨细胞与骨形成密封,将吸收陷窝与外部环境隔离开来。破骨细胞膜也具有降钙素受体,当降钙素与受体结合时,这些细胞就会受到抑制。它们阻止骨吸收,离开骨表面,分离成单个细胞或解体,被巨噬细胞消除。破骨细胞和成骨细胞之间的合作不仅负责骨骼的形成、重塑和修复,而且还负责长期维持体内钙和磷酸盐平衡。

9.2　同心或哈弗氏系统

在长骨中,致密骨组织遵循哈弗氏系统进行组织,其中数量可变的圆柱形板层(8—15)彼此同心放置。该结构取名为骨单位(图9.1),其长轴与骨长轴平行。在骨的中心,总是沿着主轴,有一条血管和神经的通道(哈弗氏管),而外围形成一条锯齿状的线(黏合线),矿化程度更高,反射性更强,从相邻的骨单位插入。骨血管分布由哈弗氏管中的血管提供。这些通道通过相对于骨骼长轴的倾斜通道在它们之间连接,并且通常彼此之间吻合,即福尔克曼管(Volkmann canals)。它们穿过黏合线,并与骨膜和骨内膜相对应地打开。流动的血液供应来自这两个系统中的血管。骨细胞之间通过骨小管、骨细胞间隙和骨细胞通道系统进行显著的通信,从而对排列在骨组织所有区域的代谢性骨细胞做出有效的贡献。大多数骨单位呈圆柱形,横截面呈圆形,但有些骨单位可能会出现扭曲或不完整,这一方面与骨重塑过程有关。事实上,骨单位不断被重塑,从现有的板层经历退化,到被新形成的板层取代。骨单位的内板层总是最新可用的。在没有完全重建的情况下,骨单位的退化可能是其外观扭曲和不完整的原因。在法医研究中具有重要意义的一个基本事实是,在老年患者中,重塑速度减慢并且骨的形状变得更加规则。板层的胶原纤维应平行排列。胶原纤维在圆柱形板层中的倾斜和平行排列形成了相对于骨单位轴的螺旋状。相邻板层中的纤维相交形成不同的角度。胶原纤维的层状组织和排列负责抵抗对骨骼的牵引、弯曲和压力(图9.3 和图9.4)。

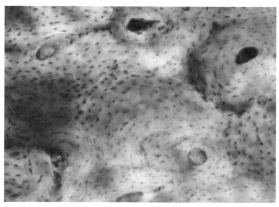

图9.3　哈弗氏系统——人骨,磨损法,明场显微镜 **20** ×

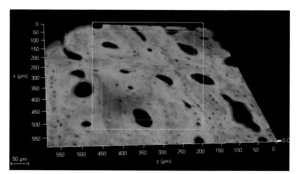

图9.4　哈弗氏系统——猪骨,骨单位和间骨板,共聚焦显微镜 **20** ×

9.3　间骨板系统

相邻骨单位表面之间的间隙由间骨板系统桥接。它是以黏合线为界的趋向性平行板层。在骨单位之间的每个间隙中,板层的方向是可变的。间质系统代表退化骨的同心板层的残余物,因此是骨重塑的结果。作为较老的骨间质层,其矿化水平更高(图9.1)。

9.4　内外环骨板层系统

在由哈弗氏系统和间质系统形成的致密骨的外层和内层中,板层相对于长骨的干骺端主轴或沿骨板的表面同心排列。因此,形成了两个板层系统:外环骨板层(骨膜下)和内环骨板层(骨内膜下)。骨膜下常有穿通纤维穿过。

9.5　骨重塑

成人骨骼不断被重塑,以补偿施加在其上的力的变化。随着致密骨重塑的发生,哈弗氏系统必须通过破骨细胞的吸收和成骨细胞的骨形成来改良。因为这种进展完全发生在致密骨的物质内,所以通常被称为内部重塑。哈弗氏系统正在通过所谓的骨重塑单元进行重塑,该单元具有两个组成部分:吸收腔(切割锥形)和板层形成(闭合区)。

● 破骨细胞进入哈弗氏管并开始吸收骨时,就会形成一个吸收腔。破骨细胞活动之后是毛细血管、骨祖细胞和成骨细胞的侵入。

● 一旦破骨细胞活动停止,骨祖细胞就会分裂,形成成骨细胞,制造骨板层,直到完成一个新的哈弗氏系统。

重塑过程在个体的一生中持续进行,强度会减慢,并根据所考虑的骨段有相当大的差异。人到 30 岁,由于先前存在的骨单位的不完全降解,将形成错综复杂的间骨板系统,而外环骨板层和内环骨板层往往只在有限的区域内持续存在。老年时,骨单位的形状比年轻时更规则,退行性过程优先于整形过程,因此它被确定为老年性骨质疏松症(60 岁以后)。这导致骨细胞通道腔管的增加,可以看到由侵蚀形成的空洞,几乎没有新的沉积层。这些数据在法医实践中是必不可少的,尽管存在与组织学方法有关的一些困难,但可以从骨段(长骨轴,尤其是股骨或桡骨)中获得良好的近似数据,这些数据有助于确定受试者的年龄。有多种方法可以获得这一估计值,但都特别考虑到了完整的骨单位(由于其黏合线的可识别)和间质板的存在,这是骨重塑的标志。间骨板的数量越多,受试者的年龄就越小。

Abbott S, Trinkaus E, Burr DB (1996) Dynamic bone remodeling in later Pleistocene fossil hominids. Am J Phys Anthropol 99(4):585–601

Abou-Arab M, Thomsen JL, Frohlich B, Lynnerup N (1995) Technical note: histological staining of secondary osteons. Am J Phys Anthropol 98(3):391–394

Baccino E, Ubelaker DH, Hayek LA, Zerilli A (1999) Evaluation of seven methods of estimating age at death from mature human skeletal remains. J Forensic Sci 44(5):931–936

Báca V, Kachlík D, Horák Z, Stingl J (2007) The course of osteons in the compact bone of the human proximal femur with clinical and biomechanical significance. Surg Radiol Anat 29(3):201–207

Boela LW, Boldsenb JL, Melsena F (2007) Double lamellae in trabecular osteons: towards a new method for age estimation by bone microscopy. Homo 58:269–277

Britz HM, Thomas CD, Clement JG, Cooper DM (2009) The relation of femoral osteon geometry to age, sex, height and weight. Bone 45(1):77–83. https://doi.org/10.1016/j.bone.2009.03.654

Cho H, Stout SD, Madsen RW, Streeter MA (2002) Population-specific histological age-estimating method: a model for known African-American and European-American skeletal remains. J Forensic Sci 47(1):12–18

Clement JG (2005) The Melbourne Femur Collection: the gift of tissue underpins important medical and forensic research. VIFM Rev 3:7–11

Dillon S, Cunningham C, Felts P (2016) Quantification of osteon morphology using geometric histomorphometrics. J Forensic Sci 61(2):402–408. https://doi.org/10.1111/1556-4029.12966

Ericksen MF (1991) Histologic estimation of age at death using the anterior cortex of the femur. Am J Phys Anthropol 84(2):171–179

Ericksen MF (1979) Aging changes in the medullary cavity of the proximal femur in American Blacks and Whites. Am J Phys Anthropol 51(4):563–569

Ferretti A, Cardini A, Crampton JS, Serpagli E, Sheets HD, Štorch P (2013) Rings without a lord? Enigmatic fossils from the lower Palaeozoic of Bohemia and the Carnic Alps. Lethaia 46(2):211–222

Franklin D (2010) Forensic age estimation in human skeletal remains: current concepts and future directions.

Leg Med (Tokyo) 12(1):1–7. https://doi.org/10.1016/j.legalmed.2009.09.001

Frost HM (1987) Secondary osteon population densities: an algorithm for determining mean bone tissue age. Yearbook Phys Anthropol 30:221–238

Frost HM (1987) Secondary osteon population densities: an algorithm for. Estimating the missing osteons. Yearbook Phys Anthropol 30:239–254

Goldman HM, Bromage TG, Thomas CD, Clement JG (2003) Preferred collagen fiber orientation in the human mid-shaft femur. Anat Rec A Discov Mol Cell Evol Biol 272(1):434–445

Gundersen HJ, Bendtsen TF, Korbo L, Marcussen N, Møller A, Nielsen K, Nyengaard JR, Pakkenberg B, Sørensen FB, Vesterby A et al (1988) Some new, simple and efficient stereological methods and their use in pathological research and diagnosis. APMIS 96(5):379–394

Hillier ML, Bell LS (2007) Differentiating human bone from animal bone: a review of histological methods. J Forensic Sci 52(2):249–263

Katzenberg MA, Saunders SR, Robling AG, Stout SD (2008) Histomorphometry of human cortical bone: applications to age estimation. In: Biological anthropology of the human skeleton, 2nd edn. Wiley, New York

Kerley ER (1965) The microscopic determination of age in human bone. Am J Phys Anthropol 23:149–163

Keough N, L'Abbé EN, Steyn M (2009) The evaluation of age-related histomorphometric variables in a cadaver sample of lower socioeconomic status: implications for estimating age at death. Forensic Sci Int 191(1–3):114.e1–114.e6. https://doi.org/10.1016/j.forsciint.2009.07.012

Kerley ER, Ubelaker DH (1978) Revisions in the microscopic method of estimating age at death in human cortical bone. Am J Phys Anthropol 49(4):545–546

Konigsberg LW, Frankenberg SR (1992) Estimation of age structure in anthropological demography. Am J Phys Anthropol 89(2):235–256

Kragstrup J, Melsen F, Mosekilde L (1983–1984) Thickness of bone formed at remodeling sites in normal human iliac trabecular bone: variations with age and sex. Metab Bone Dis Relat Res 5(1):17–21

Laitman JT, Albertine KH (2015) The anatomical record by the numbers: seeing anatomy through the lens of mathematics and geometry. Anat Rec (Hoboken) 298(1):1–2. https://doi.org/10.1002/ar.23077

Lovejoy CO, Meindl RS, Pryzbeck TR, Mensforth RP (1985) Chronological metamorphosis of the auricular surface of the ilium: a new method for the determination of adult skeletal age at death. Am J Phys Anthropol 68(1):15–28

Lynnerup N, Thomsen JL, Frohlich B (1998) Intra- and inter-observer variation in histological criteria used in age at death determination based on femoral cortical bone. Forensic Sci Int 91(3):219–230

Lynnerup N, Frohlich B, Thomsen JL (2006) Assessment of age at death by microscopy: unbiased quantification of secondary osteons in femoral cross sections. Forensic Sci Int 159(Suppl 1):S100–S103

Maat GJR, Van Den Bos RPM, Aarents MJ (2001) Manual preparation of ground sections for the microscopy of natural bone tissue: update and modification of Frost's 'rapid manual method. J Osteoarcheol 11:366–374

Maat GJR, Aarents MJ, Nagelkerke NJD (2005) Age prediction from bone replacement: remodeling of circumferential lamellar bone tissue in the anterior cortex of the femoral shaft of the present Dutch population. Barge's Anthropologica, Leiden University Medical Center, Leiden

Maat GJ, Maes A, Aarents MJ, Nagelkerke NJ (2006) Histological age prediction from the femur in a contemporary Dutch sample. The decrease of nonremodeled bone in the anterior cortex. J Forensic Sci 51(2):230–237

Martrille L, Irinopoulou T, Bruneval P, Baccino E, Fornes P (2009) Age at death estimation in adults by computer-assisted histomorphometry of decalcified femur cortex. J Forensic Sci 54(6):1231–1237. https://doi.org/10.1111/j.1556-4029.2009.01178.x

Meissner C, Ritz-Timme S (2010) Molecular pathology and age estimation. Forensic Sci Int 203(1–3):34–43. https://doi.org/10.1016/j.forsciint.2010.07.010

Parfitt AM, Drezner MK, Glorieux FH, Kanis JA, Malluche H, Meunier PJ, Ott SM, Recker RR (1987) Bone histomorphometry: standardization of nomenclature, symbols, and units. Report of the ASBMR Histomorphometry Nomenclature Committee. J Bone Miner Res 2(6):595–610

Pfeiffer S, Lazenby R, Chiang J (1995) Brief communication: cortical remodeling data are affected by sampling location. Am J Phys Anthropol 96(1):89–92

Pratte DG, Pfeiffer S (1999) Histological age estimation of a cadaveral sample of diverse origins. Can Soc Forensic Sci J 32(4):155–167

Stout SD, Paine RR (1992) Histological age estimation using rib and clavicle. Am J Phys Anthropol 87:11–15

Stout SD, Gehlert SJ (1980) The relative accuracy and reliability of histological aging methods. Forensic Sci Int 15(3):181–190

Stout SD, Stanley SC (1991) Percent osteonal bone versus osteon counts: the variable of choice for estimating age at death. Am J Phys Anthropol 86(4):515–519

Stout SD, Saunders SR, Katzenberg MA (1992) Methods of determining age at death using bone microstructures. In: Skeletal biology of past peoples: research methods. Wiley-Liss, Inc, New York, pp 21–35

Thomas CDL, Stein MS, Feik SA, Wark JD, Clement JG (2000) Determination of age at death using combined morphology and histology of the femur. J Anat 196(Pt 3):463–471

Thomas CDL, Cooper DML, Clement JG, Peele AG, Hannah K (2007) Intra-osteon distribution of osteocyte lacunae in human cortical bone assessed by synchrotron radiation micro-CT. Australas Phys Eng Sci Med 30(4):433

Watanabe Y, Konishi M, Shimada M, Ohara H, Iwamoto S (1998) Estimation of age from the femur of Japanese cadavers. Forensic Sci Int 98(1–2):55–65

Yoshino M, Imaizumi K, Miyasaka S, Seta S (1994) Histological estimation of age at death using microradiographs of humeral compact bone. Forensic Sci Int 64(2–3):191–198

第10章

交通事故导致的致命创伤

斯特凡尼娅·泽尔博（Stefania Zerbo）

安布拉·迪·皮亚扎（Ambra Di Piazza）

萨尔瓦托雷·普罗卡钱蒂（Salvatore Procaccianti）

埃尔薇拉·文图拉·斯帕尼奥洛（Elvira Ventura Spagnolo）

朱塞佩·洛雷（Giuseppe Lo Re）

尽管近年来在改善道路安全立法和提高车辆安全性方面取得了进展，但报道强调，应对这一全球挑战的行动还远远不够[1]。

致命创伤发生在所有形式的交通工具中，但从统计数据来看，道路交通事故占世界上的绝大多数。

车祸中最常见的死亡原因是头部受伤，其次是胸部受伤和腹部盆腔受伤[2]。A.恩迪亚耶（Ndiaye）报道称，导致死亡的最常见损伤包括胸部（62%的伤亡）、头部（49%）、腹部（10%）和脊柱（9%）[3]。

有一些证据表明，数字尸检在确定交通事故后钝性创伤致死原因方面是有效的[4]。

近十年（译者注：2004—2013），死后横断面成像，包括CT和MRI，已经成为法医病理学的既定辅助手段[5]。

尽管自射线（X射线）摄影术存在以来，就在死后调查中进行成像，但最近改进了繁重的成像技术的使用，以协助或取代死后调查中的常规尸检[5]。

由于可以通过使用MPR和VR重建来重新评估数据，PMCT技术被越来越多地应用于法医学。

虽然很少有人怀疑PMCT检测骨折、异物和严重出血性损伤的能力，但该领域出现了许多错误的"迹象"。

另外，越来越多的PMMRI数据表示，它具有高度的敏感性和特异性，尤其是在评估软组织、神经和心血管系统中。PMMRI的一个主要限制因素是该技术的高成本，因此该技术并未被广泛使用。此外，另一个限制是全身研究的检查时间较长，需要对死者进行全面

S. Zerbo (✉) · S. Procaccianti · E. Ventura Spagnolo
Department for Health Promotion, Maternal and Child Care, University of Palermo, Palermo, Italy
e-mail: stefania.zerbo@unipa.it salvatore.procaccianti@unipa.it; elvira.venturaspagnolo@unipa.it

A. Di Piazza · G. Lo Re
Policlinic Hospital, University of Palermo, Palermo, Italy

评估。

出于这个特定的原因,PMMRI 评估在被要求且可能适用时,必须聚焦于特定的感兴趣的解剖区域。

PMMRI 的一个重要作用是评估某个区域,如四肢皮下脂肪、脊柱和躯干背部,以改进尸检前的检查。

然而,据文献报道,与在创伤性死因病例中的经典尸检相比,用于尸检成像的全身 MRI 提示,该技术在显示主要危及生命的病理状况方面总体表现良好[6]。

还需要强调的是,一些在 PMCT 和 PMMRI 中很容易识别的发现,如气胸、纵隔气肿和血管内气泡,如果在常规手术开始前没有检测到,在尸检过程中可能会漏诊。

10.1　头部受伤

头部受伤通常是直接撞击头部的结果。头部快速地加速/减速,伴有或不伴有头部撞击。致命创伤的概率取决于碰撞速度以及碰撞车辆的大小和类型。

最常见的头部致命创伤包括:

- 颅骨骨折。
- 脊椎脱位和骨折。
- 硬膜外出血、硬脑膜下出血、蛛网膜下腔出血。
- 脑和脊髓挫伤、撕裂和出血。
- 脑室内出血。
- 弥漫性脑损伤(肿胀、轴突损伤、缺氧缺血性损伤、血管损伤)。

颅骨骨折分为线形骨折、凹陷性骨折、粉碎性骨折和环状骨折。各种形式的伤害是由物体直接接触和(或)能量转移到远离撞击现场的地点造成的。

颅底骨折被定义为颅底线形骨折,通常与延伸至颅底的面部骨折有关。蝶窦、枕骨大孔、颞骨和蝶翼是这类骨折最常见的部位。

颅底骨折最常见的部位是颅前窝,其次是颅中窝和颅后窝。颅底骨折往往沿着穿过蝶鞍("铰链骨折")的颞骨岩脊的长线延伸。环形骨折和颅底多条骨折线较不常见。

斜坡是颅底最坚固的骨骼,为颅顶提供机械支撑,并保护脑干和邻近的主要血管结构。尽管其位置较深,但是与脑干、后组颅神经和椎-基底动脉损伤相关的骨折很容易发生,死亡率高,至少幸存者的预后不佳。

一般来说,斜坡骨折在常规射线摄影中很难检测到,而在 CT 等横断面成像中则相反,通常是可检测的尸检结果(图 10.1 和图 10.2)。

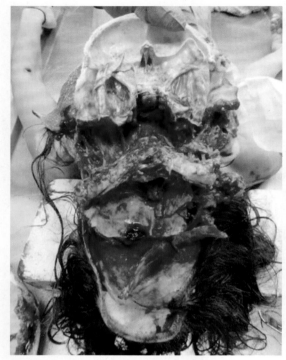

骨折线从一侧穿过颅中窝底到另一侧,中线穿过垂体窝。

图 10.1　颅底铰链骨折

受害者是一名年轻人,他坐在前排乘客座椅上,因正面撞击而死亡。

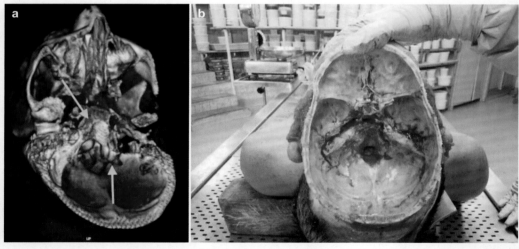

图 10.2　轴旁 VR 重建影像显示了颅底的两处骨折及其方向和长度(黄色箭头),受害者是一名
　　　　　 年轻男子,他在骑摩托车时被撞车身亡(a) ;尸检发现,颅底有同样的创伤性骨折(b)

　　正如科拉迪诺(Corradino) 等人[7] 所报道的那样,斜坡骨折根据其 CT 成像分为纵向、横向和斜向。纵向通常由正面或轴向撞击引起,死亡率最高(67%—80%),伴随着脑干、后组颅神经和椎-基底动脉的损伤。正如法医文献中所报道的,斜向或横向斜坡骨折通常发生在严重的轴向打击后,并且常常与颈动脉损伤有关[8]。

创伤性颅内出血发生在以下部位:

- 硬膜外腔。
- 硬膜下隙。
- 蛛网膜下隙。
- 脑内出血(intracerebral hemorrhage,ICH)。

硬脑膜外出血通常是由于板障静脉撕脱和破裂或窦壁拉伸和撕裂所致的。这可能是颅骨骨折穿过中脑膜沟,切断中脑膜动脉的结果。硬脑膜外血肿(epiduralhematoma,EDH)通常发生在颞骨或顶骨区域,对颞骨的撞击会导致颞骨鳞部骨折。这些出血可能发生在大脑半球的任何部分或颅后窝,而且速度要慢得多。

急性硬脑膜下血肿(acute subdural hematoma,ASDH)是由皮层表面和硬脑膜窦之间的桥静脉或皮质表面的小动脉撕裂引起的。急性硬脑膜下血肿通常伴有严重到足以导致颅骨骨折和脑挫伤或撕裂伤的头部创伤。急性硬脑膜下血肿通常与弥漫性轴索损伤(diffuse axonal injury,DAI)产生的加速力/减速力有关。死亡率极高,幸存者的残余功能障碍严重。

蛛网膜下腔出血可能是头部钝性创伤后遗症的局灶性出血或弥散性出血,或继发于颈部钝性创伤,尤其是高速机动车碰撞时的快速减速导致的椎动脉破裂或椎-基底动脉剥离。

很少有闭锁性头部损伤并发椎动脉破裂或椎动脉瘤[9]。

一般来说,颈部钝性损伤后的血管损伤要么是继发于旋转损伤的剪切力造成的,要么是由于骨突处对血管壁造成的直接创伤。牵张/伸展、牵张/屈曲和侧屈损伤被认为是椎动脉损伤的主要机制。此外,高速机动车碰撞的快速减速很容易导致牵张/伸展或牵张/屈曲损伤(图10.3)。

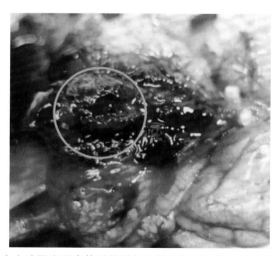

图10.3 一名13岁女孩因交通事故后的颈部钝性创伤而出现右侧椎动脉梭状动脉瘤破裂

脑内出血在重型颅脑损伤中也很常见。有些是主要的,发生在碰撞时或之后不久;其他是继发性的,由颅内压变化或血管损伤导致的出血性梗死引起。

在PMCT检查时,颅内出血与活体相比并无差异。PMCT可以很好地检测到脑实质内出血、硬脑膜外出血、硬脑膜下出血或蛛网膜下腔出血[10]（图 10.4 和图 10.5）。

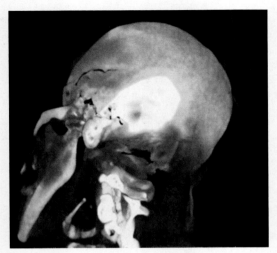

图 10.4 最大密度投影（maximum intensity projection，MIP）3D VR 重建显示，板头上从枕骨缝合线内侧到顶骨 1/3 处存在一大裂缝及寰枕关节半脱位

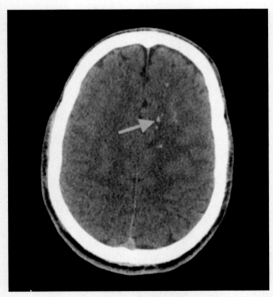

图 10.5 摩托车事故后的非增强头部 CT 影像显示，存在蛛网膜下腔出血和放射冠微量出血

　　在组织解剖之前，可在 PMCT 上快速检测颅盖骨折、颅底骨折以及面骨骨折[11]。

　　尽管 PMCT 在检测软组织损伤和脑实质损伤方面的性能价值较低，但 PMCT 发现，如创伤性去大脑僵直、脑外疝、颅骨粉碎性骨折、脑室内大出血和继发性开放性颅骨骨折引起的脑静脉气体栓塞等，足以导致死亡[11-13]。

　　PMCT 检测到的创伤性病变的另一个重要方法是眼内出血：在大多数情况下，眼内出血是由眼眶和颅底骨折引起的，有时无法通过常规尸检证实[14]。

PMCT 在脑静脉气体栓塞的情况下起到很重要的作用,因为尽管采用了改进的尸检技术来检测气体,但在常规尸检过程中可能还是会将其遗漏。

此外,高度疑似脑静脉气体栓塞的体征包括脑静脉窦、右心、颈上静脉和肺动脉中有气体[11]。

若没有皮下气肿,心脏左侧没有气体,只有肝静脉中有气体而门静脉中没有时,则必须怀疑有栓塞[15]。根据罗斯(Ross)等人的报道,PMMRI 检测蛛网膜下血肿、硬脑膜下血肿和硬脑膜外血肿的特异性、敏感性和准确性非常高[6]。在同一项研究中,在脑组织实质内出血的情况下,PMMRI 的敏感性为 80%,与尸检具有良好的一致性[6]。

此外,PMMRI 足以评估尸检发现的冲击伤或对冲性伤[16]。

如文献报道,冲击伤发生在首先受影响区域的同一部位,而对冲性伤发生在相反部位。关于这一点,在可能的情况下,病理学家和放射科医生都必须了解创伤是如何计算冲击矢量的,这对于头部创伤的法医学重建非常重要[16]。

在头部创伤后的 PMCT 检查中,重要的是要注意一些可能与创伤本身无关的非特定死后体征。尤其是皮质-髓质分界线的丧失、脑肿胀、矢状窦和脑静脉的纤维分隔以及气泡的存在不一定与创伤有关。

皮质-髓质分界线的丧失是由于死后缺氧导致的水肿消减了大脑皮质和髓质之间的边界。然而,为了提高尸检成像调查的特异性,我们必须强调,在进行 PMMRI 数周后,皮质-髓质分界线仍然存在,这有助于识别其他类型的创伤性死亡的大脑结构。

脑肿胀也与缺氧性水肿的形成有关,导致脑体积增大,脑沟、脑池和脑室的体积减小,通常伴随着颅内疝[17]。

由于死后血液静态流动的沉淀效应,血管密度高是常见的现象。如果死者仰卧,那么血凝块总是位于身体的背面,并且在成像时显示,与其他窦相比,后矢状窦的成像更亮。此外,脑静脉也可能看起来更亮,但不能与蛛网膜下腔出血相混淆。

此外,气泡的存在必须与死亡后不久开始的细菌腐败有关。同样的模式也见于全身。在这种情况下,最重要的特征是腐败气体的弥散性分布,这在栓塞或外伤中是不常见的[18]。

尸体的死后骨折可能是在将尸体不断抬上或抬下 CT 床的过程中因粗心而发生意外造成的。与法医病理学家就最初的外部检查或尸检期间的后续检查进行沟通,有助于避免将死后骨折误认为是生前发生的。另外,可能存在生前骨折的间接体征,如 PMCT 上的血肿或 PMMRI 上的骨挫伤。然而,骨髓水肿也可能是由于热冲击引起的与热相关的骨改变而发生的,这可能会导致潜在的缺陷[19]。

10.2 PMMRI vs PMCT vs 尸检

对于颅骨骨折的诊断,放射学技术和常规尸检是等效的。相比尸检,PMCT 能更好地识别面部骨折。在评估脑组织损伤时,发现 PMMRI 足以评估典型的钝性创伤性脑损伤[6,20]。

虽然尸检对硬脑膜下血肿、蛛网膜下脑出血的可视化略优于 PMCT 和 PMMRI，但是通过尸检和放射学技术都可以很好地识别出血，并具有良好的诊断一致性。然而，由于尸检时打开脑膜后发现受损脑组织的复杂性，PMCT 则可以更好地检测到脑室内出血[11]。

PMCT 和 PMMRI 常常漏诊较小的出血，尽管这些损伤在法医学中的作用很重要。

与 PMCT 相比，PMMRI 对轴外出血的研究具有更高的特异性[20,21]。

10.2.1 脑干损伤

脑干创伤性病变最常见于脑桥延髓交界处。脑桥延髓撕裂伤最常见的机制包括下巴遭受撞击，伴有或不伴有颅底骨折，头部侧面和后部撞击并伴有继发性的铰链骨折，头部前后伸展过度[22]。

在所有脑桥延髓撕裂伤的案例中，应在尸检期间进行后颈解剖，因为上脊柱损伤通常与此类损伤相关（图 10.6）。

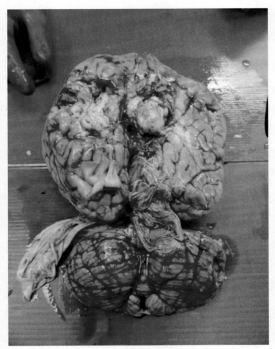

图 10.6　一名年轻女性因交通事故导致的钝性头部创伤而出现
纵向的脑干撕裂伤，并伴有复杂的颅底骨折

10.2.2 脊柱损伤

颈椎在颈部过伸或过屈时容易受伤。PMCT 的引入显著提高了颈椎检查的诊断准确性[23]（图 10.7）。

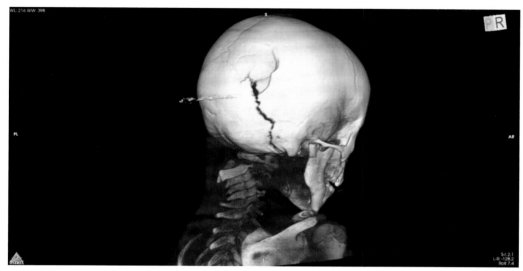

图 10.7 一名年轻女性的 CT 影像,可观察到因安全气囊造成的寰枢关节脱位并伴有齿突状骨折

在尸检中经常被忽视的一个损伤是寰枕关节脱位,在常规尸检中不容易被发现。其他骨折可能发生在颈椎的任何部位,通常发生在 C_5—C_6 水平。安全带的束缚不能防止颈椎损伤,但刚性头枕可以减少过伸造成的伤害。胸椎损伤较少,但在无安全带束缚的驾驶员中,同样的"鞭梢"效应可能会导致上背部脊柱骨折或脱臼,通常在 T_5—T_6—T_7 水平附近。

PMCT 在检测颈髓损伤和椎间盘韧带损伤方面有很大的局限性,这些损伤只能在 PMMRI 上看到,但若存在脊柱骨折,则可以怀疑 PMCT 的准确性[12]。

无影像学异常的脊髓损伤(spinal cord injuries without radiographic abnormalities,SCIWORA)是一种众所周知的疾病,1982 年由彭(Pang)和威尔伯格(Wilberg)首次描述。该实体包括射线摄影正常表现,但在 MRI 研究中只有在脊髓可见时才能检测到。

然而,尽管 SCIWORA 是 PMCT 中的一个潜在陷阱,但大多数创伤性变化在 PMCT 中都可以很容易地被检测到并表征出来。以 PMCT 骨折为特征的脊髓损伤(spinal cord injuries,SCIs)在 PMCT 上很容易被发现。

后纵韧带骨化、颈椎病引起的椎管狭窄、黄韧带骨化、弥漫性特发性骨骼肥厚、椎体融合和强直性脊椎炎常在 PMCT 中被发现,可认为与 SCIs 和 SCIWORA 相关[24,25]。

脊髓损伤可以在 PMCT 上被看到,也可以通过没有横断或严重畸形的脊髓出血和挫伤来确定,有些只能在显微镜下检测到。

一方面,骨折在 PMCT 上很容易被识别。另一方面,虽然 PMCT 在识别脱位、撕裂和出血方面很有用,但在没有半脱位的情况下,有时很难识别椎间盘损伤。椎体周围出血总是与 SCIs 有关,在 PMCT 上很容易被识别。

正如牧野(Makino)等人所报道的,在 PMCT 上有时可以检测到明显横断或严重畸形的 SCIs,这可能导致立即死亡。然而,在尸检时,挫伤和轻微出血更为常见,但由于牙齿和骨骼的伪影,在 PMCT 时无法确定。此外,无影像学异常的脊髓损伤通常与隐匿性椎间盘损伤和隐匿性椎体周围出血有关,但与骨折无关。由于上述关于椎间盘脱位的因素,隐匿性椎间盘突出或自发减少的半脱位可能导致脊髓受压,但在 PMCT 上没有证据。

关于脊髓损伤和无影像学异常的脊髓损伤的一个特殊缺陷表现为死后位置变化,这可能导致半脱位的减少,也与死亡导致的血液循环减少有关[26]。

①PMCT 和 PMMRI 在识别脊柱骨折方面与常规尸检相当或优于常规尸检。PMCT 可以识别上颈椎损伤,与尸检结果吻合良好,但头颅椎体脱位可以通过尸检更好地被识别[20,27]。

10.2.3 ②胸部和腹部钝性损伤

胸部钝性损伤通常与身体其他部位的损伤有关。它们是由不同的组合机制造成的,如直接碰撞、压缩和减速。

胸部直接受压会导致肋骨骨折和胸骨骨折。典型的骨折类型取决于受压部位:胸骨骨折和前外侧肋骨骨折由于前部受压所致;后肋骨骨折是由后压缩引起的,而侧压缩会导致肋软骨破裂。多发性肋骨骨折通常与血胸、气胸、肺和心脏撕裂伤、挫伤有关。人工心脏裂伤通常与胸部其他结构的损伤有关。致病力通常作用于前心窝区。由于它位于胸骨和胸椎之间,心脏会暴露在胸骨上的任何突然冲击和施加在胸部的压力下。高能钝性创伤(损伤严重程度评分——ISS)可导致不同类型的心脏损伤,如瓣膜或心肌挫伤、心脏破裂、主动脉撕裂伴有心包积血。这些病变通常伴有高死亡率的出血或心律失常并发症。在死后研究中,钝性胸部创伤后心脏损伤的发生率在 14%—20%。心脏撕裂伤很少见,但通常是致命的。

心脏撕裂伤可累及左心房、右心房、左心室、右心室、房间隔、室间隔以及上腔静脉或下腔静脉的心包内部分、肺静脉、房室瓣及其腱索。如文献报道,车祸中胸部钝性创伤后室间隔破裂伴或不伴其他心脏损伤是罕见的。损伤的严重程度取决于损伤时的心搏周期。舒张晚期或收缩期早期是易损性增加的时期,因为腔室已满,瓣膜关闭。尸检研究表明,右心室破裂的频率最高,其次是左心室、右心房、室间隔内、左心房和房间隔,频率依次降低(图 10.8 和图 10.9)。

裂伤可能的机制包括:直接撞击胸部,收缩期早期胸骨和脊柱通过双向力量压迫心脏,心室腔充盈,房室瓣关闭,大血管固定导致减速或快速旋转,腹部或四肢受压后产生高液压静脉压力传导,肋骨断裂导致心肌破裂[28,29]。

在所有这些损伤中,胸部突然施加的巨大压力似乎是确定爆炸性心脏撕裂伤的关键因素,经常涉及心房顶部和(或)两个心室顶端。若撞击发生在心脏舒张末期,即血液使心脏最大程度扩张时,则更可能发生腔室破裂或瓣膜破裂。损伤的严重程度取决于撞击速度和胸部压缩(图 10.10 和图 10.11)。

---

① 原版此处 10.3 标题与 10.2 重复,现删除。

② 原版此处为"10.3.1",现调整为"10.2.3"。

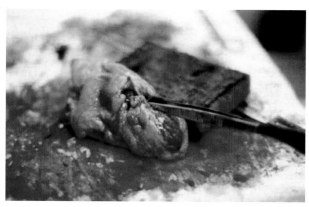

图 10.8　尸检发现心脏前表面有两处透壁性撕裂伤:第一处 3 cm×2 cm,位于室间沟 3 cm 处;第二处 3 cm×2.5 cm 大小,位于心脏钝缘上

一名白人妇女,40 岁,死于交通事故。这名女子在副驾驶座位上没有系安全带。

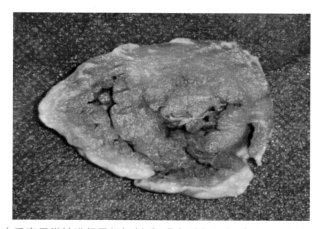

图 10.9　在垂直于纵轴进行平行切割后,观察到左心室、右心室前侧和室间隔撕裂

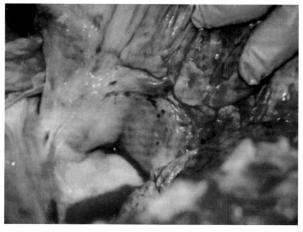

图 10.10　在右心房后表面,观察到点状瘀斑,尤其是在上、下腔静脉连接和右心房壁之间

尸检没有显示胸部外伤的外部迹象,没有明显的肋骨或胸骨骨折。

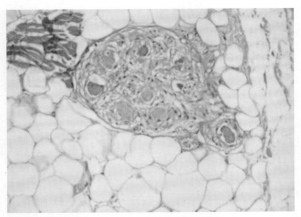

图 10.11   在房室传导组织中,脂肪组织竞争中涉及髓鞘纤维的房间隔
出血性浸润并伴有多灶性瘀斑,HE, 40 ×

●胸部钝性创伤很少会导致冠状动脉损伤。钝性创伤可导致任何冠状动脉闭塞或致其破裂[30]。

●交通事故也是直接撞击胸部造成心脏挫伤的常见原因。钝性心脏挫伤很少会导致心脏传导系统损伤,进而引发致命的心律失常[31]。

PMCT 对胸壁损伤如血胸、气胸、心包积血、心包积气、肺损伤、肋骨和脊椎骨骨折等有良好的检测效果,造影剂的应用对该技术识别胸壁损伤的敏感性没有太大的提高[4]。

在某些情况下,死亡原因也可能是胸壁创伤引起的张力性气胸。事实上,气体可能会诱发脊髓积气和气脑,这可能导致死亡[32]。

如前所述,在常规尸检中,如果不使用特殊技术,如在水下打开身体或使用呼吸机,气体的存在可能会被低估。在这些情况下,在尸检前进行 PMCT 可以作为黄金技术应用[11]。

在 PMCT 中出现肋骨骨折和胸椎骨折伴随连枷胸,并发气胸、纵隔气胸和血胸,表明失血可能是死亡原因[17,33]。

正如文献[6]所报道的,PMMRI 检测血胸具有较高的敏感性和特异性。

在 PMMRI 影像上,由于重力作用,典型模式的特征是底部有沉淀的微粒血液成分,顶部有浆液层[6]。

此外,在 2012 年的同一项研究中,有报道称诊断气胸的敏感性为 100%,特异性和准确性为 73%,而有 10 例在尸检[6]时未检出气胸。

在正面碰撞和侧面碰撞中都可能发生主动脉撕裂伤。创伤性主动脉破裂是机动车事故中胸部钝性创伤受害者死亡的第二大常见原因[34]。在钝性创伤中,主动脉破裂最常见的原因是突然的高速减速,或少数是胸部受到压迫所致。钝性主动脉损伤的其他机制可能包括骨结构之间的血管受压,如胸骨和脊柱。最常见的损伤部位是主动脉峡部[35,36]。

失血的具体体征包括"主动脉消失""高密度盔甲心脏"和"心脏扁平",这也与心脏压塞有关[4]。

主动脉消失指的是血管的塌陷,这是致命性出血的一个重要特征,但也可以在所有大血管中看到,如肺动脉和腔静脉。然而,由于心脏射血量减少导致的压力损失,也可在其他死因中发现[17]。

在非增强 PMCT 上,创伤性主动脉破裂并不总是可被检测到的。当主动脉附近有一个大的胸内血肿,其间没有任何脂肪层时,可以考虑这一点。然而,PMMRI 比非增强 PMCT 能更好地识别主动脉撕裂,尽管在 PMCT 血管造影中最终可以检测到造影剂的"主动"外渗。

PMCT 和 PMMRI 对主动脉破裂的总体敏感性在75%—100%[37]。

有时高密度和非依赖性气体病灶的存在可能提示血栓形成[4]。

肺栓塞是创伤后死亡的次要原因,在非增强 PMCT 上无法被检测到[17]。

心肌破裂仅在 PMMRI 中可被识别[6]。

然而,尽管 PMMRI 具有良好的软组织影像对比度,但由于血管腔塌陷,在出血的情况下,主动脉撕裂不容易被识别和定位[6]。

与 PMCT 一样,对血管周围和壁内血肿的病变部位必须加以怀疑。

主动脉壁呈现出的高密度可能与主动脉壁收缩、管腔失压以及在复苏时大量输注血液或使沉淀血液离开主动脉后血液稀释导致管腔衰减减弱有关。动脉粥样硬化疾病的可能性和是否存在心内搭桥或其他装置可以用于非造影 PMCT,以识别主动脉破裂后引发的纵隔出血[17](图 10.12)。

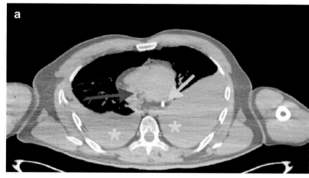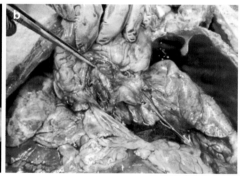

图 10.12　摩托车事故后的非增强 CT 影像显示,由于直接的胸部钝性创伤,造成了广泛的血性胸腔积液,还可以识别尸检证实的心脏搭桥(黄色箭头)的存在,并推测出右心房后壁病变(蓝色箭头),需尸检证实(a);显示右心房后壁创伤性撕裂(b)

膈肌损伤在钝性胸部创伤中一般很少发生。左侧膈肌破裂比右侧膈肌破裂更常见,可能是因为膈肌的右半部分受到肝脏的保护。膈肌破裂往往与腹部器官疝形成有关,通常伴有肝损伤、脾损伤和钝性肺损伤。

创伤性膈疝的特征是膈肌抬高,腹部器官疝入胸腔,可在 PMCT 上被看到。在非造影 PMCT 上识别右侧疝可能非常困难:事实上,具有相同血胸衰减的肝脏可能会导致右侧膈疝漏诊。此外,由于肺和左侧腹部器官(胃、肠)之间的自然对比,左侧疝气更容易区分[11]。

10.3[①]　肺部病变

肺不张在造影 PMCT 上很容易被识别,因为在使用碘化造影剂后,肺组织显示出明显的增强[17]。

肺实质的评估可能包括肺挫伤和撕裂伤。肺实质的直接损伤可通过形成肺泡-静脉瘘引发全身动脉气体栓塞而致死亡。如果胸壁出现开放性损伤,左侧心脏和全身动脉出现气体,但没有具体的体征显示有腐败变化,就必须对此进行怀疑[38]。

通过 PMCT 评估肺实质发现可能很困难,尤其是考虑到与血瘀有关的非特异性体征,这与不同病因的肺挫伤、肺出血或肺水肿并不总能容易地区分开来[38]。

PMMRI 在检测肺实质挫伤和撕裂伤方面也有重要作用;然而,如 PMCT 所述,肺组织死后改变的叠加会降低诊断价值[6]。

[②]在肋骨骨折的检测中,PMCT 与尸检有很强的一致性[6]。

除了气胸和血胸外,尸检在识别胸内损伤方面更为优越。此外,尸检可能会漏诊胸腔气体相关损伤[39]。

所有研究都表明,在识别肺损伤(如挫伤和撕裂伤)方面,尸检等同或优于 PMCT 或 PMMRI。

一些学者认为这是死后变化的结果,使其难以在 PMCT 或 PMMRI 上区分坠积性充血、腐烂、肺泡出血甚至肺炎。

与其他软组织和器官损伤一致,尸检是检测更多心脏损伤和心包损伤的方法。

罗斯(Ross)等人研究了心肌破裂,发现 PMMRI 的敏感性为 75%[6]。

施耐德(Schnider)等人得出结论,PMCT 足以检测心脏病变[40]。

与胸膜腔中的液体和气体类似,纵隔积气、纵隔积血、心包积气和心包积血在尸检中往往会被漏诊。相比之下,PMCT 甚至可以检测到这些损伤中的少量液体或气体(尸检时被漏诊的)[33]。

此外,在对许多案例进行尸检时,纵隔移位一直未被发现[20,33]。

10.4[③]　腹　部

钝力作用于腹部前表面或外侧表面可导致腹部器官如肝、脾的撕裂伤。

非增强 PMCT 在检测腹部实质性器官损伤时灵敏度较低,如检测肝脏损伤的灵敏度为 53%,而检测脾脏损伤和肾脏损伤的灵敏度更低[41]。

然而,高级别的肝脾损伤是可识别的,其特征是肝内低衰减区域、肝脾断裂、局灶性肝

---

① 原版此处为"10.4",现调整为"10.3"。
② 原版此处 10.5 标题与 10.2 重复,现删除。
③ 原版此处为"10.6",现调整为"10.4"。

实质内气泡(以区分门静脉或肝静脉气体聚集)、肝周或脾周血液和腹腔积血[15,41]。

此外,如果没有肾周积液或脂肪滞留或肾破裂的证据,在非增强 PMCT 上很难描述肾损伤[15]。

当气腹明显且分解程度不高时,必须怀疑肠损伤。事实上,肠扩张、肠壁内气体和胃软化都应该被怀疑是正常的死后变化[41]。

PMCT 在腰椎和骨盆骨折检测中的作用类似于全身骨损伤。此外,如果骨盆骨折和 PMCT 出血征象有关,这些征象高度提示了死亡的潜在原因[11]。

在评估腹部器官损伤时,PMMRI 也很有用,尤其是对肝脏损伤。若 MRI 显示相邻腹膜间隙有液体,则必须怀疑肝脾损伤。PMMRI 对肾脏损伤的特异性较高,而对胰腺损伤的特异性较低。

在任何情况下,PMMRI 在检测腹膜和腹膜后出血方面都非常有用[6]。

①在检测腹部器官和软组织的损伤方面,尸检仍然优于 PMCT 和 PMMRI。

PMCT 和 PMMRI 在识别肝周、脾周积液方面的敏感性为 100%,尽管这一发现不能充分预测肝损伤[20,41]。

②在遭受严重创伤时,骨盆会发生多种骨折和脱位。死亡不是由骨盆骨折本身引起的,而是由相关损伤引起的,如泌尿生殖系统和胃肠系统的破坏以及大血管撕裂[42]。

耻骨联合或髂后棘骨折和骶髂关节脱位是由前后压迫导致的,如被车轮碾过。来自侧面的冲击可能会导致耻骨上支(极少数情况下是耻骨下支)和同一侧的骶髂关节脱位[43]。

PMCT 比常规尸检更容易发现骨盆骨折(图 10.13)。

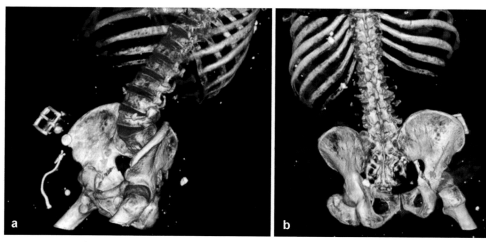

VR 重建影像突出显示了髂骨和骶髂关节的长度和方向(a 右;b 左)。

图 10.13　一名年轻男子被车辆碾过后的非增强 CT 影像

---

① 原版此处 10.7 标题与 10.2 重复,现删除。

② 原版此处为"10.7.1",后无"10.7.2",现连同标题一起删除。

10.5[①] 四 肢

事实上,创伤后皮下脂肪组织的改变被清晰地显示为均匀、界限分明的液体聚集。出血在 T_1W 序列上表现为低信号,在 T_2W 序列上表现为高信号,尽管识别中存在一个限制,即皮下积液的程度可能会掩盖住院患者和已开始腐烂的尸体的创伤性发现[6]。

当进行 1—1.5 mm 的薄片采集时,四肢骨折很容易被识别,并且通过 VR 重建和 MPR 技术获得高分辨率影像。此外可以确定骨折的部位和类型,并可视化软组织损伤,而无须在尸检中进行解剖才能看到骨骼状况[11]。

②PMCT 可以很好地检测到四肢的骨骼损伤,也可以识别尸检中漏诊的其他骨折[11]。

PMMRI 具有混合敏感性,上肢骨折的敏感性为 40%,下肢骨折的敏感性为 100%。然而,对于四肢血肿,PMMRI 显示出了高敏感性[6,20]。

1. WHO (2015) Global status report on road safety. World Health Organization, Geneva
2. Saukko P (2016) Knight's forensic pathology, 4th edn. CRC Press, Taylor and Francis Group, New York
3. Ndiaye A, Chambost M, Chiron M (2009) The fatal injuries of car drivers. Forensic Sci Int 184:21–27
4. Panda A, Kumar A, Gamanagatti S, Mishra B (2015) Virtopsy computed tomography in trauma: normal postmortem changes and pathologic spectrum of findings. Curr Probl Diagn Radiol 44:391–406
5. Baglivo M, Winklhofer S, Hatch GM, Ampanozi G, Thali MJ, Ruder TD (2013) The rise of forensic and post-mortem radiology—analysis of the literature between the year 2000 and 2011. J Forensic Radiol Imaging 1:3–9
6. Ross S, Ebner L, Flach P, Brodhage R, Bollinger SA, Christe A, Thali MJ (2012) Post-mortem whole-body MRI in traumatic cause of death. AJR Am J Roentgenol 199:1186–1192
7. Corradino G, Wolf AL, Mirvis S, Joslyn J (1990) Fractures of the clivus: classification and clinical features. Neurosurgery 27:592–596
8. Menkü A, Koç RK, Tucer B, Durak AC, Akdemir H (2004) Clivus fractures: clinical presentations and courses. Neurosurg Rev 27:194–198
9. Triolo V, Argo A, Zerbo S, Bono G, Bonifacio A, Pugnetti P, Procaccianti P (2009) Lethal rupture of post-traumatic aneurysm of the vertebral artery case report. J Forensic Legal Med 16:168–171
10. Añon J, Remonda L, Spreng A et al (2008) Traumatic extra-axial hemorrhage: correlation of postmortem MSCT, MRI, and forensic-pathological findings. J Magn Reson Imaging 28(4):823–836
11. Daly B, Abboud S, Ali Z et al (2013) Comparison of whole-body post mortem 3D CT and autopsy evalu-

ation in accidental blunt force traumatic death using the abbreviated injury scale classification. Forensic Sci Int 225:20–26
12. Kasahara S, Makino Y, Hayakawa M et al (2012) Diagnosable and non-diagnosable causes of death by postmortem computed tomography: a review of 339 forensic cases. Legal Med 14:239–245
13. Jacobsen C, Lynnerup N (2010) Craniocerebral trauma—congruence between post-mortem computed tomography diagnoses and autopsy results: a 2-year retrospective study. Forensic Sci Int 194:9–14
14. Flach PM, Egli TC, Bolliger SA et al (2014) "Blind spots" in forensic autopsy: improved detection of retrobulbar hemorrhage and orbital lesions by postmortem computed tomography (PMCT). Leg Med (Tokyo) 16:274–282
15. Jackowski C, Sonnenschein M, Thali MJ et al (2007) Intrahepatic gas at postmortem computed tomography: forensic experience as a potential guide for in vivo trauma imaging. J Trauma 62:979–988
16. Besenski N (2002) Traumatic injuries: imaging of head injuries. Eur Radiol 12:1237–1252
17. Christe A, Flach P, Ross S, Spendlove D, Bolliger S, Vock P, Thali MJ (2010) Clinical radiology and postmortem imaging (Virtosy) are not the same: specific and unspecific postmortem signs. Legal Med 12:215–222
18. Patzelt D, Lignitz E, Keil W et al (1997) Diagnostic problem of air embolism in a corpse. Beitr Gerichtl Med 37:401–405
19. Flach PM, Gascho D, Schweitzer W, Ruder TD, Berger N, Ross SG, Thali MJ, Ampanozi G (2014) Imaging in forensic radiology: an illustrated guide for postmortem computed tomography technique and protocols. Forensic Sci Med Pathol 10:583–606

---

① 原版此处为"10.8",现调整为"10.5"。

② 原版此处 10.9 标题与 10.2 重复,现删除。

20. Jalalzadeh H, Giannakopoulos GF, Berger FH, Fronczek J, Van de Goot FRW, Reijnders UJ, Zuidema WP (2015) Post-mortem imaging compared with autopsy in trauma victims—a systematic review. Forensic Sci Int 257:29–48

21. Añon J, Remonda L, Spreng A, Scheurer E, Schroth G, Boesch C et al (2008) Traumatic extra-axial hemorrhage: correlation of postmortem MSCT, MRI, and forensic-pathological findings. J Magn Reson Imaging 28(4):823–836

22. Zivković V, Nikolić S, Babić D, Juković F (2010) The significance of pontomedullar laceration in car occupants following frontal collisions: a retrospective autopsy study. Forensic Sci Int 10:13

23. Burke MP (2012) Forensic pathology of fractures and mechanisms of injury: postmortem CT scanning. CRC Press - Taylor & Francis Group, Boca Raton

24. Ehara S, Shimamura T (2001) Cervical spine injury in the elderly: imaging features. Skelet Radiol 30:1–7

25. Regenbogen VS, Rogers LF, Atlas SW, Kim KS (1986) Cervical spinal cord injuries in patients with cervical spondylosis. AJR Am J Roentgenol 146:277–284

26. Mkino Y, Yokota H, Hayakawa M, Yajima D, Inokuchi G, Nakatani E, Iwase H (2014) Spinal cord injuries with normal postmortem CT findings: a Pitgall of virtual autopsy for detecting traumatic death. AJR Am J Roentgenol 203:204–244

27. Uhrenholt L, Boel LW (2010) Contributions from forensic imaging to the investigation of upper cervical fractures. J Forensic Sci 55(6):1598–1602

28. Gonin J, De la Grandmaison GL, Durigon M, Paraire F (2009) Cardiac contusion and hemopericardium in the absence of external thoracic trauma. Case report and review of the literature. Am J Forensic Med Pathol 30:373–375

29. Robinet S, Morimont P, Lambermont B, Defraigne JO (2012) Interventricular septal rupture caused by vehicular trauma. Heart Lung 41(2):200–202

30. Abu-Hmeidan JH, Arrowaili AL, Yousef RS, Alasmari S, Kassim YM, Aldakhil Allah HH, Aljenaidel AM, Alabdulqader AA, Alrashed MH, Alkhinjar MI, Al-Shammari NR (2016) Coronary artery rupture in blunt thoracic trauma: a case report and review of literature. J Cardiothorac Surg 11(1):119

31. Marshall DT, Gilbert JD, Byard RW (2008) The spectrum of findings in cases of sudden death due to blunt cardiac trauma-commotio cordis. Am J Forensic Med Pathol 29(1):1–4

32. Katz DS, Groskin SA, Wasenko JJ (1994) Pneumorachis and pneumocephalus caused by pneumothorax and multiple thoracic vertebral fractures. Clin Imaging 18:85–87

33. Aghayev E, Christe A, Sonnenschein M et al (2008) Postmortem imaging of blunt chest trauma using CT and MRI: comparison with autopsy. J Thorac Imaging 23:20–27

34. Bertrand S, Cuny S, Petit P, Trosseille X, Page Y, Guillemot H, Drazetic P (2008) Traumatic rupture of thoracic aorta in real-world motor vehicle crashes. Traffic Inj Prev 9(2):153–161

35. Harmouche M, Slimani EK, Heraudeau A, Verhoye JP (2013) Blunt traumatic aortic rupture of the proximal ascending aorta repaired by resection and direct anastomosis. Interact Cardiovasc Thorac Surg 17(4):739–740

36. Kodali S, Jamieson WR, Stephens ML, Miyagishima RT, Janusz MT, Tyers GF (1991) Traumatic rupture of the thoracic aorta. A 20-year review: 1969–1989. Circulation 84(5 Suppl):40–46

37. Aghayev E, Sonnenschein M, Jackowski C et al (2006) Postmortem radiology of fatal hemorrhage: measurements of cross-sectional areas of major blood vessels and volumes of aorta and spleen on MDCT and volumes of heart chambers on MRI. AJR Am J Roentgenol 187(1):209–215

38. Brook OR, Hirshenbaum A, Talor E et al (2012) Arterial air emboli on computed tomography (CT) autopsy. Injury 43:1556–1561

39. Leth PM, Ibsen M (2010) Abbreviated injury scale scoring in traffic fatalities: comparison of computerized tomography and autopsy. J Trauma 68(6):1413–1416

40. Schnider J, Thali MJ, Ross S, Oesterhelweg L, Spendlove D, Bolliger SA (2009) Injuries due to sharp trauma detected by post-mortem multislice computed tomography (MSCT): a feasibility study. Leg Med (Tokyo) 11(1):4–9

41. Christe A, Ross S, Oesterhelweg L, Spendlove D, Bolliger S, Vock P, Thali MJ (2009) Abdominal trauma—sensitivity and specificity of postmortem non-contrast imaging findings compared with autopsy findings. J Trauma 66:1302–1307

42. Richter M, Otte D, Gansslen A, Bartram H, Pohlemann T (2001) Injuries of the pelvic ring in road traffic accidents: a medical and technical analysis. Injury 32:123–128

43. Di Maio V, Di Maio D (2001) Forensic pathology, 2nd edn. CRC Press, Boca Raton

暴力和虐待:虐待儿童

安东尼娜·阿尔戈(Antonina Argo)

朱塞佩·洛雷(Giuseppe Lo Re)

埃尔薇拉·文图拉·斯帕尼奥洛(Elvira Ventura Spagnolo)

阿尔贝托·卡兰德拉(Alberto Calandra)

玛丽亚·乔普林斯基(Marija Čaplinskienė)

阿加塔·克拉潘扎诺(Agata Crapanzano)

安东尼奥·平托(Antonio Pinto)

塞尔焦·萨莱诺(Sergio Salerno)

虐待儿童是一个重要的社会及医疗问题,是导致儿童发病和死亡的主要原因。受虐儿童综合征(battered child syndrome,BCS)是一个综合性术语,指的是 1860 年,法国法医病理学家安布罗斯·塔尔迪厄(Ambroise Tardieu)(1818—1879)在一系列(32 起)的虐待儿童案例中首次描述的经典特征,其中 21 起导致死亡[1]。

1946 年,约翰·卡菲(John Caffey)(1895—1978)发表了第一篇论文,对 6 名患有多发性长骨骨折的婴儿进行了描述,这 6 名婴儿还患有慢性硬脑膜下血肿,无外伤史[2]。他建议对不明原因的长骨骨折、硬脑膜下血肿进行调查。1962 年,坎普(Kempe)及其同事发表了关于《受虐儿童综合征》的研究报告,首次真正认识到虐待儿童是一种疾病,医生有责任对其进行诊断和预防[3-5]。最后,坎普等人提供了创伤是意外还是非意外的放射学线索[6]。值得注意的是,这篇文章被认为是过去 150 年来最好的儿科研究文章之一,因为坎普等人认为医生对儿童负有特殊责任——有责任帮助保护他们的安全,有时甚至是帮

A. Argo · E. Ventura Spagnolo
Department for Health Promotion, Maternal and Child Care, University of Palermo, Palermo, Italy
e-mail: antonella.argo@unipa.it

G. Lo Re · A. Calandra · A. Crapanzano · S. Salerno
Department of Radiology, Policlinic Hospital, Palermo, Italy
e-mail: sergio.salerno@unipa.it

M. Čaplinskienė (✉)
State Forensic Medicine Service, Vilnius, Lithuania
e-mail: marija.caplinskiene@vtmt.lt

A. Pinto
Ospedale Caldarelli, Naples, Italy

他们远离其父母[1]。自 1962 年坎普等人发表文章的几十年以来，美国医学索引（MEDLINE）数据库的在线搜索所反映的科学兴趣表明，医疗保健专业人员产生了收集虐待儿童有关数据的意识。1963 年，MEDLINE 系统增加了"虐待儿童"这个关键词[7]。以下是国家医学图书馆（National Library of Medicine）首次为受虐待儿童文章分配的关键词（伤处及损伤、儿童、儿童福利和婴儿），有 12 篇文章被归类在虐待儿童关键词下，到 2006 年有近 600 篇文章被列在 MEDLINE 的虐待儿童关键词下，到 2016 年有 1989 篇。毫不奇怪，对于虐待儿童认识的显著增加，导致了一个新的儿科亚专业的发展，即儿童虐待儿科[8-10]。2009 年，美国儿科委员会（American Board of Pediatrics）举办该亚专业（与遗产相关）的第一次委员会认证考试。坎普的《受虐儿童综合征》一文中的一个重要成果是培养了一批致力于诊断、治疗和预防虐待和忽视儿童的儿科医生[11-13]。多年来，虐待儿童的诊断越来越复杂，包括生物力学[14]、蛋白质组学[15]、生物化学[16]和遗传学[17]等方法，从法医分子方法的角度来看也包括表观遗传修饰[18,19]。

受虐儿童综合征（也称为"受虐待儿童"或"儿童期非意外伤害"）是一种临床症状，发生在受到严重身体虐待的幼儿身上，是造成永久性伤害或死亡的常见原因。任何突然死亡的儿童，或受伤程度和类型与创伤发生时不一致的儿童，如果有任何骨骼骨折、硬膜下血肿、发育迟缓、软组织肿胀或皮肤瘀伤的证据，都应考虑为该综合征[20,21]（图 11.1）。儿

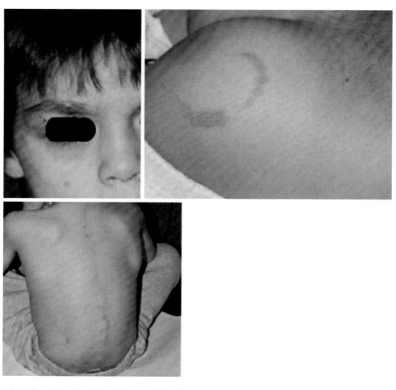

男性患者,6 岁,急诊科观察,出现多处皮肤瘀伤(眶周及背部),性区有成人咬痕。

图 11.1 受虐儿童综合征相关的临床和法医检查(作者观察)

十年来(译者注:1962—2020),经过数百项临床和法医研究的贡献,正如奈特(Knight,2016)强调的那样,当婴儿或儿童在排除意外的情况下遭受父母或监护人的反复身体伤害时,就会发生受虐儿童综合征。

11.1　儿童流行病学:致命性身体虐待

虐待儿童指对 18 岁以下儿童的身体虐待、性虐待、精神虐待和(或)忽视,其在每个社会中都存在。虐待儿童在世界卫生组织欧洲地区[22]和全球范围内都很常见,且往往伴随着其他负面经历(精神疾病、毒品或酒精问题、监禁、目睹亲密伴侣遭受家庭暴力或父母分离)。虽然严重虐待儿童可能会引起儿童保护机构的注意[23],但多年以来,还存在更多隐藏的形式[24]。

对虐待儿童的评估涉及多个学科的互动,包括医学,以及社会工作、执法和司法系统[25,26]。这种跨学科的方法,在儿童权益保护中心或类似的多学科模式的推动下,可能具有挑战性,因为对虐待儿童的定义不同,对医疗评估期间可以确定的信息的期望不同,或对评估结果的解释也不同[22,27]。严重的虐待可导致凶杀[28-34]。虽然该地区 15 岁以下儿童的凶杀率似乎很低,每年约有 850 人死亡,但许多儿童的死亡未经调查,实际数字可能要高得多[35-37]。美国关于虐待儿童的国家统计数据显示,2013 年约有 67.9 万名儿童成为虐待的受害者,其中约有 1520 名儿童死亡。在全国同龄人口中,1 岁儿童的受害率最高,每1000 名儿童中有 23.1 人受害。在遭受虐待或辱骂的儿童中,18% 的儿童遭受了身体虐待。尽管每年的数据有所不同,但根据美国卫生与公众服务部 2015 年的记录,美国每年报道的虐待和忽视儿童案例约有 70 万起,其中 117772 起为身体虐待[23,24]。

在欧洲地区,虐待儿童被认为是一个重要的公共卫生问题。根据 2013 年《欧洲预防儿童虐待报告》(*European Report on Preventing Child Maltreatment*)的数据,在欧洲地区,虐待儿童每年导致 852 名 15 岁以下儿童过早死亡。该报告还恰当地指出"并非所有因虐待而死亡的人都得到了正确的记录,这个数字很可能被低估"。死亡只是冰山一角,因为据估计,每起死亡,就有 150—2400 起经证实的身体虐待案例[38]。遭受虐待,其困境得不到承认的儿童人数可能要高得多,只有通过人口调查才能发现[39]。据估计,全球中度至重度身体虐待的患病率为 4%—47%,精神虐待的患病率为 15%—48%,性虐待的患病率为 20%,男孩的患病率为 5%—10%[40],这表明该地区有数千万儿童遭受不同形式的虐待。国家内部也存在差异,弱势群体的儿童死亡率比富裕社区的高几倍;住院也是如此,来自贫困社区的儿童更有可能因被殴打而住院。贫困使儿童面临更多的虐待风险因素,这些风险因素会随着时间的推移而增加,暴力和忽视的可能性随之增加[41]。

创伤是儿童期最常见的死亡原因,而头部外伤是婴儿期最常见的创伤性死亡原因[40]。医生可能会被要求就医学发现是否表明存在虐待提供法律意见[42];许多已发表的关于表明虐待的医学发现的报道都是基于数据观察(主要来自病例系列)和临床判断[43]。除了指导治疗的医学评估外,还必须记录不需要治疗但支持人为造成原因的发现[44]。法律授权要求医生报告对疑似虐待儿童的合理怀疑,由于诊断的不确定性,这有时是一个很难满足的标准[45]，尤其是当医生也是家庭的儿科医生看护人时，医生可能想要更确定的诊断。有时病史和(或)检查结果有助于迅速准确诊断暴力，但这种情况并不常见[47-50]。更常见的是，在医生得知有关损伤发生背后的不同寻常的故事后，或者在医生发现一个经常被归结为暴力的损伤后，就会产生对儿童虐待的怀疑[51-53]。当损伤模式与所谓的机制不一致时，特别是在考虑了损伤的生物力学之后，就会产生怀疑。不一致性只是引起对虐待儿童问题担忧的众多因素[30,54-56]之一，但在评估儿童骨折[57,58]时，它是一个重要的考虑因素。

一旦怀疑虐待儿童，法医工作人员必须对提供的历史记录持开放态度，该记录可能是真实的、捏造的、故意误导的或不完整的。仔细寻找其他损伤证据，如指尖用力造成的印痕样瘀伤[59,60]、不同时期的伤口、香烟烧伤和忽视迹象，必须成为儿童临床检查的一部分[61]。保护未成年人等弱势群体是绝对必要的。

11.2 儿童身体虐待的临床要点

虐待儿童的诊断通常不仅仅是一个简单的诊断，还需要来自不同医学学科(儿科学、神经学、眼科学、皮肤病学、外科学、法医学、毒理学)的知识，以显示坚实的诊断基础，同时要考虑到意外创伤或混杂疾病的所有鉴别诊断[62-64]（表11.1）。儿童虐待的诊断可能会产生一系列的法律后果[65]。为了避免对治疗的医生造成法律后果，如在未报告的疑似虐待儿童的情况下，以及在报告但未证实虐待儿童的情况下，要求诊断必须是得到确认和验证的[66,67]。

表 11.1 对疑似儿童身体虐待的评估

步骤	评估内容
步骤1	详细了解有关受伤的指控情况： 是否有事件的目击者？ 事件发生时谁与孩子在一起？ 指控事件能解释受伤的原因吗？ 儿童的发育水平是否与拟议的伤害机制一致？ 当事件发生或孩子出现症状时，采取了什么措施？ 在寻求医疗救助时是否有延误？
步骤2	在孩子完全脱掉衣服的情况下进行全面检查： 记录孩子的总体临床状况。 记录任何瘀伤、烧伤或其他皮肤症状。 通过仔细检查每个系带是否有损伤来记录口腔内病变的存在。 记录是否存在结膜下出血等发现。 对这些发现进行拍照，或要求执法部门获取照片。

步骤	评估内容
步骤3	根据儿童的发现和临床状况启动诊断检查。儿童病情的严重程度和医疗干预的需要可能决定获得诊断研究的顺序： 对头部进行 CT 或 MRI 检查。 若怀疑腹部受伤，则对腹部进行造影增强 CT 扫描。 获得全血细胞计数，评估基数(代谢概况,进行凝血研究,检测肝脏和胰腺酶)。 进行全面的骨骼检查。 进行眼底拍照检查。
步骤4	处理任何急性医疗问题。
步骤5	按照国家规定,通知儿童保护服务处。某些司法管辖区,还规定要通知执法部门。
步骤6	如果需要,让孩子住院治疗。
步骤7	医院人员或儿童保护服务处的社工是否进行过广泛的社会评估。
步骤8	如果指定或请求的话,请考虑另外的法医检查,或将案例提交给专门从事虐童案例的儿科医生、团队或中心。可能进行的其他测试包括： 放射性核素扫描以寻找隐匿性或急性骨折。 2 周后再做 1 次骨骼全面检查。 对血液异常进行评估。 对成骨不全症进行评估。 根据发现的鉴别诊断,评估其他医疗问题。

注:评估疑似虐待儿童案例时,建议应采取表 11.1 的步骤清单。

法律授权要求医生对疑似虐待儿童事件有合理的怀疑[68],但由于诊断的不确定性,这在实际中有时难以满足,特别是当医生与家庭有关系时,在这种情况下医生可能希望对诊断更加肯定。在诊断方法上要仔细考虑以下要点,以对疑似儿童身体虐待进行评估(表11.1)[7]：

● 身体受到虐待的儿童,尤其是婴儿,可能出现非特定症状和体征,如呕吐或呼吸暂停。在这种情况下,需要考虑虐待性头部创伤的可能性。

● 尚不能走动的婴儿的身体检查结果,如面部、颈部或躯干瘀伤,或口腔内病变(如撕裂的系带),应引起人为造成创伤的怀疑。

● 对婴幼儿疑似加害性创伤的评估应包括对儿童进行全面体检(尤其应注意皮肤、口腔[69]和腹部),大脑成像,视网膜出血检查,骨骼检查,以及对肝脏和胰腺酶的检测[70-72]。

● 医生有义务向儿童保护服务处报告他们合理怀疑虐待儿童的案例[73]。

检测脆弱的骨骼是临床评估的一部分,这很难确定,尤其是在儿童中。无论是 X 射线影像还是骨密度扫描都不能提供临床上有用的骨强度测量[57]。骨骼有 2 个主要的结构成分：矿物质和蛋白质。儿童骨矿化异常称为骨软化症或佝偻病，最常见的佝偻病与维生素 D 缺乏有关，但有多种先天原因和后天原因。骨骼中蛋白质成分的异常也可能是由于大量先天性疾病或后天性疾病引起的，表现为影响多个骨骼或关节的全身性骨骼疾病的一部分或偶然表现为局部畸形[74]。与骨骼正常的儿童相比，骨骼强度降低的儿童的骨骼可能因较小的力而骨折（表 11.2）。

表 11.2　可能影响儿童骨骼强度的条件

矿化异常
● 维生素 D 缺乏
● 肾脏疾病
● 甲状旁腺功能减退
● 抗维生素 D 佝偻病
● 失用性再吸收
● 早产儿骨病
● 低磷酸酶症
蛋白质形成异常
● 成骨不全
● 先天性骨发育不良
● 维生素 C 缺乏病
● 骨硬化症
● Menkes 病肿瘤
● 神经母细胞瘤
● 白血病
● 朗格汉斯细胞组织增生性感染
● 骨髓炎
● 梅毒
药物
● 甲氨蝶呤
● 维生素 A 中毒症
● 前列腺素 E
病因不明
● 婴儿皮质骨质增生

　　评估骨代谢需要进行血液检测，包括检测血液中血清钙、磷酸盐、碱性磷酸酶、尿素、电解质、肌酸酐和维生素 D 的水平[75,76]。关于不同年龄段的维生素 D 水平[77]、骨矿物质密度和骨强度[78]之间的关系一直存在争议，美国儿科学会（American Academy of

Pediatrics，AAP）最近建议母乳喂养的婴儿服用维生素 D[79]。

二线（second - line）血液检测可能会影响儿童骨骼强度，包括甲状旁腺激素水平和尿液代谢筛查。当有提示性的临床或放射学特征时，可以考虑对代谢性疾病、成骨不全症、铜缺乏症、梅毒和维生素 C 缺乏病进行检测[80]。当需要进一步考虑与家族史（如有异常骨骼病史的家庭成员）和孩子的特殊情况（如异常饮食、临床发现和并发疾病）相关的其他信息时，应考虑对罕见疾病进行额外检查。

当对儿童骨损伤进行常规法医调查时，不建议将骨密度测试作为一个有用工具，因为这些测试在儿童中的参考范围存在争议。此外，这些测试对骨强度降低的敏感性和特异性都很低，因此在法医评估损伤时的作用有限。

在考虑诊断成骨不全症或其他罕见的代谢性疾病的情况下，应获得代谢性疾病专家和遗传性疾病专家的建议[81,82]。成骨不全症的诊断通常是一种临床诊断。当认真考虑成骨不全症的诊断时，可能建议对胶原合成和编码 I 型胶原的基因（*COL1A1* 和 *COL1A2*）进行特异性检测[83]。有关于 I 型 OI 病例被误诊为虐待儿童的文献报道，该案例尽管存在诊断延迟，但最终治疗成功[84,85]。

11.2.1 与身体虐待和头部创伤有关的儿童死亡

虐待儿童引起的死亡可能是颅内损伤或颅外损伤所致[86]。总的来说，头部损伤是受虐待幼儿死亡的主要原因[87]，已经发表的大量研究描述了与儿童虐待性头部创伤相关的流行病学、损伤模式和损伤机制[88-95]。对于虐待性头部创伤的确定仍存在不确定性[96,97]。这些损伤病因的争议既依赖于关于这一问题（方式和方法）[98-100]的法医学知识的进步，也依赖于法律的责任。

婴儿期加害性头部损伤综合征这一名称，反映了对导致所见损伤类型所必需行为的不断认识，有时也存在争议[11,101-105]，如用手臂摇晃婴儿或用力将婴儿的头部或躯干撞向某物表面[40,106,107]。一个特别关注的焦点是硬膜下血肿的三联症——视网膜出血、脑损伤模式和摇晃综合征（shaking syndrome）[99,108-114]。最近还注意到，一些不常见的[115]或无症状的"病理性"[112,116-126]的原因可能导致视网膜出血。

在加害性头部损伤中，有一种特殊类型的创伤会导致更多的全脑损伤，包括缺氧缺血性脑损伤（hypoxic - ischaemic brain injury，HII）和更严重的视网膜出血[127-130]。HII 不是加害性创伤导致严重视网膜出血的必要因素[131]。

对儿童虐待性头部创伤的理解在过去 50 年中不断发展。1962 年坎普指出，在许多情况下，幼童颅内出血是一种标志性的症状。1971 年，古斯凯奇（Guthkelch）提出摇晃是虐待性损伤的一种形式，报道了 23 名儿童（其中 22 名小于 18 个月）出现硬膜下出血、骨折、脑实质损伤和视网膜出血的各种组合[113]。此后不久，卡菲（Caffey）创造了"挥鞭-摇晃婴儿综合征"（whiplash – shaken infant syndrome）一词[1]。2 位学者都注意到，挥鞭-摇晃综合征经常没有外伤迹象，并提出脑中的桥接血管撕裂是颅内出血的原因[3,103,104]。杜海姆（Duhaime）及其同事在 1987 年利用尸检证据和假人模型提出，钝性撞击创伤可能是产生足够减速力以发生特征性损伤的前提条件[132]。然而，肇事者供词的一致性表明，仅摇晃就足以造成此类伤害，而婴儿大脑的实际伤害阈值尚未确定[133]。目前，在虐待性头部创伤的脑病理学和视网膜出血的发病机制中存在多种假设因素[134-136]，包括急剧加速性/减速性损伤、缺氧缺血性损伤（由于灌注减少或呼吸暂停）、钝性撞击、颈部屈伸和颅内或静脉压升高[137]（图 11.2）。然而，根据已发表的数据，这些因素的相对重要性无法准确确定[138-140]。

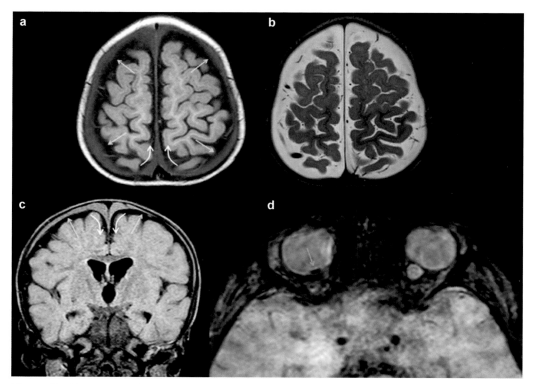

图 11.2[1]　轴位 T_1（a），轴位 T_2（b）和冠状位（c）水抑制反转恢复序列的 MRI 影像显示一名 12 个月大的男孩患有双侧慢性硬膜下血肿（箭头），并累及大脑间裂（弯曲箭头）；磁敏感加权成像（susceptibility weighted imaging，SWI）的影像显示视网膜出血（箭头）（d）

由热那亚詹尼娜·加斯利尼儿童医院（Giannina Gaslini Children's Hospital）的安德烈娅·罗西（Andrea Rossi）医生提供。

现在，弥散加权磁共振成像（diffusion – weighted magnetic resonance imaging，

---

① 原版此图无序号，现增加，后图序依次调整。原版此图中未标注"a,b,c,d"，现补加。

DW - MRI)和非侵入性的血管成像技术的可用性,使得评估 HII 在儿童创伤性头部损伤中所起的作用成为可能[141,142]。DW - MRI 能够识别急性细胞损伤和细胞毒性水肿,在头部创伤的情况下,这些损伤可能由缺氧缺血性损伤、直接创伤性损伤或两者共同导致。脑组织损伤会导致水分子从细胞外基质转移到细胞内基质,与未受损区域相比,在 DW - MRI 上可被识别为水扩散减少。这种改变在 T_2W 序列上组织外观改变前的数小时或数天可以及早识别。DW - MRI(相对于 T_1 或 T_2)对婴儿尤其有用,因为婴儿的大脑含水量高,髓鞘形成不成熟。比乌斯(Biousse)及其同事报道了在一组被认为是虐待性头部创伤的婴儿中可能存在高发病率的 HII。2007 年,艾科德(Ichord)及其同事通过 DW - MRI 在一组儿童中证明了 HII 与加害性创伤之间的关系,这些儿童既有意外性头部损伤,也有加害性头部损伤[143]。已经明确的是,在出现创伤性颅内出血的儿童中,视网膜出血的存在和严重程度的增加与虐待和意外伤害高度相关[144-146]。然而,视网膜出血的机制仍未明确,文献中涉及 HII 的信息有限,因为它与儿科头部创伤中设立的眼部发现有关[147,148]。

　　尽管现有证据表明,头部用力撞击物体表面导致的急剧减速,是造成大多数(如果不是全部)严重的加害性脑损伤的原因[149,150]。由于有这种损伤的婴儿在就医时提供的病史往往是模糊的或不可靠的,因此必须从意外创伤的目击案例和实验性损伤模型中推断出事件的因果力[151]。对脑损伤生物力学的研究已经确定,施加在头部的力量导致大脑围绕其重心旋转,从而造成弥漫性脑损伤。在法医实践中,始终需要进行鉴别诊断,包括儿童死亡中颅骨骨折的非意外原因和意外原因[94,149,152,153]。由于严重创伤造成的意外死亡(机动车辆碰撞、车辆撞到行人、重物坠落造成的颅骨骨折)通常会造成大面积多处损伤,同时伴有颅骨骨折和颅内症状。在这样的意外情况下,调查案情通常可以确证死亡方式,因为它与发现的伤害相一致,并排除了虐待儿童的情况[154-156]。相反,从低处跌落(无目击者或只有一个看护者目睹)会导致儿童的颅骨骨折,其模式与加害性创伤非常相似。使这一诊断难题更加复杂的是,大多数虐待儿童所致的头部损伤和意外头部创伤往往都被父母解释为意外[157-159]。根据文献记载,意外颅骨骨折很少会导致严重的或危及生命的颅内损伤。此外,因意外跌落导致的颅骨骨折很少与其他骨骼(肋骨或四肢)部分的骨折同时出现[160,161]。调查案情是诊断过程的一个基本部分,因为意外颅骨骨折几乎总是不常见的[157,159,162]。

　　颅缝分离比颅骨骨折更常见,可能是创伤的直接后果,也可能是任何原因导致的颅内压升高,因为颅缝分离既可发生在头部有撞击迹象的情况中,也可发生在没有撞击迹象的情况中[163-165]。由于颅缝在生长过程中逐渐融合,颅缝分离发生率,明显是婴儿要高于幼儿。硬脑膜外出血在儿科案例中很少见,因为硬脑膜与颅骨紧密粘连,年轻颅骨有弹性,且不一定与颅骨骨折有关。没有撞击迹象的受试者不会发生硬脑膜外出血。硬脑膜外出血通常与意外创伤有关,但也曾在受虐待的儿童中有所描述。如果脆弱的中脑膜动脉被撕裂,硬脑膜外出血可发生在顶骨或颞骨相对较小的创伤时,因此常见于意外创伤(图11.3)。

硬脑膜下出血是由硬脑膜上的毛细血管网受到物理损伤或生理损伤引起的,据一些研究人员称,这种损伤可导致硬脑膜下血肿[166]。硬脑膜下血肿在有明显撞击损伤证据和无明显撞击损伤证据的受试者中都能观察到。与蹒跚学步的幼儿和年龄较大的儿童相比,婴儿更容易受到硬脑膜下血肿的影响,因为在受到冲击时,婴儿的大脑比年龄较大的儿童的大脑有更多的空间在颅骨中移动。文献报道,虐待性儿童头部创伤患者的硬脑膜下出血很少是大规模的[137,167]。这似乎证实了硬脑膜下血肿不是产生颅内压升高的典型病变,而是大脑在颅腔内移动的标志,这可能与一些剪切性脑损伤(如弥漫性轴索损伤)有关。事实上,由于硬脑膜与颅骨紧密相连,蛛网膜与大脑皮质紧密相连,所以大多数大脑运动都发生在潜在的硬脑膜下隙。因此,薄壁桥静脉很容易撕裂。所以,在每次儿科尸检中,病理学家亲自取出大脑或直接观察由技术员进行的取出过程是极为重要的。否则,硬脑膜下出血的薄层血液很容易被忽略,因为它会随着颅骨的切除而迅速从大脑表面滑落。由意外创伤引起的硬脑膜下出血通常是由剧烈的力量产生的,如机动车事故、从机动车中弹出或从相当高的地方跌落。意外的硬脑膜下出血通常发生在撞击部位,这仅限于大脑凸面,通常是孤立的,并与上覆骨折相关。

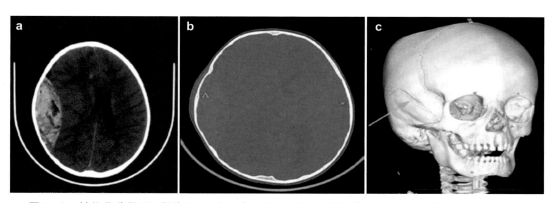

图 11.3 轴位非造影 CT 影像显示,由于出血时间不同,右侧硬膜外大出血,血肿密度不均匀(a);
轴位 CT 平板 VR 3D 重建显示,与左侧相比(*),顶骨和额骨沿鳞状骨(ˆ)缝合处发生畸
形(b);3D VR 影像清晰显示了沿鳞状骨缝合处的骨折(c)
一名 3 岁男童的意外头部损伤。从低处坠落(由看护人员和儿童见证)(作者观察)。

11.2.2 尸检的病理发现

婴儿早期(5 个月或更小)闭合性头部外伤可产生局灶性病变、实质撕裂伤(也称为挫伤性撕裂伤)和弥漫性星形细胞反应[168-170]。

颅骨骨折、弥漫性轴索损伤和硬脑膜下出血的存在表明,受虐儿童受到多种形式的伤害,直接创伤颅骨导致骨折;短弧上的大脑加速产生硬脑膜下血肿;震动较慢加速导致轴突受损[171]。由于硬脑膜下静脉对剪切力敏感,这种惯性效应也可能导致急性硬脑膜下出血。通常,脑干弥漫性轴索损伤不常见。在成年人弥漫性轴索损伤中,轴索中断通常见于脑干背外侧象限[172]。在所有发生挫伤性撕裂的病例中,弥漫性轴索损伤都很明显[141,173]。因此,挫伤性撕裂的存在是更多弥漫性损伤的充分证据。利用角加速度对亚人类灵长类动物轴突损伤的实验研究表明,有一个较慢的加速度分量会产生弥漫性轴突损伤,但无法确定案例中使用的创伤种类[174,175](图 11.4)。

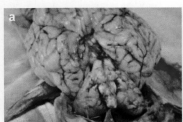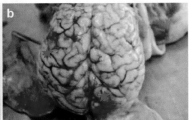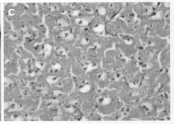

图 11.4　尸检大体检查显示蛛网膜下腔出血的一薄层(＊),在脑凸出和左侧(a);剧烈脑肿胀(b);
缺氧缺血性脑损伤的组织学迹象(c,HE,25 ×)

意外头部创伤的 3 个月大婴儿,临床和旁证显示为摇晃婴儿综合征。这名儿童在接受卫生专业人员急救时出现昏迷和窒息,几分钟后死亡。

11.2.3 虐待儿童的成像方案和法医

当怀疑有骨损伤时,放射学调查是关键,法医病理学家卡梅伦(Cameron)、约翰逊(Johnson)和坎普斯(Camps)提出了虐待儿童研究中的经典格言(“皮肤和骨骼讲述了一个孩子太小或太害怕而无法讲述的故事”)。儿童骨损伤的法医评估的实质是能够确定是否发生了骨损伤,什么时候可能发生了骨损伤,并能够确定伤害的可能机制[56,176,177]。

儿童骨损伤的法医评估需要对骨代谢和生长有初步了解,了解导致骨折的损伤生物力学,并了解放射学调查的力量和局限性,以准确检测骨损伤的存在并估计骨损伤的时间。

然后,可以将可能的伤害原因的法医意见与提供的解释进行比较,并分析它们的相互兼容性。为了确定是否发生了骨损伤,还必须了解不同骨骼的正常结构,以及它们如何在不同力的作用下变形[178]。婴儿和幼儿的骨结构、代谢、骨强度和对机械性损伤的反应与年龄较大的儿童、青少年和成年人有显著不同[179]。此外有许多代谢过程和先天性异常会影响儿童骨骼的强度,因此当遇到机械性外力时,他们的骨骼易受伤害[180,181]。儿童的骨骼比成年人的骨骼更柔软,含有更多的软骨,生长板相对脆弱,骨基质的结构随着不断成熟而改变。

儿童的骨损伤可能很难被发现,临床、放射学检查结果有时难以分析。对调查结果的错误解释可能导致不正确的法医结论,以及随后国家在保护弱势儿童方面采取错误的行动。对虐待儿童的误诊与对虐待儿童的漏诊一样有害。研究试图将使用有限序列方案的MRI 与 CT 进行比较,以评估儿童头部损伤的情况。尽管研究在序列和人口统计学方面存在一些差异,但两者都得出结论,CT 和 MRI 在检测急性颅内出血方面具有可比性。事实上，有机构提出在儿童头部创伤中使用 MRI 作为初始影像检查，除非"对于需要适当护理的患者来说，等待 MRI 的时间太长，无法接受"[182]，而且不使用电离辐射方法[183]。

如前所述，如果 MRI 能满足三个条件——便宜，随处可用，无须或最少等待时间、在非常短的时间内提供完整的扫描，那么每个急诊室都会有一个，而且几乎只用于评估儿科头部创伤[184]。除了一些骨质病变外，全序列的 MRI 比 CT 更敏感、更有特异性。再加上弥散成像和弥散张量成像的功能，MRI 可以发现新的信息，并对传统 MRI 无法检测到的脑部病变进行诊断，如此，用户就可以明白为什么 MRI 最终会变得无处不在。然而，使用 MRI 的成本更高，操作成本也更高。它有物理限制，因为磁铁总是开着的，一不小心就会把人吸进去。此外，大量且不断增长的 MRI 序列会导致检查时间越来越长。此外，MRI 需要完全固定患者，而这种情况在儿童身上是很难做到的，有时需要对年龄较小的患者进行麻醉。

一些学者指出，他们意识到儿童，特别是那些需要使用电离辐射进行反复研究的儿童，对辐射暴露非常敏感。然而，除了眼睛的晶状体之外，大脑对辐射不敏感，但总是有必要考虑使用 CT 而不是 MRI 的风险-效益比。如果有急性受伤的儿童，若情况需要，不进行 CT 检查是没有意义的。正确的头部 CT 检查不太可能给孩子的生活增加太多（如果有的话）发病率，尤其是头部严重受伤的孩子。

与医学的其他领域一样，诊断过程建立在所提供的病史和临床检查结果之上。损伤的法医评估过程遵循一个标准路径；对于疑似骨创伤的评估与任何其他可能造成损伤的评估并无区别。

金融、政治、司法管辖权和地理因素导致世界各地的建议和做法各不相同。

地方卫生部门、学院和特殊协会的建议指导了良好的实践[185-187]。若获得专门调查设施的机会有限，则需要考虑其他调查手段。例如，在儿童家庭附近进行所有调查（该可能性也值得怀疑），以尽量减少儿童对电离辐射的暴露，并使用推荐的黄金标准工具进行调查。电离辐射的长期风险可能有几十年的潜伏期，该风险必须与儿童身体受到进一步伤害的短期风险相平衡。获得这些成像程序的许可不应被忽视，但这种许可有时会来自法院提名的临时儿童看护人，而不是孩子的父母。有时，前往专科中心或三级医院使用最适合儿科成像的技术和设施进行调查，对确保儿童的最佳利益和人身保护是最好的。决策必须仔细考虑当地的儿童保护健康评估指南。对于 2 岁以下的儿童，一致认为需要进行高质量的骨骼放射检查，以作为疑似非意外损伤调查的重要组成部分。即使损伤似乎是在身体的某个部位，也要对整个骨骼进行调查，因为这些儿童（通常）无法提供可靠的病史，由于他们的骨骼不成熟，相对较弱，体型较小，容易受到伤害，并且从儿童的临床检查中可能看不出损伤。然而，获得这种高质量的骨骼调查所需的推荐设施、设备、技术和方案在不同国家和专业学院之间略有不同，每个地区都会推荐一个标准方案。美国放射学会（ACR-SPR，儿童骨骼调查的表现和解释的实践参数）推荐高质量的数字 X 射线，使用尽可能低的辐射剂量,并由放射科医生同时监测影像(如果需要额外的视图,以进一步确定感知到的异常)[12,13]。不熟悉公认方案的医生在获取骨骼测量影像时,常见的错误是未能获得长骨(尤其是手腕、膝盖和脚踝)的骨骺和生长板的锥形视图,以及由于肺部通气不良、患者移动、不理想的曝光系数/影像捕捉或 X 射线束的中心不佳而导致肋骨成像不足。建议将核医学扫描作为额外的"一线"调查,因为核医学扫描和放射骨骼检查的结合提高了儿童非意外伤害的总体检出率[180,188-192],但有学者认为,核医学扫描的辐射暴露量可能太高,在临床实践中无法将其纳入常规调查。其他影像学方法用于临床指示时也可提供额外信息。例如,对肋骨骨折进行骨超声检查,可以帮助放射学检测 X 射线成像无法清晰检测到的骨折[193-195]。

在 2 岁以上的儿童中,隐匿性骨损伤的检出率明显较低,最好使用疑似损伤部位的 X 射线检查怀疑的骨损伤。对于一些 2—3 岁的儿童,如果强烈怀疑有隐匿性骨损伤,可考虑用骨骼调查的方式进行放射学调查,在可疑案例中可以保留骨扫描。发现 5 岁以上儿童隐匿性骨损伤的可能性很小,因为他们能够提供更好的病史,而且他们的骨骼需要更大的力量才能造成损伤。因此,对于年龄较大的儿童,在临床怀疑异常高的紧急情况或其他特殊情况下,应保留射线摄影的骨骼检查。当怀疑儿童的所有年龄段都有非意外骨创伤时,也应常规进行血液检测以评估骨代谢。学者建议对血清钙、磷酸盐、碱性磷酸酶、尿素和电解质以及血清维生素 D 等进行检测[196,197],有时还需要考虑其他检查。当个体临床医生缺乏足够的知识和技能来整理这些信息并形成法医意见时,他/她必须向经验丰富、受过法医培训的同事寻求建议。核医学骨扫描通过识别骨组织内因损伤而发生的代谢变化来显示骨创伤。有时,所显示的骨代谢变化可能与 X 射线检查的外观变化无关。

需要了解这些成像技术的物理原理,以便于识别临床检查中不明显的损伤。所证实的变化必须与模拟骨损伤的正常变异和病理学相区别。一些骨病理学的模拟需要通过其他实验室测试进行研究。

由于不同身体组织的密度不同,以及不同探测器系统的特性不同,可以在人类的常规 X 射线影像或射线摄影上识别出 5 种不同的密度。骨损伤最常见的诊断方法是发现骨间隙、缺损、断裂或排列异常,或者有骨损伤愈合的放射学迹象。影响是否显示骨损伤的因素包括骨折骨边缘的分离、骨折对 X 射线束的方向、骨折在身体中相对于其他结构的位置(是否被覆盖的骨骼遮挡)以及骨愈合的阶段和程度。影响骨骼显示效果的技术因素包括所用成像系统的分辨率、儿童的固定程度、影像是否与某个区域相连、构成检查的投影数量,以及是否使用了适合儿童大小的照射量因子。锥视图和不同的投影对于确定生长板和肋骨的细微损伤非常重要(图 11.5)。

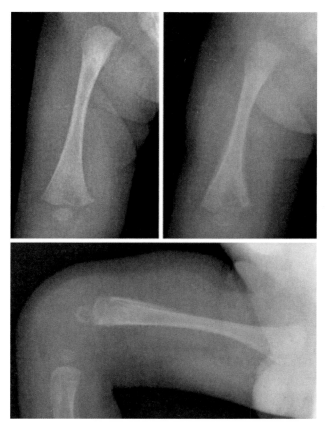

图 11.5 [1]　股骨射线摄影(AP 视图)显示一名 6 个月大男孩的干骺端股骨远端骨折;

15 天后股骨远端的弥漫性骨膜反应(AP 和侧视图)

由热那亚詹尼娜·加斯利尼儿童医院的克劳多·格拉纳塔(Claudo Granata)医生提供。

平片是 3D 结构的 2D 表现,这会导致身体组织和器官的重叠。这一点,再加上平片区分不同身体组织的能力有限,会使一些结构难以识别。然而,当观察四肢的骨骼时,这不是一个问题,因为重叠结构较少,骨骼的放射正交投影有助于骨折的检测。X 线平片能够产生具有极高空间分辨率($\leqslant 100\ \mu m$)的影像。尽管分辨率非常高,但由于 X 射线束对骨折的方向和(或)骨折碎片的分离距离较小,一些骨折在 X 线平片上是不可见的。CT成像通过使用准直的 X 射线束生成影像,该准直 X 射线束以多个投影方式穿过患者。从多个不同的投影中收集的数据可以对患者个别点的 X 射线衰减进行数学计算。过去,获取一个单片需要不到 1 分钟,而处理则需要更长的时间。目前的多探头 CT 的分辨率约为$0.3\ mm \times 0.3\ mm \times 0.3\ mm$,可以在不到 0.5 秒钟的时间内同时获取多达 320 个切片,并且能够在几秒钟内处理生成/构建影像所需的所有数据。时间分辨率的提高减少了运动伪影,改善了所有成像平面的空间分辨率,从而增加了 CT 的使用,以非常好的对比度分辨

---

① 原版此图无序号，现增加，后图序依次调整。

率,用入射 X 射线束来识别多个平面或斜向的复杂骨折。因此,CT 可以显示常规射线摄影上看不到的骨折。CT 利用电离辐射,比平片的剂量更高、更明显。平片能够区分 5 种密度,而 CT 的对比度分辨率要高得多,在大脑的 CT 影像中能够区分血液、白质、灰质和脑脊液(cerebrospinal fluid,CSF)等组织。通过调整影像窗口的宽度和水平,可以控制不同结构组织之间的对比度,这就产生了"骨骼窗口"设置等术语。CT 影像可以单独识别重叠结构,并提供骨骼解剖细节,这在评估复杂形状的骨骼和关节周围非常有用。CT 非常清楚地显示局灶性骨溶解/破坏区、骨硬化区和骨膜新骨形成区。CT 能够提供软组织的一些信息,尤其是当存在局部软组织钙化或皮下气肿且数量很少时,X 射线不容易描绘。US 和 MRI 研究通常能提供更好的软组织影像,更有可能识别软组织病理,特别是在血肿的检测和形成时间测定中。导致婴儿骨折的力是诊断过程的一部分。未成熟长骨初生海绵层骺端平面微骨折被认为是由平面剪切力引起的。这些损伤被称为典型干骺端损伤[198],但它们通常被称为"桶柄型"或"角型"骨折[199]。当婴儿受到震动时,在快速加速或减速过程中,以及当牵引力、压缩力或旋转力作用于软骨骺时,会产生剪切力。虽然 X 射线的表现可能因 X 射线束的投射而有所不同,但这些放射学发现实际上代表了单一的病理过程。骨干(长骨干)骨折在受虐儿童中比典型的干骺端损伤更常见。骨干骨折通常由儿童意外损伤引起,比如意外摔倒或运动损伤。与经典的干骺端损伤相比,骨干骨折的部位和类型很少有助于区分意外损伤和外伤。在某些情况下,如当螺旋骨折的存在表明施加了扭转力时,监护人提供的解释与观察到的损伤模式之间的差异可能表明监护人没有说实话。关于所谓的损伤机制,还需要提出其他问题。横断的骨干骨折可由垂直于长骨轴的力(如直接打击)引起,也可由沿骨轴传递的弯曲力引起(图 11.6)。儿童的骨膜与骨骼骨干的连接相对较差。扭转力可使骨膜从骨干骨皮层剥离,导致骨膜下出血并产生骨膜下骨痂。当根据骨骼损伤诊断虐待儿童时,颅骨骨折是常见的病因[164](图 11.7)。简单的线性颅骨

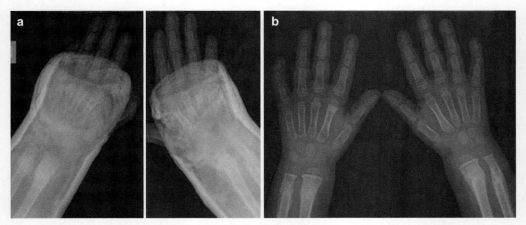

图 11.6　双侧桡骨远端和尺骨骨折伴干骺端背角形成和脱位(a);由于生理性骨重塑,
改变的皮质骨轮廓可能会完全消失(b)

一名 4 岁女性非意外骨折(作者观察)。

骨折是由人为外伤和意外创伤[200-206]造成的（图 11.8）。非顶骨骨折、多发性复杂骨折、广泛分离和凹陷性骨折以及与严重颅内损伤相关的骨折都应引起对可能造成的伤害的关注。单次撞击可导致穿过缝合线的颅骨骨折。在极少数情况下，一次撞击所传递的力量会使两头骨在撞击点附近断裂。当颅骨两侧的骨头骨折时，应考虑多次撞击和挤压伤。在意外和损伤的情况下，由于与被检查物体的钝性撞击，可能会发生颅骨凹陷性骨折，由于不成熟颅骨的柔韧性，可以导致骨骼无缝隙的畸形，称为乒乓球样骨折。

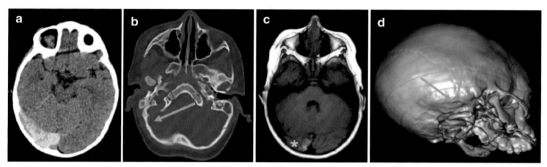

图 11.7 颅脑 CT 影像显示右侧矢状旁和枕部硬脑膜外出血（＊），同侧小脑幕和后镰受累（a）；枕骨/乳突周围颅骨的同侧皮质小病变（箭头）（b）；3 个月后进行的颅脑 MRI 检查仍能检测到蛛网膜下腔出血，沿着枕骨几乎没有血液残留（＊）（c）；3D VR 重建 CT 影像显示枕骨不规则骨折（箭头）（d）

一名 2 岁女性（被母亲殴打）的非意外脑损伤。

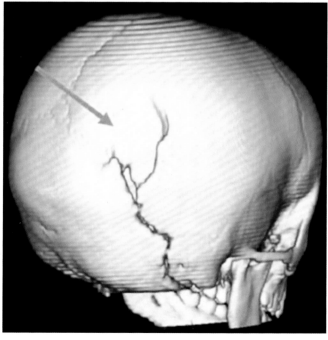

图 11.8 3D VR 重建 CT 影像显示枕骨巨大骨折（箭头）
18 个月大的女婴。

这些骨折显示出横向的外观,这在儿童意外创伤性骨折中并不常见。

事实上,他们通常表现为棒状外观,远端皮质粉碎。或者,但不太常见的是,它们可能表现为螺旋状外观,这是由于在创伤性事件中累及骨干长轴,从而导致斜向骨折和纵向骨折。本例患者出现边缘完全的横断骨折,可能是由远端骨干骨的直接损伤引起的。此外,位于同一骨骼部位的双侧骨折可能表明非意外损伤,但它们通常在同一骨骼中显示不同的定位,尤其是在意外变形导致骨折的情况下。患者接受了矫形石膏植入治疗,但没有进行手术骨折复位,这导致30天内大量骨痂形成和骨骼畸形。

11.3 结 论

没有特定的骨骼损伤是虐待儿童的症状[202-204,207]。尽管没有诊断虐待儿童的骨损伤[208],但是一些骨损伤模式在遭受攻击的儿童中比在遭受意外骨创伤的儿童中更常见。2 岁以下儿童的典型干骺端病变在受虐待的儿童中远比因事故而遭受创伤的儿童中更常见[209]。

后肋骨骨折、肩胛骨骨折、锁骨末端、胸骨和脊椎棘突骨折提示但不能证明是袭击造成的损伤。多处双侧对称性骨折、判断为不同年龄的骨折、手足骨骨折、椎体骨折、复杂颅骨骨折和相关的非骨骼损伤应引起对可能的殴打的怀疑。有学者提到了公认的骨损伤模式的"特异性",以便于诊断虐待儿童[198,210],但必须谨慎。主要发生在已知遭受虐待的儿童身上的骨折被归类为虐待儿童的"特异性"骨折,而发生在被袭击和意外受伤儿童身上的骨折被归类为"非特异性"骨折。受袭儿童中最常见的骨折类型为"非特异性"骨折,包括骨干骨折和线性颅骨骨折。

当法医工作人员对儿童骨骼损伤的原因形成意见时,他们现有的知识库是形成意见的基础。遗憾的是,现有文献中不乏研究方法不当、仅基于少数案例的教条式陈述以及通过循环逻辑和其他逻辑谬误的错误推理的例子。例如,是否自发诊断一个有孤立的螺旋形股骨骨折的幼儿为虐待儿童,受到法医的强烈影响,因为法医认为在一个没有行动能力的儿童身上,这种骨折模式更可能是由虐待而不是意外造成的。有时,循环逻辑、孩子所处的糟糕的社会环境[211]以及合并损伤的存在会影响法医对骨折原因的诊断[212]。儿童骨愈合知识在疑似虐待性骨折的诊断中起到了重要作用,几位学者对我们理解骨骼如何从损伤中恢复做出了重要贡献。受伤后的时间,尤其是对那些在法医环境中工作的人员,需要注意的是,这些时间只是基于有限数据的估计,并且理解来自对因意外创伤而死亡的儿童骨损伤的研究。组织学分析表明,当受伤的原因是加害性损伤时,愈合过程通常没有什么不同[213]。据了解,骨愈合分为多个阶段。首先,诱导阶段从损伤时间延伸到骨折部位新骨的出现。由相关出血引发的炎症反应可能持续几天,并在 X 线平片上以软组织肿胀的形式显示出来,且伴有正常脂肪和筋膜层的移位和闭塞。初期的软组织肿胀称为前骨痂。一开始看起来很尖锐的骨折线会随着愈合的进展而改变。受损的骨骼首先被吸收，这是炎症过程的一部分，可能会导致骨折边缘的模糊。核医学骨骼扫描可能会检测到炎症导致的血流量增加，而 MRI 或 US 可能会检测到 X 射线上尚不明显的软组织变化。然后，软骨痂或原发性骨痂开始形成，纤维软骨组织生成以稳定骨折部位的骨骼，并转化为松散的编织骨。在婴儿中，这种钙化/骨化常被视为骨膜新生骨，可在 7—10 天内发生，但在较大的儿童中往往发生较晚（受伤后 10—14 天）。大量的骨痂形成可能是骨折不稳定和（或）反复损伤的标志。其次，当无序的骨膜和骨内膜骨（有时称为临时骨痂）开始转变为板层骨，骨小梁沿着承重/压缩/拉伸方向排列时，就会形成硬骨痂。这一阶段最早在婴儿 14—21 天开始，在 21—42 天达到高峰。重塑是随着畸形的逐渐矫正和最初愈合过程中多余的骨痂的再吸收而发生的。这一阶段始于骨愈合后，可能会在受伤后持续 1—2 年。儿童骨折后的骨骼重塑可能导致骨骼完全愈合，在 X 线平片上与未受伤的骨骼无法区分。

一般来说，幼龄婴儿的愈合速度更快，但骨骼愈合和重塑发生的速度因多种因素而异：受伤骨骼的解剖结构；裂缝的位置和性质；骨段成角程度和位移；愈合过程中骨折的固定程度；骨折愈合过程中施加的应力；促进骨损伤愈合的代谢过程。只有在愈合过程完全确定后，才能在 X 线平片上确定细微骨折，如典型干骺端损伤和肋骨骨折，这使得骨扫描或重复 X 射线检查在评估损伤时至关重要。在最佳愈合条件下，骨折可能在短短几个月内通过 X 射线或核医学骨骼扫描检查显示正常。其他骨骼，如头骨，可能没有显示愈合的放射证据；颅骨骨折的时间测定具有显著的不精确性。表 11.3 确定了可能影响骨愈合的因素。

表 11.3 骨愈合修复

促进骨愈合的因素	影响骨愈合的因素
固定化	固定不良/不稳定
早期治疗	延迟治疗
单纯骨折，两段	多节段复杂骨折
对齐良好，间隙小（位移最小）	骨折段的分离、成角或移位
血液供应良好	血液供应不稳定/不足
年龄小、营养和健康	年老、营养不良、健康状况不佳、局部或全身感染

当骨折累及生长板或成角、移位时，骨可能无法正常生长，导致永久性畸形和（或）肢体缩短。当儿童的骨骼因创伤而受损时，可能影响愈合过程的其他因素包括延迟就医、同时存在的营养不足（可能与忽视有关）以及随后/反复的骨折部位损伤。珀金斯

（Perkins）、斯基尔文（Skirvin）[214]及斯宾塞（Spencer）[215]在1987年的两份案例报道中，报道了伴有严重头部损伤的儿童股骨骨折愈合得更快。这些研究尚未得到验证，这种关联的临床意义仍不确定。

损伤时间的影像学评估包括软组织外观、骨折线、畸形和骨痂的评估。因此，只能在一定范围内对可能的受伤日期做出估计。然而，当有多个创伤部位时，评估损伤是否可能发生在同一时间或不同时间往往是有用的。反复的创伤引起了对造成伤害的怀疑。在普罗瑟（Prosser）等人的系统综述中[216]，对儿童骨折的时间测定只发现了3篇符合他们纳入标准的文章。在报道的189名儿童（243例骨折）中，只有56名儿童年龄在5岁以下，而5岁以下是大多数由殴打导致骨折的年龄组。克莱因曼（Kleinman）的教科书（1998）根据其个人经验提供了关于骨折时间测定的观点。奥菲菲亚（Offiah）和霍尔（Hall）[217]最近对有关受虐儿童骨折模式和骨愈合的文献进行了重大补充。然而，对于不同年龄、不同骨骼和不同骨折类型的儿童骨折愈合特征，目前还没有足够的案例来确定。

除了生理因素外，射线摄影技术和成像系统的分辨率可能会得不到优化。重要的是，要使用高分辨率技术，并由熟悉优化儿童成像技术的放射技师进行成像。不熟悉解读儿童X线平片的放射科医生可能无法发现骨损伤的迹象，而经验丰富的儿科放射科医生更容易识别。US非常依赖操作者，需要专业技能，其性能更适合于临床可疑区域的局部检查，而不是损伤证据的全面筛查。此外，当X射线检查正常时，US可以用于识别软组织病变，如挫伤或肿胀。

1. Tardieu A (1860) Étude médico-légale sur les sévices et mauvais traitements exercés sur des enfants. Ann Hyg Pub Med Leg 13:361–398
2. Caffey J (1946) Multiple fractures in the long bones of infants suffering from chronic subdural hematoma. Am J Roentgenol Radium Ther 56:163–173
3. Caffey J (1972) The parent-infant traumatic stress syndrome; (Caffey-Kempe syndrome), (battered babe syndrome). Am J Roentgenol Radium Therapy, Nucl Med 114:218–229
4. Cameron JM, Johnson HR, Camps FE (1966) The battered child syndrome. Med Sci Law 6(1):2–21
5. Cameron JM, Rae LJ (1975) Atlas of the battered child syndrome. Churchill Livingstone, Edinburgh, London
6. Kempe CH, Silverman FN, Steele BF, Droegemueller W, Silver HK (1962) The battered-child syndrome. JAMA 181:17–24
7. Berkowitz CD (2017) Physical abuse of children. N Engl J Med 376:1659–1666
8. Block RW, Palusci VJ (2006) Child abuse pediatrics: a new pediatric subspecialty. J Pediatr 148(6):711–712
9. Adams G, Ainsworth J, Butler L, Bonshek R, Clarke M, Doran R, Dutton G, Green M, Hodgkinson P, Leitch J, Lloyd C, Luthert P, Parsons A, Punt J, Taylor D, Tehrani N, Willshaw H, Child Abuse Working Party (2004) Update from the child abuse working party: Royal College of Ophthalmologists. Eye (Lond) 18:795–798
10. Ross AH, Juarez CA (2014) A brief history of fatal child maltreatment and neglect. Forensic Sci Med Pathol 10(3):413–422
11. Adamsbaum C, Grabar S, Mejean N, Rey-Salmon C (2010) Abusive head trauma: judicial admissions highlight violent and repetitive shaking. Pediatrics 126:546–555
12. American Academy of Pediatrics, Section on Radiology (2000) Diagnostic imaging of child abuse. Pediatrics 105:1345–1348
13. American Academy of Pediatrics, Section on Radiology (2009) Diagnostic imaging of child abuse. Pediatrics 123:1430–1435

14. Pierce MC, Bertocci G (2008) Injury biomechanics and child abuse. Annu Rev Biomed Eng 10:85–106

15. Gao WM, Chadha MS, Berger RP, Omenn GS, Allen DL, Pisano M, Adelson PD, Clark RS, Jenkins LW, Kochanek PM (2007) A gel-based proteomic comparison of human cerebrospinal fluid between inflicted and non-inflicted pediatric traumatic brain injury. J Neurotrauma 24(1):43–53

16. Berger RP, Adelson PD, Pierce MC, Dulani T, Cassidy LD, Kochanek PM (2005) Serum neuron-specific enolase, S100B, and myelin basic protein concentrations after inflicted and noninflicted traumatic brain injury in children. J Neurosurg 103(1):61–68

17. Cicchetti D, Rogosch FA, Sturge-Apple ML (2007) Interactions of child maltreatment and serotonin transporter and monoamine oxidase A polymorphisms: depressive symptomatology among adolescents from low socioeconomic status backgrounds. Dev Psychopathol 19(4):1161–1180

18. Hecker T, Radtke KM, Hermenau K, Papassotiropoulos A, Elbert T (2016) Associations among child abuse, mental health, and epigenetic modifications in the proopiomelanocortin gene (POMC): a study with children in Tanzania. Dev Psychopathol 28:1401–1412

19. Zarate YA, Clingenpeel R, Sellars EA, Tang X, Kaylor JA, Bosanko K, Linam LE, Byers PH, Genet A (2016) COL1A1 and COL1A2 sequencing results in cohort of patients undergoing evaluation for potential child abuse. Am J Med Genet A 170(7):1858–1862

20. Maguire S, Mann MK, Sibert J, Kemp A (2005) Are there patterns of bruising in childhood which are diagnostic or suggestive of abuse? A systematic review. Arch Dis Child 90:182–186

21. Maguire S, Mann MK, Sibert J, Kemp A (2005) Can you age bruises accurately in children? A systematic review. Arch Dis Child 90:187–189

22. Vock R, Schellmann B, Schaidt G (1980) Isolated injuries of intestinal tract due to body maltreatment (author's transl). Z Rechtsmed 84(2):155–159

23. Global Burden of Disease (2013). World Health Organization, Geneva. http://www.who.int/topics/global_burden_of_disease/en/. Accessed 18 Nov 2017

24. Global Status Report on Violence Prevention (2014) WHO, Global status report on violence prevention 2014, Geneva. Accessed 15 Nov 2017

25. Child Maltreatment (2012) Washington: A.f.C.a.F. U.S. Department of Health and Human Services, Administration on Children, Youth and Families, Children's Bureau, 2012

26. U.S. Department of Health & Human Services, Administration for Children and Families, Administration on Children, Youth and Families, Children's Bureau (2016) Child maltreatment 2014. http://www.acf.hhs.gov/programs/cb/research-data-technology/statistics-research/child-maltreatment. Accessed 18 Nov 2017

27. Kleinman PL, Kleinman PK, Savageau J (2004) Suspected infant abuse: radiographic skeletal survey practices in pediatric health care facilities. Radiology 233(2):477–485

28. Chadwick DL, Chin S, Salerno C, Landsverk J, Kitchen L (1991) Deaths from falls in children: how far is fatal? J Trauma 31(10):1353–1355

29. Chadwick DL, Bertocci G, Castillo E, Frasier L, Guenther E, Hansen K, Herman B, Krous HF (2008) Annual risk of death resulting from short falls among young children: less than 1 in 1 million. Pediatrics 121:1213–1224

30. Dedouit F, Mallinger B, Guilbeau-Frugier C, Rougé D, Rousseau H, Telmon N (2011) Lethal visceral traumatic injuries secondary to child abuse: a case of practical application of autopsy, radiological and microscopic studies. Forensic Sci Int 206(1–3):e62–e66

31. Graupman P, Winston KR (2006) Nonaccidental head trauma as a cause of childhood death. J Neurosurg 104(4 Suppl):245–250

32. Hall JR, Reyes HM, Horvat M, Meller JL, Stein R (1989) The mortality of childhood falls. J Trauma 29(9):1273–1275

33. Jenny C, Isaac R (2006) The relation between child death and child maltreatment. Arch Dis Child 91(3):265–269

34. Serinelli S, Arunkumar P, Filkins JA, Gitto L (2017) Deaths due to child abuse: a 6-year review of cases in the Cook County Medical Examiner's Office. J Forensic Sci 62(1):107–118

35. World Health Organization (2013) Regional Office for Europe. European report on preventing child maltreatment. Edited by Dinesh Sethi, Mark Bellis, Karen Hughes, Ruth Gilbert, Francesco Mitis, Gauden Galea. Accessed 15 Nov 2017

36. Sidebotham P, Bailey S, Belderson P, Brandon M (2011) Fatal child maltreatment in England, 2005–2009. Child Abuse Negl 35(4):299–306

37. Spies EL, Klevens J (2016) Fatal abusive head trauma among children aged <5 years—United States, 1999–2014. MMWR Morb Mortal Wkly Rep 65:505–509

38. UNIcEF Innocenti Research Centre (2003) A league table of child maltreatment deaths in rich nations. Florence. Accessed 18 Nov 2017

39. Schnitzer PG, Gulino SP, Yuan YY (2013) Advancing public health surveillance to estimate child maltreatment fatalities: review and recommendations. Child Welfare 92(2):77–98

40. Krug EG, Mercy JA, Dahlberg LL, Zwi AB (2002) World report on violence and health. Biomedica 22(2):327–336

41. Lanzarone A, Nardello R, Conti E, Zerbo S, Argo A (2017) Child abuse in a medical setting: Case illustrations of two variants of munchausen sindrome by proxy. EMBJ 12(10):47–50

42. Argo A, Averna L, Triolo V, Francomano A, Zerbo S (2012) Validity and credibility of a child's testimony of sexual abuse: A case report. EMBJ 7(21):97–100

43. Girardet R, Lahoti S, Bolton K, Kellogg N (2016) Characteristics of cases submitted to a statewide system of child abuse experts. Child Youth Serv Rev 67:198–202

44. Lane WG, Dubowitz H, Langenberg P (2009) Screening for occult abdominal trauma in children with suspected physical abuse. Pediatrics 124:1595–1602

45. Trokel M, Discala C, Terrin NC, Sege RD (2006) Patient and injury characteristics in abusive abdominal injuries. Pediatr Emerg Care 22:700–704

46. Maguire SA, Upadhyaya M, Evans A, Mann MK,

Haroon MM, Tempest V, Lumb RC, Kemp AM (2013) A systematic review of abusive visceral injuries in childhood—their range and recognition. Child Abuse Negl 37(7):430–445

47. Matthieu V, de Foort-Dhellemmes S, Desurmont M, Delestret I (2010) Confessed abuse versus witnessed accidents in infants: comparison of clinical, radiological, and ophthalmological data in corroborated cases. Childs Nerv Syst 26:637–645

48. Nimityongskul P, Anderson LD (1987) The likelihood of injuries when children fall out of bed. J Pediatr Orthop 7(2):184–186

49. Reddie IC, Bhardwaj G, Dauber SL, Jacobs MB, Moran KT (2010) Bilateral retinoschisis in a 2-year-old following a three-storey fall. Eye (Lond) 24:1426–1427

50. Reiber GD (1993) Fatal falls in childhood. How far must children fall to sustain fatal head injury? Report of cases and review of the literature. Am J Forensic Med Pathol 14(3):201–207

51. Dye DW, Peretti FJ, Kokes CP (2008) Histologic evidence of repetitive blunt force abdominal trauma in four pediatric fatalities. J Forensic Sci 53(6):1430–1433

52. Erck Lambert AB, Parks SE, Camperlengo L, Cottengim C, Anderson RL, Covington TM, Shapiro-Mendoza CK (2016) Death scene investigation and autopsy practices in sudden unexpected infant deaths. J Pediatr 174:84–90

53. Gaines BA, Shultz BS, Morrison K, Ford HR (2004) Duodenal injuries in children: beware of child abuse. J Pediatr Surg 39:600–602

54. Dashti SR, Decker DD, Razzaq A, Cohen AR (1999) Current patterns of inflicted head injury in children. Pediatr Neurosurg 31:302–306

55. Dias MS, Rottmund CM, Cappos KM, Reed ME, Wang M, Stetter C, Shaffer ML, Hollenbeak CS, Paul IM, Christian CW, Berger RP, Klevens J (2017) Association of postnatal parent education program for abusive head trauma hospitalization rates. JAMA Pediatr 171:223–229

56. Duffy SO, Squires J, Fromkin JB, Berger RP (2011) Use of skeletal surveys to evaluate for physical abuse: analysis of 703 consecutive skeletal surveys. Pediatrics 127(1):e47–e52

57. Evans KT, Knight B (1981) Forensic radiology, 1st edn. Blackwell Scientific Publications, Oxford

58. Gabaeff SC (2016) Exploring the controversy in child abuse pediatrics and false accusations od abuse. Legal Med:90–97

59. Sugar NF, Taylor JA, Feldman KW (1999) Bruises in infants and toddlers: those who don't cruise rarely bruise. Arch Pediatr Adolesc Med 153:399–403

60. Williams RA (1991) Injuries in infants and small children resulting from witnessed and corroborated free falls. J Trauma 31(10):1350–1352

61. Sheets LK, Leach ME, Koszewski IJ, Lessmeier AM, Nugent M, Simpson P (2013) Sentinel injuries in infants evaluated for child physical abuse. Pediatrics 131:701–707

62. Kellogg ND, American Academy of Pediatrics Committee on Child Abuse and Neglect (2007) Evaluation of suspected child physical abuse. Pediatrics 119:1232–1241

63. Kenney IJ (2001) Doubt, difficulties and practicalities in the diagnosis of non-accidental injury—a personal view. Imaging 13:295–301

64. Pierre-Kahn V, Roche O, Dureau P, Uteza Y, Renier D, Pierre-Kahn A, Dufier JL (2003) Ophthalmologic findings in suspected child abuse victims with subdural hematomas. Ophthalmology 110:1718–1723

65. Rini MS, Colucci C, Bucci MB, Argo A (2017) Child abuse hidden in plain sight: The dentist obligations. Dental Cadmos 85(10):647–656

66. Saukko P, Knight B (2016) Fatal child abuse (Chapter 22). In: Knight's forensic pathology, 4th edn. CRC press, Taylor and Francis Group, New York, pp 475–495

67. Minns RA, Madea B, Kernbach-Wighton G (2014) Non-accidental head injury in children historical aspects of child abuse, definitions and incidence. In: Madea B (ed) Handbook of forensic medicine. Wiley Blackwell, Chichester, pp 681–701

68. Crichton KG, Cooper JN, Minneci PC, Groner JI, Thackeray JD, Deans KJ (2016) A national survey on the use of screening tools to detect physical child abuse. Pediatr Surg Int 32(8):815–818

69. Maguire S, Hunter B, Hunter L, Sibert J, Mann M, Kemp AM (2007) Diagnosing abuse: a systematic review of torn frenulum and other intra-oral injuries. Arch Dis Child 92:1113–1117

70. Levin AV, Christian CW, Committee on Child Abuse and Neglect, Section on Ophthalmology (2010) The eye examination in the evaluation of child abuse. Pediatrics 126:376–380

71. Rangarajan N, Kamalakkannan SB, Hasija V, Shams T, Jenny C, Serbanescu I, Ho J, Rusinek M, Levin AV (2009) Finite element model of ocular injury in abusive head trauma. J AAPOS 13:364–369

72. Royal College of Ophthalmology Child Abuse Working Party (1999) Child abuse and the eye. Eye (Lond) 13:3–10

73. Averna L, Argo A, Cascino FM, D'Anna T, Procaccianti P (2012) Suspected child abuse: Unusual death in western country. Suicide or homicide? EMBJ 11(6):52–54

74. Stanley P, Gwinn JL, Sutcliffe J (1976) The osseous abnormalities in Menke's syndrome. Ann Radiol 19(1):167–172

75. Lindberg DM, Shapiro RA, Blood EA, Steiner RD, Berger RP (2013) Utility of hepatic transaminases in children with concern for abuse. Pediatrics 131:268–275

76. Suzuki K, Fukushima T, Meguro K, Aoki T, Kamezaki T, Saitoh H, Enomoto T, Nose T (1999) Intracranial hemorrhage in an infant owing to vitamin K deficiency despite prophylaxis. Childs Nerv Syst 15(6–7):292–294

77. Schilling S, Wood JN, Levine MA, Langdon D, Christian CW (2011) Vitamin D status in abused and nonabused children younger than 2 years old with fractures. Pediatrics 127:835–841

78. Cranney A, Horsley T, O'Donnell S, Weiler H, Puil L, Ooi D, Atkinson S, Ward L, Moher D, Hanley D, Fang M, Yazdi F, Garritty C, Sampson M, Barrowman N, Tsertsvadze A, Mamaladze V (2007) Effectiveness and safety of vitamin D in relation to bone health. Evid Rep Technol Assess (Full Rep) 158:1–235

79. Gartner LM, Greer FR (2003) AAP clinical report on prevention of rickets and vitamin D deficiency: new guidelines for vitamin D intake. Pediatrics 111(4):908–910

80. Flaherty EG, Perez-Rossello JM, Levine MA, Hennrikus WL, American Academy of Pediatrics Committee on Child Abuse and Neglect, Section on Radiology, American Academy of Pediatrics, Section on Endocrinology, American Academy of Pediatrics, Section on Orthopaedics, American Academy of Pediatrics, Society for Pediatric Radiology (2014) Evaluating children with fractures for child physical abuse. Pediatrics 133(2):e477–e489

81. D'Eufemia P, Palombaro M, Lodato V, Zambrano A, Celli M, Persiani P, De Bari MP, Sangiorgi L (2012) Child abuse and osteogenesis imperfecta: how can they be still misdiagnosed? A case report. Clin Cases Miner Bone Metab 9(3):195–197

82. Cheung MS, Glorieux FH (2008) Osteogenesis imperfecta: update on presentation and management. Rev Endocr Metab Disord 9:153–160

83. Genetics Home Reference Osteogenesis imperfecta (2007). http://ghr.nlm.nih.gov/condition=osteogenes isimperfecta. Accessed 18 Nov 2017

84. Ojima K, Matsumoto H, Hayase T, Fukui Y (1994) An autopsy case of osteogenesis imperfecta initially suspected as child abuse. Forensic Sci Int 65(2):97–104

85. Singh Kocher M, Dichtel L (2011) Osteogenesis imperfecta misdiagnosed as child abuse. J Pediatr Orthop B 20(6):440–443

86. Maguire SA, Kemp AM, Lumb RC, Farewell DM (2011) Estimating the probability of abusive head trauma: a pooled analysis. Pediatrics 128(3):e550–e564

87. Wright JN (2017) CNS Injuries in Abusive Head Trauma. AJR 208(5):991–1001

88. Atwal GS, Rutty GN, Carter N, Green MA (1998) Bruising in non-accidental head injured children; a retrospective study of the prevalence, distribution and pathological associations in 24 cases. Forensic Sci Int 96(2–3):215–230

89. Bacopoulou F, Henderson I, Philip SG (2006) Menkes disease mimicking non-accidental trauma. Arch Dis Child 91(11):919

90. Banaschak S, Janßen K, Schulte B, Rothschild MA (2015) Rate of deaths due to child abuse and neglect in children 0–3 years of age in Germany. Int J Legal Med 129(5):1091–1096

91. Barr RG (2012) Preventing abusive head trauma resulting from a failure of normal interaction between infants and their caregivers. Proc Natl Acad Sci U S A 109(Suppl 2):17294–17301

92. Ellingson KD, Leventhal JM, Weiss HB (2008) Using hospital discharge data to track inflicted traumatic brain injury. Am J Prev Med 34(4 Suppl):S157–S162

93. Helfer RE, Slovis TL, Black M (1977) Injuries resulting when small children fall out of bed. Pediatrics 60(4):533–535

94. Hobbs CJ, Wynne JM (1996) Fractures in infancy: are the bones brittle? Curr Paediatr 6:183–188

95. Squier W, Mack J, Jansen AC (2016) Infants dying suddenly and unexpectedly share demographic features with infants who die with retinal and dural bleeding: a review of neural mechanisms. Dev Med Child Neurol 58(12):1223–1234

96. Shuman MJ, Hutchins KD (2017) Severe retinal hemorrages with retinoschisis in infant are not pathognomonic for abusive head trauma. J Forensic Sci 62(3):807–811

97. Christian CW, Block R (2009) Abusive head trauma in infants and children. Pediatrics 123:1409–1411

98. Bell E, Shouldice M, Levin AV (2011) Abusive head trauma: a perpetrator confesses. Child Abuse Negl 35:74–77

99. Bennett S, Ward M, Moreau K, Fortin G, King J, Mackay M, Plint A (2011) Head injury secondary to suspected child maltreatment: results of a prospective Canadian national surveillance program. Child Abuse Negl 35(11):930–936

100. Billmire ME, Myers PA (1985) Serious head injury in infants: accident or abuse? Pediatrics 75(2):340–342

101. Narang SK, Estrada C, Greenberg S, Lindberg D (2016) Acceptance of shaken baby syndrome and abusive head trauma as medical diagnoses. J Pediatr 177:273–278

102. American Academy of Pediatrics, Committee on Child Abuse and Neglect (2001) Shaken baby syndrome: rotational cranial injuries—technical report. Pediatrics 108:206–210

103. Caffey J (1972) On the theory and practice of shaking infants: its potential residual effects of permanent brain damage and mental retardation. Am J Dis Child 124:161–169

104. Caffey J (1974) The whiplash shaken infant syndrome: manual shaking by the extremities with whiplash induced intracranial and intraocular bleedings, linked with residual permanent brain damage and mental retardation. Pediatrics 54:396–403

105. Matshes EW, Evan RM, Pinckard JK, Joseph JT, Lew EO (2011) Shaken infants die of neck trauma not of brain trauma. Acad Forensic Pathol 1:82–91

106. Duhaime AC, Alario AJ, Lewander WJ et al (1992) Head injury in very young children: mechanisms, injury types, and ophthalmologic findings in 100 hospitalized patients younger than 2 years of age. Pediatrics 90:179–185

107. Spivack B (2001) Fatal pediatric head injuries caused by short-distance falls. Am J Forensic Med Pathol 22(3):332–336

108. Bhardwaj G, Chowdhury V, Jacobs MB, Moran KT, Martin FJ, Coroneo MT (2010) A systematic review of the diagnostic accuracy of ocular signs in pediatric abusive head trauma. Ophthalmology 117:983–92.e17

109. Biousse V, Suh DY, Newman NJ, Davis PC, Mapstone T, Lambert SR (2002) Diffusion-weighted magnetic resonance imaging in shaken baby syndrome. Am J Ophthalmol 133:249–255

110. Brogdon BG (2011) Child abuse. In: Thali M, Viner MD, Brogdon BG (eds) Brogdon's forensic radiology. CRC Press, Boca Raton, pp 255–278

111. Budenz DL, Farber MG, Mirchandani HG, Park H, Rorke LB (1994) Ocular and optic nerve hemorrhages in abused infants with intracranial injuries. Ophthalmology 101(3):559–565

112. Gabaeff SC (2011) Challenging the pathophysiologic connection between subdural hematoma, retinal hemorrhage and shaken baby syndrome. West J Emerg Med 12(2):144–158

113. Guthkelch AN (1971) Infantile subdural haematoma and its relationship to whiplash injuries. Br Med J 2:430–431

114. Kivlin JD, Simons KB, Lazoritz S, Ruttum MS

(2000) Shaken baby syndrome. Ophthalmology 107:1246–1254

115. Odom A, Christ E, Kerr N, Byrd K, Cochran J, Barr F, Bugnitz M, Ring JC, Storgion S, Walling R, Stidham G, Quasney MW (1997) Prevalence of retinal hemorrhages in pediatric patients after in-hospital cardiopulmonary resuscitation: a prospective study. Pediatrics 99:E3

116. Gago L, Wegner R, Capone A, Williams GA (2003) Intraretinal hemorrhages and chronic subdural effusions: glutaric aciduries type 1 can be mistaken for shaken baby syndrome. Retina 23(5):724–726

117. Goldman M, Dagan Z, Yair M, Elbaz U, Lahat E, Yair M (2006) Severe cough and retinal hemorrhage in infants and young children. J Pediatr 148:835–836

118. Kanter RK (1986) Retinal hemorrhage after cardiopulmonary resuscitation or child abuse. J Pediatr 108:430–432

119. Kivlin JD, Currie ML, Greenbaum VJ, Simons KB, Jentzen J (2008) Retinal hemorrhages in children following fatal motor vehicle crashes: a case series. Arch Ophthalmol 126:800–804

120. Lueder GT, Turner JW, Paschall R (2006) Perimacular retinal folds simulating nonaccidental injury in an infant. Arch Ophthalmol 124:1782–1783

121. Mei-Zahav M, Uziel Y, Raz J, Ginot N, Wolach B, Fainmesser P (2002) Convulsions and retinal haemorrhage: should we look further? Arch Dis Child 86:334–335

122. Mishra P, Naithani R, Dolai T, Bhargava R, Mahapatra M, Dixit A, Seth T, Kumar R, Saxena R (2008) Intracranial hemorrhage in patients with congenital haemostatic defects. Haemophilia 14(5):952–955

123. Pham H, Enzenauer RW, Elder JE, Levin AV (2013) Retinal hemorrhage after cardiopulmonary resuscitation with chest compressions. Am J Forensic Med Pathol 34(2):122–124

124. Sandramouli S, Robinson R, Tsaloumas M, Willshaw HE (1997) Retinal haemorrhages and convulsions. Arch Dis Child 76:449–451

125. Tyagi AK, Scotcher S, Kozeis N, Willshaw HE (1998) Can convulsions alone cause retinal haemorrhages in infants? Br J Ophthalmol 82:659–660

126. Weissgold DJ, Budenz DL, Hood I, Rorke LB (1995) Ruptured vascular malformation masquerading as battered/shaken baby syndrome: a near tragic mistake. Surv Ophthalmol 39:509–512

127. Binenbaum G, Mirza-George N, Christian CW, Forbes BJ (2009) Odds of abuse associated with retinal hemorrhages in children suspected of child abuse. J AAPOS 13:268–272

128. Binenbaum G, Forbes BJ (2014) The eye in child abuse: key points on retinal hemorrhages and abusive head trauma. Pediatr Radiol 44(4 Suppl):571S–577S

129. McCabe CF, Donahue SP (2000) Prognostic indicators for vision and mortality in shaken baby syndrome. Arch Ophthalmol 118:373–377

130. Shiau T, Levin AV (2012) Retinal hemorrhages in children. The role of intracranial pressure. Arch Pediatr Adolesc Med 166(7):623–628

131. Case ME, Graham MA, Handy TC, Jentzen JM, Monteleone JA, National Association of Medical Examiners Ad Hoc Committee on Shaken Baby Syndrome (2001) Position paper on fatal abusive

head injuries in infants and young children. Am J Forensic Med Pathol 22(2):112–122

132. Duhaime AC, Gennarelli TA, Thibault LE, Bruce DA, Margulies SS, Wiser R (1987) The shaken baby syndrome: a clinical, pathological, and biomechanical study. J Neurosurg 66:409–415

133. Ludwig S, Warman M (1984) Shaken baby syndrome: a review of 20 cases. Ann Emerg Med 13:104–107

134. Christian CW, Taylor AA, Hertle RW, Duhaime AC (1999) Retinal hemorrhages caused by accidental household trauma. J Pediatr 135:125–127

135. Coats B, Binenbaum G, Peiffer RL (2010) Ocular hemorrhages in neonatal porcine eyes from single, rapid rotational events. Invest Ophthalmol Vis Sci 51:4792–4797

136. Puanglumyai S, Lekawanvijit S (2017) The importance of optic nerve sheath hemorrhage as a postmortem finding in cases of fatal abusive head trauma: a 13-year study in a tertiary hospital. Forensic Sci Int 276:5–11

137. Morad Y, Kim YM, Armstrong DC, Huyer D, Mian M, Levin AV (2002) Correlation between retinal abnormalities and intracranial abnormalities in the shaken baby syndrome. Am J Ophthalmol 134:354–359

138. Curcoy AI, Trenchs V, Morales M, Serra A, Pineda M, Pou J (2009) Do retinal haemorrhages occur in infants with convulsions? Arch Dis Child 94:873–875

139. Gleckman AM, Evans RJ, Bell MD, Smith TW (2000) Optic nerve damage in shaken baby syndrome: detection by beta-amyloid precursor protein immunohistochemistry. Arch Pathol Lab Med 124:251–256

140. Greiner MV, Berger RP, Thackeray JD, Lindberg DM (2013) Dedicated retinal examination in children evaluated for physical abuse without radiographically identified traumatic brain injury. J Pediatr 163:527–531

141. Parizel PM, Ceulemans B, Laridon A, Ozsarlak O, Van Goethem JW, Jorens PG (2003) Cortical hypoxicischemic brain damage in shaken-baby (shaken impact) syndrome: value of diffusion-weighted MRI. Pediatr Radiol 33:868–871

142. Phillips MD, Zimmerman RA (1999) Diffusion imaging in pediatric hypoxic ischemia injury. Neuroimaging Clin N Am 9:41–52

143. Ichord RN, Naim M, Pollock AN, Nance ML, Margulies SS, Christian CW (2007) Hypoxicischemic injury complicates inflicted and accidental traumatic brain injury in young children: the role of diffusion-weighted imaging. J Neurotrauma 24:106–118

144. Binenbaum G, Rogers DL, Forbes BJ, Levin AV, Clark SA, Christian CW, Liu GT, Avery R (2013) Patterns of retinal hemorrhage associated with increased intracranial pressure in children. Pediatrics 132(2):e430–e434

145. Binenbaum G, Christian CW, Ichord RN, Christian CW, Ichord RN, Ying GS, Simon MA, Romero K, Pollock AN, Forbes BJ (2013) Retinal hemorrhage and brain injury patterns on diffusion-weighted magnetic resonance imaging in children with head trauma. J AAPOS 17:603–608

146. Mills M (1998) Funduscopic lesions associated

with mortality in shaken baby syndrome. J AAPOS 2:67–71

147. Hymel KP, Willson DF, Boos SC, Pullin DA, Homa K, Lorenz DJ, Herman BE, Graf JM, Isaac R, Armijo-Garcia V, Narang SK, Pediatric Brain Injury Research Network (PediBIRN) Investigators (2013) Derivation of a clinical prediction rule for pediatric abusive head trauma. Pediatr Crit Care Med 14:210–220

148. Levin AV (2010) Retinal hemorrhage in abusive head trauma. Pediatrics 126:961–970

149. Hobbs CJ (1984) Skull fracture and the diagnosis of abuse. Arch Dis Child 59(3):246–252

150. Hughes LA, May K, Talbot JF, Parsons MA (2006) Incidence, distribution, and duration of birth-related retinal hemorrhages: a prospective study. J AAPOS 10:102–106

151. Prange MT, Coats B, Duhaime AC, Margulies SS (2003) Anthropomorphic simulations of falls, shakes, and inflicted impacts in infants. J Neurosurg 99:143–150

152. Keats TE, Anderson MW (2006) Atlas of normal roentgen variants that may simulate disease, 8th edn. Mosby, Philadelphia

153. Prahlow JA, Rushing EJ, Bernard JJ (1998) Death due to a ruptured berry aneurysm in a 3.5-year-old child. Am J Forensic Med Pathol 19:391–394

154. Hughes-Roberts Y, Arthurs OJ, Moss H, Set PA (2012) Post-mortem skeletal surveys in suspected non-accidental injury. Clin Radiol 67(9):868–876

155. Jenny C, Hymel KP, Ritzen A, Reinert SE, Hay TC (1999) Analysis of missed cases of abusive head trauma. JAMA 281:621–626

156. Jenny C, Committee on Child Abuse and Neglect (2006) Evaluating infants and young children with multiple fractures. Pediatrics 118(3):1299–1303

157. John SM, Jones P, Kelly P, Vincent A (2013) Fatal pediatric head injuries: a 20-year review of cases through the Auckland coroner's office. Am J Forensic Med Pathol 34(3):277–282

158. Jones M, Darwall D, Khalid G, Prabhu R, Kemp A, Arthurs OJ, Theobald P (2017) Development and validation of a physical model to investigate the biomechanics of infant head impact. Forensic Sci Int 276:111–119

159. Jones R, Flaherty EG, Binns HJ, Price LL, Slora E, Abney D, Harris DL, Christoffel KK, Sege RD (2008) Clinicians' description of factors influencing their reporting of suspected child abuse: report of the Child Abuse Reporting Experience Study Research Group. Pediatrics 122:259–266

160. Kleinman PK, Marks SC Jr, Richmond JM, Blackbourne BD (1995) Inflicted skeletal injury: a postmortem radiologic-histopathologic study in 31 infants. Am J Roentgenol 165(3):647–650

161. Kleinman PK, Nimkin K, Spevak MR, Rayder SM, Madansky DL, Shelton YA, Patterson MM (1996) Follow-up skeletal surveys in suspected child abuse. AJR Am J Roentgenol 167:893–896

162. Karibe H, Kameyama M, Hayashi T, Narisawa A, Tominaga T (2016) Acute subdural hematoma in infants with abusive head trauma: a literature review. Neurol Med Chir (Tokyo) 56(5):264–273

163. Karmazyn B, Lewis ME, Jennings SG, Hibbard RA, Hicks RA (2011) The prevalence of uncommon fractures on skeletal surveys performed to evaluate for suspected abuse in 930 children: should practice guidelines change? Am J Roentgenol 197(1):W159–W163

164. Keeling JW, Busuttil A (2005) Paediatric forensic medicine and pathology. Edward Arnold, London

165. van Rijn RR, Spevak MR (2011) Imaging of neonatal child abuse with an emphasis on abusive head trauma. Magn Reson Imaging Clin N Am 19:791–812

166. Mack J, Squier W, Eastman JT (2009) Anatomy and development of the meninges: implications for subdural collections and CSF circulation. Pediatr Radiol 39(3):200–210

167. Matschke J, Voss J, Obi N, Görndt J, Sperhake JP, Püschel K, Glatzel M (2009) Nonaccidental head injury is the most common cause of subdural bleeding in infants <1 year of age. Pediatrics 124:1587–1594

168. Vowles GH, Scholtz CL, Cameron JM (1987) Diffuse axonal injury in early infancy. J Clin Pathol 40(2):185–189

169. Geddes JF, Hackshaw AK, Vowles GH, Nickols CD, Whitwell HL (2001) Neuropathology of inflicted head injury in children. I. Patterns of brain damage. Brain 124:1290–1298

170. Geddes JF, Vowles GH, Hackshaw AK, Nickols CD, Scott IS, Whitwell HL (2001) Neuropathology of inflicted head injury in children. II. Microscopic brain injury in infants. Brain 124:1299–1306

171. Kemp AM, Stoodley N, Cobley C, Coles L, Kemp KW (2003) Apnoea and brain swelling in nonaccidental head injury. Arch Dis Child 88:472–476

172. Smith DH, Meaney DF, Shull WH (2003) Diffuse axonal injury in head trauma. J Head Trauma Rehabil 18:307–316

173. Parker JR, Parker JC Jr, Overman JC (1990) Intracranial diffuse axonal injury at autopsy. Ann Clin Lab Sci 20(3):220–224

174. Case ME (2007) Abusive head injuries in infants and young children. Leg Med (Tokyo) 9(2):83–87

175. Case ME (2014) Distinguishing accidental from inflicted head trauma at autopsy. Pediatr Radiol 44(4 Suppl):632S–640S

176. Smit A, Cain T (2011) Assessment and interpretation of bone trauma in children (Chapter 4). In: Gall J, Payne-James J (eds) Current practice in forensic medicine. John Wiley and Sons, Hoboken, NJ

177. Harwood Nash CE, Hendrick EB, Hudson AR (1971) The significance of skull fractures in children. A study of 1,187 patients. Radiology 101(1):151–156

178. Shapiro R (1972) Anomalous parietal sutures and the bipartite parietal bone. Am J Roentgenol Radium Ther Nucl Med 115:569–577

179. Schaber B, Hart AP, Armbrustmacher V, Hirsch CS (2002) Fatal pediatric head injuries caused by short distance falls. Am J Forensic Med Pathol 23(1):101–103. author reply 103–5

180. Sty JR, Starshack RJ (1983) The role of bone scintigraphy in the evaluation of the suspected abused child. Radiology 146:369–375

181. Yason D, Jane JA, White RJ, Sugar O (1968) Traumatic subdural hematoma of infancy. Long-term follow-up of 92 patients. Arch Neurol 18(4):370–377

182. Young JY, Duhaime AC, Caruso PA, Rincon SP (2016) Comparison of non-sedated brain MRI

and CT for the detection of acute traumatic injury in children 6 years of age or less. Emerg Radiol 23(4):325–331

183. Mehta H, Acharya J, Mohan AL, Tobias ME, LeCompte L, Jeevan D (2016) Minimizing radiation exposure in evaluation of pediatric head trauma: use of rapid MR imaging. Am J Neuroradiol 37:11–18

184. Ryan ME, Jaju A, Ciolino JD, Alden T (2016) Rapid MRI evaluation of acute intracranial hemorrhage in pediatric head trauma. Paediatr Neuroradiol 58(8):793–799

185. American College of Radiology (2006) Practice guidelines for skeletal surveys in children. Revised 2016 (Resolution 10) www.acr.org/SecondaryMainMenuCategories/quality_safety/guidelines/pediatric/skeletal_surveys.aspx. Accessed 18 Nov 2017

186. British Society of Paediatric Radiologists (1999) Standard for skeletal surveys in suspected non-accidental injury (NAI) in children. www.bspr.org.uk/nai.htm. Accessed 18 Nov 2017

187. Government of Western Australia (2009) (Updated 2012 and 2015) Diagnostic imaging pathways—paediatric, injury (non-accidental). www.imagingpathways.health.wa.gov.au. Accessed 18 Nov 2017

188. Kemp AM, Butler A, Morris S, Mann M, Kemp KW, Rolfe K, Sibert JR, Maguire S (2006) Which radiological investigations should be performed to identify fractures in suspected child abuse? Clin Radiol 61(9):723–736

189. Mandelstam SA, Cook D, Fitzgerald M, Ditchfield MR (2003) Complementary use of radiological skeletal survey and bone scintigraphy in detection of bony injuries in suspected child abuse. Arch Dis Child 88:387–390

190. Conway JJ, Collins M, Tanz RR, Radkowski MA, Anandappa E, Hernandez R, Freeman EL (1993) The role of bone scintigraphy in detecting child abuse. Semin Nucl Med 23:321–333

191. Haase GM, Ortiz VN, Sfakianakis GN, Morse TS (1980) The value of radionuclide bone scanning in the early recognition of deliberate child abuse. J Trauma 20:973–975

192. Jaudes PK (1984) Comparison of radiography and radionuclide bone scan in the detection of child abuse. Pediatrics 73:166–168

193. Barsness KA, Cha ES, Bensard DD, Calkins CM, Partrick DA, Karrer FM, Strain JD (2003) The positive predictive value of rib fractures as an indicator of nonaccidental trauma in children. J Trauma 54(6):1107–1110

194. Bulloch B, Schubert CJ, Brophy PD, Johnson N, Reed MH, Shapiro RA (2000) Cause and clinical characteristics of rib fractures in infants. Pediatrics 105(4):E48

195. Cadzow SP, Armstrong KL (2000) Rib fractures in infants: red alert! The clinical features, investigations and child protection outcomes. J Paediatr Child Health 36:322–326

196. Morild I, Gjerdet NR, Giertsen JC (1993) Bone strength in infants. Forensic Sci Int 60(1–2):111–119

197. Perez-Rossello JM, Feldman HA, Kleinman PK, Connolly SA, Fair RA, Myers RM, Gordon CM (2012) Rachitic changes, demineralization, and fracture risk in healthy infants and toddlers with vitamin D deficiency. Radiology 262:234–241

198. Kleinman PK (1998) Diagnostic imaging of child abuse, 2nd edn. Mosby, St. Louis, MO

199. Kleinman PK (2008) Problems in the diagnosis of metaphyseal fractures. Pediatr Radiol 38(13):388–394

200. Gill JR, Andrew T, Gilliland MGF, Love J, Matshes E, Reichar RR (2014) National Association of Medical Examiners Position Paper: recommendations for the postmortem assessment of suspected head trauma in infants and young children. Acad Forensic Pathol J 4(2):206–213

201. Leventhal JM, Thomas SA, Rosenfield NS, Markowitz RI (1993) Fractures in young children. Distinguishing child abuse from unintentional injuries. Am J Dis Child 147(1):87–92

202. Piteau SJ, Ward MG, Barrowman NJ, Plint AC (2012) Clinical and radiographic characteristics associated with abusive and nonabusive head trauma: a systematic review. Pediatrics 130(2):315–323

203. Plunkett J (2001) Fatal pediatric head injuries caused by short-distance falls. Am J Forensic Med Pathol 22(1):1–12

204. Roach JP, Acker SN, Bensard DD, Sirotnak AP, Karrer FM, Partrick DA (2014) Head injury pattern in children can help differentiate accidental from non-accidental trauma. Pediatr Surg Int 30(11):1103–1106

205. Shugerman RP, Paez A, Grossman DC, Feldman KW, Grady MS (1996) Epidural hemorrhage: is it abuse? Pediatrics 97(5):664–668

206. Worlock P, Stower M, Barbor P (1986) Patterns of fractures in accidental and non-accidental injury in children: a comparative study. Br Med J (Clin Res Ed) 293(6539):100–102

207. Reece RM, Sege R (2000) Childhood head injuries: accidental or inflicted? Arch Pediatr Adolesc Med 154(1):11–15

208. Kemp AM, Dunstan E, Harrison S, Morris S, Mann M, Rolfe K, Datta S, Thomas DP, Sibert JR, Maguire S (2008) Patterns of skeletal fractures in child abuse: systematic review. BMJ 337:a1518

209. Leventhal JM, Edwards GA (2017) Flawed theories to explain child physical abuse: what are the medical-legal consequences? JAMA 318(14):1317–1318

210. Reece RM (1994) Child abuse: medical diagnosis and management. Lea & Febiger, Philadelphia

211. Levey EJ, Gelaye B, Bain P, Rondon MB, Borba CP, Henderson DC, Williams MA (2017) A systematic review of randomized controlled trials of interventions designed to decrease child abuse in high-risk families. Child Abuse Negl 65:48–57

212. Schwend RM, Werth C, Johnston A (2000) Femur shaft fractures in toddlers and young children: rarely from child abuse. J Pediatr Orthop 20(4):475–481

213. Giardino AP, Alexander R (2005) Child maltreatment: a clinical guide and reference, 3rd edn. GW Publishing Inc., St. Louis

214. Perkins R, Skirvin A (1987) Callus formation in the rate of healing of femoral fractures in patients with head injuries. J Bone Joint Surg Br 69:521–524

215. Spencer RF (1987) The effect of head injury on fracture healing. A quantitative assessment. J Bone Joint Surg Br 69B(4):525–528

216. Prosser I, Maguire S, Harrison SK, Mann M, Sibert JR, Kemp AM (2005) How old is the fracture? Radiological dating of fractures in chil-

dren: a systematic review. AJR Am J Roentgenol 184:1282–1286

217. Offiah AC, Hall CM (2009) Radiological atlas of child abuse. Radcliffe Publishing, Oxford and New York

第 12 章

家庭暴力

玛格迪·哈罗莎（Magdy Kharoshah）

穆罕默德·贾巴拉（Mohammed Gaballah）

马纳尔·巴穆萨（Manal Bamousa）

霍卢德·艾尔瓦伊（Kholoud Alsowayigh）

12.1 引　言

家庭暴力（domestic violence，DV），包括亲密伴侣暴力（intimate partner violence，IPV），这一现象在世界历史上一直存在并持续至今。家庭暴力被认为是一个重大的公共卫生问题，尤其是因为它在社会中的影响非常广泛——涉及的人群跨越了年龄、经济和社会背景以及种族和宗教。家庭暴力不是一个孤立的问题。相反，它与自杀、强奸、谋杀和自残等各种社会问题和心理健康问题有关。

然而，近几十年（译者注：1960—2020），家庭暴力作为一个重要问题，其公众关注有所增加。如今，在全世界许多国家，它都是一个值得政府工作人员、律师和医生等对其进行讨论的问题，并且他们进行了明显的尝试，不仅为任何经历家庭暴力的人提供帮助，更试图从一开始就阻止家庭暴力的发生。1980 年，明尼苏达州德卢斯家庭虐待干预项目（Duluth Minnesota Domestic Abuse Intervention Project，DAIP）在全球范围内成为一个范例，为许多地区和国家的进一步干预措施提供了模式。

2002 年，世界卫生组织发表了一份关于全球暴力与健康的综合报告，并发表了几项关于暴力侵害妇女行为的研究，其中包括家庭暴力的行为和影响。此外，世界卫生组织还组织了一个预防暴力的国际网络，试图将反对家庭暴力的活动人士彼此联系起来，将其作为反家庭暴力全球挑战的一部分。

近几十年（译者注：1994—2020），加拿大和美国，紧接着是澳大利亚和一些欧洲国家引入了有关家庭暴力的新法律，直言不讳地试图将家庭暴力的经历和对话从私人领域传

M. Kharoshah (✉) · M. Bamousa
Dammam Forensic Medicine Center, Dammam, Kingdom of Saudi Arabia

M. Gaballah
Egyptian Forensic Medicine Authority, Cairo, Egypt

K. Alsowayigh
Jeddah Forensic Medicine Center, Jeddah, Kingdom of Saudi Arabia

递给公众[1]。一个由州政府引入联邦法律的例子是美国 1994 年制定的《防止对妇女施暴法》(*Violence Against Women Act*, VAWA)。美国司法部宣布"从 1993 年到 2008 年,亲密伴侣实施的非致命暴力行为数量下降了 53%",这可能是该法案加强保护家庭暴力幸存者、教育和改造家庭暴力犯罪者努力的结果。

由于建立了与家庭暴力相关的联邦法律,以及这些法律的执行力度和公众意识的提高,法院也开始关注最佳循证刑事起诉的重要性。此外,临床医学就家庭暴力的特征、诊断、证据和记录以及犯罪者或幸存者的这些体征进行研究,以期寻求结论性答案。

以下是对此类知识的整理,以改进并就试图对抗家庭暴力的科学研究和实践提供家庭暴力相关问题的总结[2]。

12.2　家庭暴力的程度

据估计,全世界约有 35% 的人在生活中的某个时刻经历过非亲密伴侣的身体暴力和(或)性暴力。此外,研究表明,多达 70% 的女性经历过亲密伴侣的身体暴力和(或)性暴力[3]。这些统计数字清楚地表明,家庭暴力和亲密伴侣暴力不是全球人口中一小部分人面临的个别问题,而是一个影响到大量女性的系统性问题,无论其人口结构如何。

12.3　家庭暴力和亲密伴侣暴力的风险因素

根据世界卫生组织[4,5]研究发现,导致家庭暴力和亲密伴侣暴力的因素有很多。这些可以进行群体标签分类的因素有个人、关系和社区/社会。

个人因素与家庭暴力的肇事者或幸存者有关。个人因素具体包括:童年;教育状况;作为目睹虐待或成为虐待幸存者的儿童;使用达到有害程度的酒精和(或)药物;人格障碍和心理健康问题;接受暴力;有虐待前伴侣的历史。

关系因素与围绕夫妻关系的问题有关。关系因素具体包括:关系中的不满(可能导致冲突);男性主导;一夫多妻;男女之间的地位差异(包括但不限于教育程度)。

社区/社会因素与更广泛的社区和社会中的问题有关,如犯罪者、幸存者和(或)关系发展。社区/社会因素具体包括:性别不平等的社会规范;贫困及其带来的压力;妇女经济和社会地位低下;难以在婚姻中合法识别或质疑亲密伴侣暴力;妇女的民权地位持续低下(包括不能逾越如婚姻等惯例行为);对亲密伴侣暴力的社区制裁薄弱;作为社会中更广泛形式的暴力的一部分,暴力经常被用作解决冲突的一种方式。

12.4　家庭暴力的形式

被殴打的妇女、儿童和老年人出现在社区的各个阶层。在本章中,我们将讨论亲密伴侣暴力,而虐待儿童和虐待老年人的问题将在其他章节进行论述。

12.4.1 放射学在家庭暴力和亲密伴侣暴力诊断和管理中的作用

家庭暴力和亲密伴侣暴力成为世界各地的一个重大健康负担。不幸的是,这一问题的放射文献在法医放射学文献中没有充分说明。

另外,医疗服务提供者在家庭暴力的全面管理中发挥着重要作用。因此,有意思的是,放射科医生可以通过结合临床表现对放射学检查结果进行全面、准确的诊断,对家庭暴力受害者进行早期检测[6]。

家庭暴力或亲密伴侣暴力有很多形式和方面,包括身体暴力、性暴力、跟踪和心理敌意[7]。

然而,身体虐待可能包括捆绑或约束女性,将其遗弃在危险的地方或环境或健康状况中[8]。

此外,家庭暴力或亲密伴侣暴力包括从一次攻击到多次的重复攻击,频率和严重程度各不相同,这通常很常见,且不是孤立的事件[9]。

12.4.2 家庭暴力的诊断和检测的设立

对家庭暴力的诊断是一个持续的、多学科的过程,从急诊室的早期诊断开始,经过对所有类型的身体创伤和心理创伤的全面诊断,直到按照某些诊断和治疗指南对受害者进行全面处理[8,10]。

12.4.2.1 急诊室放射学诊断

急诊科可以采用多种方法对家庭暴力受害者进行即时和早期诊断,包括口头询问、临床检查和放射学调查。希望放射科医生能够及早发现任何形式的故意身体虐待。

此外,放射科医生可以通过临床病史、诊断创伤的类型和检测到的身体并发症的时间不一致来怀疑可能的故意身体虐待,并有可能保留这些记录以供合法使用。

通常情况下,受害者反复到急诊科就诊是比较常见的。另外,头部、面部和颈部受伤似乎更常见。同一受害者同时有多处受伤也可能更常见[11]。

至于诊断骨外伤的放射学技术,一张普通的放射摄影是不够的,必须至少获得两个视图,且彼此最好成直角,原因是要避免漏掉骨折的致密线。它可能表现为透亮线、硬化线、皮质踏痕或皮质屈曲(青枝骨折)。然而,关节积液和软组织肿胀是骨折存在的支持性发现[12]。

即使以直角拍摄两个视图,也可能会出现看不见的伤害。因此,若临床怀疑有骨损伤,且射线摄影正常,则应进一步摄片,具体如下:

- 斜视图。
- 应力影像:在关节受到压力下拍摄的,该类型主要对踝关节损伤有帮助。
- 屈伸视图。
- 另一侧的 X 线平片,用于比较的目的。
- 延迟影像:在受伤 2 周后拍摄,可以看到骨折部位的吸收。

如果 X 线摄影无法发现这些微小骨折,那么放射性核医学骨骼扫描就有助于检测近期的骨折类型(即 2—3 天的骨折)——通过受伤部位活动的增加来显示,这通常会持续数月[12]。

12.4.2.2 对创伤、并发症和随访的放射学诊断

头部和颈部损伤是家庭暴力和虐待造成伤害的最常见部位。然而,在家庭暴力的情况下,身体的任何部位都有受伤的风险。

因此,为了使这些身体损伤更易于诊断和记录,可以将其分为颅脑损伤、颌面部损伤、肌肉骨骼损伤和内脏损伤。

1)①颅脑损伤

颅骨损伤和创伤性脑损伤(traumatic brain injury,TBI)在家庭暴力中普遍存在,并增加了产生不良身心健康后果的风险。从解剖学上讲,大脑中受影响最严重的区域是前额叶皮质、下丘脑、杏仁核和海马体。这些区域在功能上与行为、个性、记忆、决策和应激反应有关[13]。

另外,直接对头部的力量可能导致闭合性或开放性的头部损伤。

(1)②闭合性头部损伤:闭合性头部损伤指在颅骨完整的情况下,一种伤害性力量撞击头部并导致脑损伤[14]。

闭合性头部损伤的问题在于,可能没有明显的创伤性脑损伤体征,受害者通常只报告自己摔倒了,没有被殴打[15]。

据报道,摇晃成人综合征(shaken adult syndrome)是最近用来描述闭合性头部损伤的类型之一,在法医文献中出现过几次,其中一次与家庭暴力有关。通常,该综合征可表现为视网膜出血、硬脑膜下血肿或脑水肿,伴有或不伴有因反复加速-减速损伤引起的外部瘀伤(图12.1和图12.2)[16]。

除了摇晃成人综合征,与家庭暴力或亲密伴侣暴力有关的案例中还可以看到其他形式的闭合性头部损伤。这些形式包括脑挫伤,这种挫伤可能是单次攻击造成的多发性脑挫伤,在冲击和对冲性区域可见。颅内血肿大多位于额叶或颞叶(图12.3)。

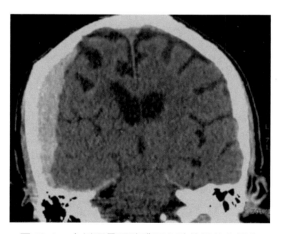

图 12.1 右侧顶骨硬脑膜下血肿的冠状位影像

---

① 原版此处为"1.",现调整为"1)",其他顺序依次调整。
② 原版此处为"(a)",现调整为"(1)",其他顺序依次调整。

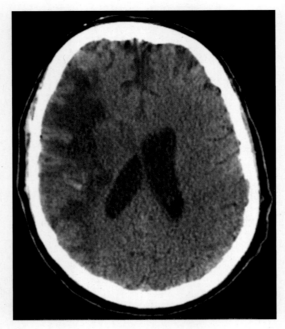

图 12.2　伴有轴索损伤的脑水肿

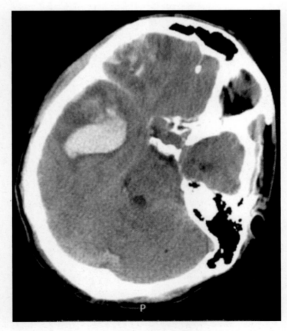

图 12.3　右颞叶的颅内血肿

　　此外,弥漫性轴突损伤常见于直接的头部损伤或对受害者的反复剧烈摇晃,导致大脑许多区域的轴突广泛撕裂,神经元传输中断,可能产生暂时或永久的弥漫性脑损伤。通常,MRI 比 CT 的诊断更准确(图 12.4)[17]。

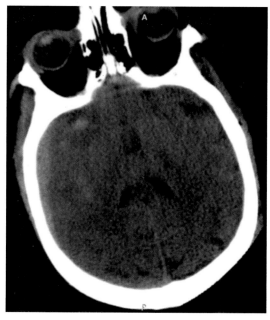

图 12.4 硬脑膜下出血伴有弥漫性轴索损伤

另外,家庭暴力受害者的创伤性蛛网膜下腔出血通常伴有不良后果(图 12.5)。

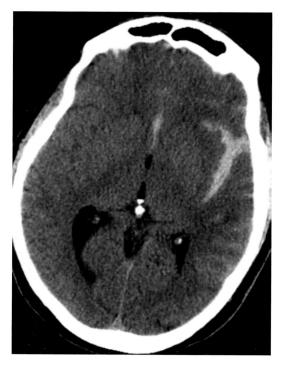

图 12.5 蛛网膜下腔出血

　　然而,家庭暴力的受害者也可能患有慢性创伤性脑损伤,这是一种由外力引起的脑功能改变[18]。

　　这种慢性后遗症可以表现为慢性创伤性脑病(chronic traumatic encephalopathy,CTE)。这是一种独特的神经退化性疾病,是累积的重复性头部撞击(repetitive head impacts,RHIs)的隐藏并发症,包括脑震荡和亚脑震荡[19]。

　　慢性创伤性脑病的特点是认知功能受损(注意力、记忆力受损)、情绪功能障碍(易怒、抑郁、焦虑)和身体症状(疲劳和头痛)。另外,慢性创伤性脑病的诊断没有明确的放射学标准,因此可以通过反复的头部外伤史、临床体征和现有的放射学表现进行诊断。最常报道的结果是透明隔间腔(cavum septum pellucidum),当透明隔层被分离,且空隙被脑脊液占据时就会发生透明隔间腔。此外,血管周围间隙增大、弥漫性轴索损伤的分散小区域、微出血点和轻度脑萎缩也很常见[20]。

　　一般来说,CT 对检测慢性创伤性脑病的变化不太敏感,通常仅在检测与慢性创伤性脑病相关的弥漫性脑萎缩时可靠。另外,MRI 在检测慢性创伤性脑病的各种后果方面可能更有价值。用于慢性创伤性脑病成像的高级 MRI 模式包括扩散张量成像(diffusion tensor imaging,DTI)、功能磁共振成像(functional magnetic resonance imaging,fMRI)和磁共振波谱(magnetic resonance spectroscopy,MRS)[21]。

　　(2)开放性头部损伤:若颅脑损伤伴有颅骨骨折,则为开放性颅脑损伤。开放性头部损伤可能与异物进入颅腔有关,从而对脑组织造成广泛损害,并增加感染发生率(图 12.6)[14]。

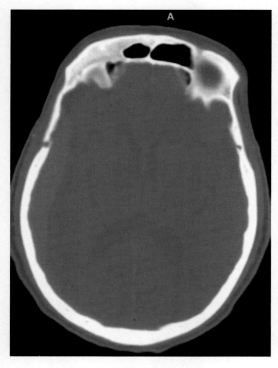

图 12.6　右侧顶骨骨折

开放性头部损伤包括因亲密伴侣暴力中使用枪支而造成的穿透性损伤,这是最致命的创伤性脑损伤类型[17]。

此外,在家庭暴力中使用家用仪器造成穿透性头部损伤并不常见,尽管这是可能的,而且有过报道[22]。

2）颌面部损伤

在家庭暴力和亲密伴侣暴力中,颌面损伤比任何类型的损伤都要常见,约有83%的案例都有发生。它通常是钝性损伤的结果,通常伴有下颌骨骨折、鼻骨骨折和颧骨骨折[23]。

此外,面部软组织损伤比骨折更常见,可能伴有鼻出血或牙齿松动,这通常是由拳打脚踢或掌掴引起的[24]。

其他致病工具包括玻璃瓶、饮料罐和家用物品等坚硬和易碎物品[25]。

由于脸容易接近,因此在家庭暴力殴打中,脸是最主要的目标。而中面部(鼻骨骨折)是最常见的损伤部位,由于它是面部最突出的部位,并且由脆弱的骨骼组成,因此面部损伤的类型也有优先分布(图12.7)。此外,由于施暴者以右撇子居多,左颧骨区是第二常见的面部骨折部位[26]。

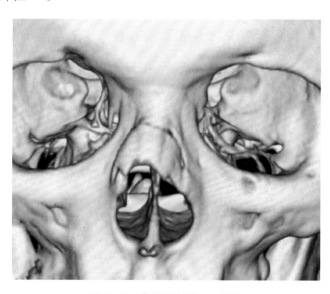

图 12.7 鼻骨骨折的 3D 影像

然而,在家庭暴力的受害者中还可以看到下颌骨骨折,特别是下颌角和髁部骨折(图12.8)。虽然下颌骨骨折并不致命,但是对于意识紊乱的受害者来说,出血引起的血液吸入可能会危及其生命[27]。

另外,在对受害者进行临床调查时,家庭暴力导致的眼眶骨折可能会被忽略和隐瞒(图12.9)[6]。

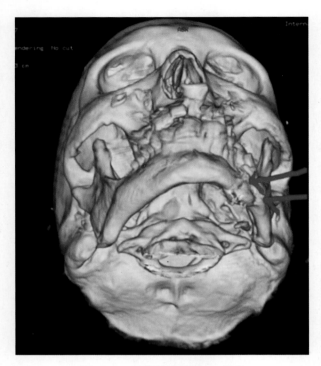

图 12.8　下颌骨骨折的 3D 影像

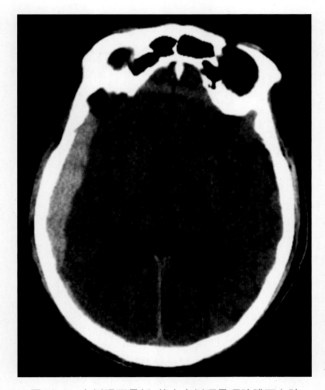

图 12.9　左侧眼眶骨折,伴有右侧顶骨硬脑膜下血肿

此外,眼部损伤的严重程度可能不同,从眼睑上的小裂伤或瘀伤到眼眶骨折。另外,还可能是钝性或穿孔性损伤[23]。

3)肌肉骨骼损伤

在与家庭暴力有关的案件中,肌肉骨骼损伤被视为仅次于颅颈损伤的第二大损伤,通常表现为挫伤、扭伤、骨折和脱位[28]。

关于上肢损伤,虽然很难区分意外伤害和凶杀伤害,但是上肢损伤通常是近端或中部的防御性损伤(图12.10)[29]。

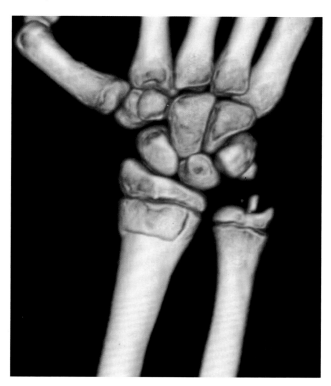

图 12.10　桡骨骨折的 3D 影像

如果肌肉骨骼损伤发生在不寻常的部位,如上臂和上肢、手的外侧、背部、肩部和臀部,就应该怀疑是不是家庭暴力发生时故意造成的[30]。

另外,肩部损伤在家庭暴力中较为少见,通常与高能量损伤有关,在没有极端损伤史的情况下,通常会被怀疑是家庭暴力所致[6]。

尽管在一些文献中报道了胸部损伤,但在家庭暴力受害者中并不常见[31, 32]。

胸部损伤可表现为各种体征,从外部瘀伤和血肿到肋骨骨折甚至气胸。这些症状可能首先被放射科医生和急诊科医生注意到[6]。

有意思的是,一份关于亲密伴侣暴力的案例报道,一男子因右侧摔倒在桌子上而被送到急诊科,但事后发现是被其女性伴侣殴打所致。平片显示多处肋骨骨折(旧的和新的都有)(图 12.11 和图 12.12)[33]。

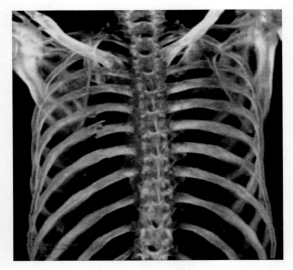

图 12.11   肋骨骨折

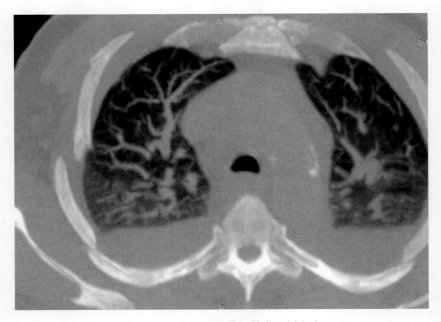

图 12.12   多处肋骨骨折并发双侧血胸

此外,脊柱骨折在虐待中并不常见。它是接触性的高能量损伤类型,如交通事故。然而,脊柱骨折脱位不太可能是偶然的,除非发生了形状怪异的大面积模糊不明确的损伤。值得注意的是,任何多处骨骼损伤的虐待案例都应通过对脊柱集中的放射学检查进行仔细调查[34]。

4)怀孕和腹部损伤

家庭暴力的发生率随着怀孕而增加。孕期是造成损伤的第三大原因。孕期的损伤是非产科产妇死亡的主要原因,因为腹部损伤在孕妇中的发生率高于非孕妇[35]。

孕妇受害者易患各种类型的家庭暴力损伤,随着骨盆血流增加,引发腹膜后出血的发生率增加。此外,由于妊娠子宫增大导致的占位效应,肝脏和脾脏相对于肋骨移位,膀胱移位出骨盆,使其更容易受伤。肾脏和脾脏在妊娠期变大,也因此更容易受到损伤[36]。

此外,怀孕期间的亲密伴侣暴力与产前出血高度相关,并且伴有胎儿的高死亡率[37]。

腹部损伤的类型因情况和致伤物的不同而不同。在大多数情况下,家庭暴力通常伴随着脾脏和肝脏的钝性损伤。幸运的是,肠道位于妊娠子宫的后面,因此受损伤的影响较小。此外,家庭暴力可能伴随着穿透性腹部损伤和枪伤[38]。

最初,医疗团队的基本目标是使用标准技术复苏和稳定孕妇,因为孕妇死亡意味着胎儿死亡。因此,如果孕妇怀孕超过 20 周,应将她置于左侧 30° 卧位,以防止全身性低血压[39]。

因此,应定期进行 US 以评估胎心率和胎龄,尤其是胎龄小于 24—26 周的胎儿。年龄较大的胎儿可以在外部持续监测[40]。

另外,对母体和胎儿损伤的放射学评估在许多方面都非常有益。首先,它降低了不必要的侵入性外科手术的发生率。其次,它还有助于尽早发现隐藏的损伤,从而有机会进行早期管理,避免孕妇和胎儿的血流动力学恶化。最后,影像学有助于准确定位受伤部位,节省时间和有效管理[41]。

虽然已有多种影像学方法用于诊断和检测孕妇的损伤部位,主要方法有 US、常规放射检查和 CT,但是怀孕期间对腹部损伤进行影像诊断是有争议的,因为母亲和胎儿的安全都是值得关注的。

电离辐射对胎儿有相当大的风险,但在延误使用放射诊断技术的情况下,对受伤孕妇的损伤进行错误处理和误诊的风险更高。因此,对于高度显示的案例,要保留 CT 的使用,并保证最少的暴露时间和频率。此外,在使用电离辐射的情况下,必须获得知情同意,除非是严重受伤的患者,尤其是急诊科的患者除外[42]。

CT 可用于筛查孕妇的损伤,US 和 MRI 也可用于随访。此外,磁共振胰胆管成像(magnetic resonance cholangiopancreatography,MRCP)可用于胆道和胰腺的损伤成像[35]。

最初,US 通常可用于急性和紧急情况下评估胎龄和生命力。此外,US 还可用于评估母体内脏损伤以及腹腔和心包液的可视化[43]。

值得注意的是,在实体损伤和中空器官损伤的可视化方面,US 不能取代 CT 检查,而揭示此类损伤和腹腔积血需要大量的训练和使用 US 的技巧[41]。

至于 CT,应尽可能地使用最低剂量。根据美国食品药品监督管理局(Food and Drug Administration,FDA)的规定,在使用静脉碘造影剂的情况下,将静脉碘造影剂视为 B 类药物之一,仅应在使用该方法可获得重要信息且对孕妇和胎儿有益的情况下使用[44]。

再者,虽然 MRI 对孕妇和胎儿都相对安全,但由于需要很长时间,因此在急性期不使用,而仅在必须进行脊柱、神经和软组织评估的情况下使用[41]。

此外,当使用 MRI 时,钆作为造影剂被美国食品药品监督管理局视为妊娠 C 类药物,因此仅在极少数情况下才会在妊娠期间使用[45]。

12.5 结 论

正如这项工作所表明的,家庭暴力是一个重要的、严重的、广泛的问题,不仅需要在社会的私人领域,也需要在公共领域得到解决。家庭暴力和亲密伴侣暴力可能会产生致命的后果,影响所有人群,尤其是女性。如果没有对家庭暴力的挑战和干预,社会对家庭暴力的接受度(包括频率和严重程度)将会大大增加。因此,卫生保健等领域的工作人员能够识别家庭暴力和亲密伴侣暴力造成的损伤的体征和症状,并提供有关政府法律规定的幸存者权利的信息,这一点非常重要。

1. Declaration on the elimination of violence against women. New York, United Nations, February 23, 1994 (Resolution No. A/RES/48/104)

2. Krug EG, Mercy JA, Dahlberg LL, Zwi AB (2002) The world report on violence and health. Lancet 360(9339):1083–1088

3. World Health Organization, Department of Reproductive Health and Research, London School of Hygiene and Tropical Medicine, South African Medical Research Council (2013) Global and regional estimates of violence against women: prevalence and health effects of intimate partner violence and non-partner sexual violence, p 2

4. Cavalin C, Garcia-Moreno C, Jansen HA, Ellsberg M, Heise L, Watts C (2010) WHO multi-country study on women's health and domestic violence against women. Initial results on prevalence, health outcomes and women's responses. World Health Organization, Geneva

5. World Health Organization (2012) Understanding and addressing violence against women: intimate partner violence. World Health Organization, Geneva

6. Bhole S, Bhole A, Harmath C (2014) The black and white truth about domestic violence. Emerg Radiol 21(4):407–412

7. Breiding MJ, Basile KC, Smith SG, Black MC, Mahendra RR (2015) Intimate partner violence surveillance: uniform definitions and recommended data elements, version 2.0. National Center for Injury Prevention and Control, Centers for Disease Control and Prevention, Atlanta, GA, p 18

8. Yawn BP, Yawn RA, Uden DL (1992) American Medical Association diagnostic and treatment guidelines on domestic violence. Arch Fam Med 1:39

9. Centers of Disease Control and Prevention (2013) Intimate partner violence: definitions. Accessed 1 Feb 2013 http://www.cdc.gov/violenceprevention/intimatepartner violence/definitions.html

10. Rudman W (2000) Coding and documentation of domestic violence. Family Violence Prevention Fund, San Francisco, pp 1–20

11. Boyle A, Robinson S, Atkinson P (2004) Domestic violence in emergency medicine patients. Emerg Med J 21(1):9

12. Armstrong P, Wastie ML (1998) Diagnostic imaging, 4th edn. Blackwell Science Ltd, Hoboken

13. Ivany AS, Schminkey D (2016) Intimate partner violence and traumatic brain injury: state of the science and next steps. Fam Commun Health 39(2):129–137

14. Senelick RC, Ryan CE (1998) Living with brain injuries: a guide for families. Healthsouth Press, Birmingham, AL

15. Grisso JA, Wishner AR, Schwarz DF, Weene BA, Holmes JH, Sutton RL (1991) A population-based study of injuries in inner-city women. Am J Epidemiol 134(1):59–68

16. Carrigan TD, Walker E, Barnes S (2000) Domestic violence: the shaken adult syndrome. J Accid Emerg Med 17(2):138–139

17. Car M (2000) Increasing awareness about possible neurological alterations in brain status secondary to intimate violence. Brain Injury Source 4(2):30–37

18. Murray CE, Lundgren K, Olson LN, Hunnicutt G (2016) Practice update what professionals who are not brain injury specialists need to know about intimate partner violence-related traumatic brain injury. Trauma Violence Abuse 17(3):298–305

19. McKee AC, Alosco ML, Huber BR (2016) Repetitive head impacts and chronic traumatic encephalopathy. Neurosurg Clin N Am 27(4):529–535

20. Shura RD, Taber KH, Brenner LA, Wortzel HS (2015) Chronic traumatic encephalopathy and traumatic brain injury: bridging pathology, function, and prognosis. Curr Phys Med Rehabil Rep 3(2):106–114

21. Mez J, Stern RA, McKee AC (2013) Chronic traumatic encephalopathy: where are we and where are we going? Curr Neurol Neurosci Rep 13(12):1–12

22. Bodwal J, Sreenivas M, Aggrawal A (2013) Intracranial penetrating injury by screw driver: a case report and review of literature. J Forensic Legal Med 20(8):972–975

23. Arosarena OA, Fritsch TA, Hsueh Y, Aynehchi B, Haug R (2009) Maxillofacial injuries and violence against women. Arch Facial Plast Surg 11(1):48–52

24. Saddki N, Suhaimi AA, Daud R (2010) Maxillofacial injuries associated with intimate partner violence in women. BMC Public Health 10(1):1

25. Beck SR, Freitag SK, Singer N (1996) Ocular injuries in battered women. Ophthalmology 103(1):148–151

26. Le BT, Dierks EJ, Ueeck BA, Homer LD, Potter BF (2001) Maxillofacial injuries associated with domestic violence. J Oral Maxillofac Surg 59(11):1277–1283

27. Matteoli M, Vinciguerra M, et al (2011) The role of radiological analysis to identify the battered women in emergency department. ECR Congress 2011. https://doi.org/10.1594/ecr2011/C-0693

28. Bhandari M, Sprague S, Dosanjh S, Petrisor B, Resendes S, Madden K, Schemitsch EH, PRAISE Investigators (2011) The prevalence of intimate partner violence across orthopedic fracture clinics in Ontario. J Bone Joint Surg Am 93(2):132–141

29. Sheridan DJ, Nash KR (2007) Acute injury patterns of intimate partner violence victims. Trauma Violence Abuse 8(3):281–289

30. Reijnders UJL, Ceelen M (2014) 7208 Victims of domestic and public violence; an exploratory study based on the reports of assaulted individuals reporting to the police. J Forensic Legal Med 24:18–23

31. Bergaminelli C, De Angelis P, Gauthier P, Salzano A, Vecchio G (1999) Thoracic drainage in trauma emergencies. Minerva Chir 54(10):697–702

32. Karangelis D, Karkos CD, Tagarakis GI, Oikonomou K, Karkos PD, Papadopoulos D, Hevas A, Tsilimingas N (2011) Thoracic injuries resulting from intimate partner violence. J Forensic Legal Med 18(3):119–120

33. Ananthakrishnan G, Alagappan D, Riyat M (2006) Rib fractures in an adult male: Unusual presentation of a victim of domestic violence. Injury Extra 37(11):428–429

34. Brogdon BG, Shwayder T, Elifritz J (2012) Child abuse and its mimics in skin and bone. CRC Press, Boca Raton

35. Sadro C, Bernstein MP, Kanal KM (2012) Imaging of trauma: Part 2, Abdominal trauma and pregnancy—a radiologist's guide to doing what is best for the mother and baby. AJR Am J Roentgenol 199(6):1207–1219

36. Pearlman MD, Tintinalli JE, Lorenz RP (1990) Blunt trauma during pregnancy. N Engl J Med 323(23):1609–1613

37. McFarlane J, Campbell JC, Sharps P, Watson K (2002) Abuse during pregnancy and femicide: urgent implications for women's health. Obstet Gynecol 100(1):27–36

38. Pearce C, Martin SR (2016) Trauma and considerations unique to pregnancy. Obstet Gynecol Clin N Am 43(4):791–808

39. Ueland K, Hansen JM (1969) Maternal cardiovascular dynamics: II. Posture and uterine contractions. Am J Obstet Gynecol 103(1):1–7

40. Sadro C, Bittle M, O'Connell K (2011) Imaging the pregnant trauma patient. Ultras Clin 6(1):97–103

41. Raptis CA, Mellnick VM, Raptis DA, Kitchin D, Fowler KJ, Lubner M, Bhalla S, Menias CO (2014) Imaging of trauma in the pregnant patient. Radiographics 34(3):748–763

42. Dauer LT, Thornton RH, Miller DL, Damilakis J, Dixon RG, Marx MV et al (2012) Radiation management for interventions using fluoroscopic or computed tomographic guidance during pregnancy: a joint guideline of the Society of Interventional Radiology and the Cardiovascular and Interventional Radiological Society of Europe with Endorsement by the Canadian Interventional Radiology Association. J Vasc Interv Radiol 23(1):19–32

43. Rose JS (2004) Ultrasound in abdominal trauma. Emerg Med Clin North Am 22(3):581–599

44. Widmark JM (2007) Imaging-related medications: a class overview. Proc (Baylor Univ Med Cent) 20(4):408–417

45. Sundgren PC, Leander P (2011) Is administration of gadolinium-based contrast media to pregnant women and small children justified? J Magn Reson Imaging 34(4):750–757

第 13 章

影像学和虐待老年人

埃里克·巴奇诺（Eric Baccino）

梅茜·洛索伊斯（Maisy Lossois）

13.1 引　言

如果法医学是一项业务，那么投资虐待老年人（elderly abuses，EA）将有很多理由，因为这将是法医活动未来的市场。有几个理由支持这一预想：

——65 岁以上的人是西方人口中增长最快的部分：13% 的美国人口超过 65 岁，到 2030 年这一数字可能会翻一番[1,2]。2016 年，法国有 6700 万人[3]，其中 60 岁以上的人为 330 万，其中 130 万人需要赡养（70 万人在养老院，其余的人在家接受援助），公共开支为 2350 万欧元。

——有利于犯罪的条件越来越多：年轻一代的贫穷迫使他们在家啃老的时间变长，而他们的父母越来越富有，且年龄越来越大，因此更加脆弱和依赖，这是一个非常危险的组合。

——到目前为止，医学文献中提到的虐待老年人只是最近才出现的（1970 年）[4]，引起的政治和公众关注远远低于虐待儿童和对妇女的暴力。因此，它被广泛低估且没有真正的预防措施，使得虐待老年人的情况在不断增加。

一旦西方社会成熟，意识到并有足够的能力面对这种病理现象，法医临床学（clinical forensic medicine，CFM）团体就应该会面临大量司法案件，就像 1980 年虐待儿童问题公开化并受益于国家信息和媒体运动时那样。

在本章中，在对虐待老年人的定义、统计数据和必须引起注意的可能性就各种临床情况进行概述后，我们将探讨影像学在有效鉴别诊断方面的贡献。

我们将重点讨论骨创伤和硬脑膜下血肿。这是一种潜在的致命疾病，通常情况下，这应该会导致对虐待老年人可能性的讨论（如虐待儿童的情况就是系统性的）。

最后，我们将提出一些建议，以改善对虐待老年人的检测和管理。

E. Baccino (✉) · M. Lossois
Forensic Medicine Unit, Montpellier University Hospital, Montpellier, France
e-mail: e-baccino@chu-montpellier.fr; m-lossois@chu-montpellier.fr

13.2 虐待老年人的定义和临床特征

13.2.1 老年人

根据文献惯例(没有明确的理由),老年人的年龄界限是65岁。但我们不需要统计数据就能知道66岁比89岁甚至99岁年轻得多。一方面,一名77岁的老年人,原本每周只需要4小时的家庭护理,但在腿部手术和住院5天后,就会变得卧床不起且痴呆。另一方面,作为卫生专业人员,我们都遇到过这样的情况:85岁的人,非常健康,曾经是运动员,仍然在职业上很活跃,他们从腿部骨折中恢复的速度比40岁、肥胖、抑郁、没有工作、有毒瘾的人要快。

换句话说,作为一名老年人,不(仅仅)是一个年龄问题,而是一个与脆弱性有关的个体特征:一个人在脆弱的时候就是"老"了,即他失去了从伤害中恢复的能力,尽管这种伤害对其他人来说是无害的,也没有长期影响。

因此,我们可以将60岁以上的人分为以下3种类型:

活跃的成年人:根据一些统计,往往比30—40岁的人更活跃。

退休成年人:娱乐和花钱。

作为依赖和脆弱的老年人:需要从法医的角度对其进行考虑。

从生理学、社会学和医学的角度来看,"老年人"这个词太模糊了(但按照惯例,我们将继续使用这个词……)

13.2.2 虐待老年人

联合国(2002)、欧洲委员会(1992)根据《美国医学会杂志》(*Journal of the American Medical Association*,*JAMA*)的分类[5]给出了虐待老年人的完整定义。该分类是最古老但仍然有用的分类之一。

出于实际和操作上的原因,虐待可以简化为身体虐待、心理虐待、物质虐待或经济虐待3种类型[6],每种虐待都是有意动作或疏忽造成的。其结果是如下所示的虐待老年人的6[①]个子组:

—推搡老年人,抢他/她的包或不给其提供进入卧室的方便,都可能导致老年人摔倒、骨折,最终死亡……一个是有意的暴力,另一个是疏忽。

—让老年人服用大剂量镇静剂或不提供必要的止痛药都是身体虐待,一种是行为虐待,另一种是疏忽虐待。

—对一名躺在养老院病床上的前法国州参议员大喊大叫,并称他为"吉米",这是一种心理暴力,就像在酒吧里因为坐在你旁边的人又老又丑而拒绝与他/她说话一样(根据

① 原版疑误。

现行标准)。

——一个奶奶送给孙子一份礼物,但她也因此无钱更换假牙,进而让她陷入营养不良、获得性免疫缺陷、感染和死亡,这就像抢劫她的银行账户一样容易。

在虐待老年人的巨大范围中,必须强调一些主要特征:

忽视:受害者往往像婴儿一样虚弱,高度依赖他/她的"看护人"。

金钱:认知障碍和贵重物品有时对社会工作者和家庭来说诱惑力太大。因此,对老年人的经济剥削如今被认为是一种"虚拟流行病"[7]。

脆弱性:殴打身体、缺乏照顾、心理困扰和孤独,相比于年轻人,这些对老年人而言更具有杀伤力。

性虐待:非常罕见。

家庭和养老院或长期护理机构:虐待老年人的情况是不同的,家庭成员(儿子对母亲,妻子对丈夫)是通常的虐待者,而在养老院,工作人员是主要嫌疑人(特别是在低成本的养老院)。

13.3 流行病学

几乎不可能对虐待老年人进行可靠的患病率研究,因为难以达到目标,人们有时不愿意抱怨,因为他们爱施虐者(孩子、配偶、家庭工人……),有时无法回答(痴呆,神经系统疾病,不可能离开他们的居住地)。此外,他们经常受到那些参与虐待的人也就是所谓的"照顾者"的"保护",免受提问。

每年有多达 10% 的美国老年人遭受虐待[8,9],而且有证据表明,受害者的死亡率和发病率显著增加[10]。

最近,在一大型(欧洲 7 个国家)研究[11]中,身体虐待的患病率男性为 1.7%—4.8%,女性为 1.6%—6.6%(这种差异可能是因为身体虐待中包括了对老年人的性虐待,即使是轻微的性虐待);经济剥削涉及 5%—8% 的老年人。

国际研究的普遍趋势是,2%—10% 的老年人受到身体虐待,而且年龄越大,受到虐待的风险就越高[6,7]。

关于虐待老年人报告率的数据更令人困惑:美国的大型研究声称,1996 年,在 40 万例中,有 16% 的虐待老年人的案例报道给了社会服务部门,而这与我们的日常实际完全相反。在法医临床学环境中,2015 年,我们处理了 3000 名活着的受害者(儿童、受家庭虐待者、受性虐待者等),只有 5 名受害者在 65 岁以上。同时对 100 名儿童进行了检查。

少报主要是由于前面提到的受害者及其周围环境的特点,但我们的社会也有责任:在预防和打击虐待儿童和其他家庭暴力方面花费的金钱和善意比虐待老年人多得多。到目前为止,政治家和媒体对虐待老年人都不感兴趣,也许是因为像自杀一样,衰老让我们想起了"真正的死亡",这个话题对电视观众、民意调查和选举都不是很有利……

老实说,谁会责怪那些照顾和保护"可爱"婴儿的专业人士,而不是责怪失禁和卧床不起的疗养院居民呢?

13.4　对虐待老年人的检测

作为与患者打交道的卫生专业人员,我们不应该被学术分类所困扰,而应该关注这个问题:"这个老年人的健康有危险吗?"如果答案是肯定的,就必须采取措施。

最简单(但最罕见)的情况是受害者向警方或护士、医生报告,并准确描述事实。为了收集这些非常有价值的信息,我们必须强调,在没有亲戚在场的情况下,对这些老年人进行私下采访是绝对必要的。

更常见的情况是,受害者不想或无法报告时,就必须在出现以下体征时考虑虐待老年人的可能性:

——皮肤瘀斑、血肿、烧伤、疤痕不位于易发生意外创伤的区域:与其他创伤部位相比,受虐待老年人的背部、前臂和手腕侧面的瘀伤更常见[12]。颞区、眼睛和鼻子、胸部、手臂内侧皮肤也是可疑的创伤部位。2013 年,通过对文献的回顾,可以确定老年人受虐中最常遇到的损伤位置:上肢(43.98%)>颌面部、牙齿和颈部(22.88%)>颅骨和大脑(12.28%)>下肢(10.61%)>躯干(10.25%)[13]。

——一种疑似与提议的机制不匹配的损伤,比如声称的轻微创伤导致的高能量的转移性骨折。

——不同颜色的皮损表明有反复的创伤(但需要谨慎,因为颜色的变化不是可靠的认定指标)。

——必须注意肌肉骨骼疼痛,因为骨质减少的骨头更易骨折。能力低、沟通困难的患者中,骨折可能被低估。

——脱水、营养不良、不讲卫生、衣着不当、牙齿护理不良、牙缺失没有替换、最近出现的认知功能受损、尿失禁和抑郁症也必须引起对虐待老年人的关注。

如果只存在风险因素,甚至在一个非常典型的情况下,如一个寡妇,在社会上孤立无援,年过八十,有认知功能障碍和依赖性,与她患有抑郁症和酒精中毒的儿子住在同一个地方,而她儿子没有工作,经济上依赖她的养老金,如此就更难了。

因此,由训练有素的医生与亲属和看护人进行讨论是至关重要的,以便尽可能获得更多的信息,而不会引起他们的反感。

在一个家庭医生很快将成为"纪念品"的世界里,必须强调社会和家庭工作者、在家照顾患者的护士的重要性,因此,必须对他们进行不虐待老年人领域的培训。

尽管急诊室工作人员通常超负荷工作,但每次出现此类情况时,他们也应该想到虐待老年人。可用老年人评估工具(elder assessment instrument,EAI),但在高峰期不易使用[14]。

13.5　虐待老年人的诊断

在可能的情况下,最有效的方法是住院治疗,以保护患者并进行必要的调查。

与虐待儿童相反,虐待老年人中的鉴别诊断总是复杂的,因为任何指向虐待的症状也可能由病理或事故引起:

——认知障碍可能是由于忽视而产生的反应性抑郁症或者是阿尔茨海默病的早期阶段,甚至是慢性硬脑膜下血肿。

——脱水可能由于液体输入不足或利尿药过量所致。

——因未知癌症或饥饿导致的体重下降。

——骨髓瘤引起的自发性骨折可能被误认为是意外或加害性创伤。

——脑出血可能由于高血压或在接受抗凝治疗时摔倒在地造成。

——老年性紫癜和被殴打的瘀伤。

生物学评估(凝血因子、营养指标、肝脏和肾脏代谢等)对于做出准确的鉴别诊断是必要的。

影像学检查也必不可少。

13.6　虐待老年人的成像

13.6.1 老年人成像的特殊性[15]

老年人成像的特殊性主要是技术上的困难限制了这个年龄组的成像效率。

对于老年人来说,在一段时间内保持关节处于强迫体位、保持呼吸暂停、理解乃至听从指令可能是困难的,甚至是不可能的。

因此,实现常规 X 射线和 US 检查将需要在理想的方案和老年人能够承受的情况之间进行妥协,即骨骼调查中没有互补的发生率,坐姿的胸部 X 线平片和不完全的吸气⋯⋯

骨 X 线平片的解释总是会受到骨低矿化和密度的限制,这使得小的骨折和溶解性病变的诊断更加困难。

钙化和既往病变的频繁存在可能会阻碍创伤、肿瘤和感染的诊断。

在法国,老年人的 CT 快速增长(2004—2009 年间增长了 16%),因为它们被广泛用于神经病学、骨创伤和脊柱、肺实质的检查。然而,造影剂 CT 在肺栓塞和血管检查中非常有用,但对老年人使用时必须更加谨慎,因为他们往往存在一些肾脏毒性的风险因素。

与 CT 相比,MRI 更难获得,由于采集和固定所需的时间限制,因此必须严格遵守固定措施(这对一些老年人来说并不容易)。与其他人群相比,老年人在某些情况下(起搏器、血管金属夹、血管支架、金属异物、严重慢性肾衰竭)也禁止使用成像。

老年人成像从来都不简单,因此在开始拍摄之前需要对风险/价值比率进行精确评估。

13.6.2 虐待老年人的一些影像学表现

影像学表现在文献中有明确的定义或高度指示虐待儿童,并在虐待儿童检测中发挥了关键作用[16,17]。相反,描述老年人受虐待的影像学文献非常有限[10,13,18]。

13.6.2.1 骨折

骨质疏松症(图 13.1)或骨软化症(图 13.2)通常会导致老年人的骨骼脱钙。

这可能会引起自发性骨折或在低强度创伤后发生骨折,导致该事件可能被遗漏或遗忘(图 13.3)。

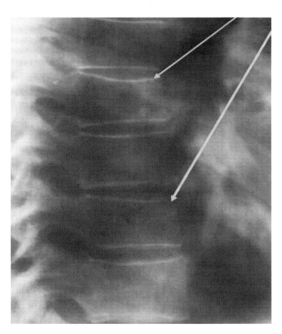

图 13.1 骨质疏松症伴有骨密度降低和椎骨体压缩性骨折(脊柱侧位射线摄影)

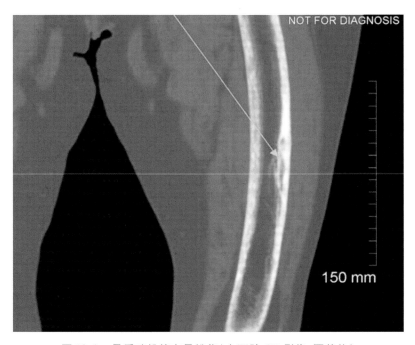

图 13.2 骨质疏松伴有骨松化(左下肢 CT 影像,冠状位)

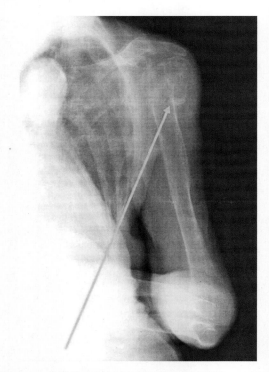

图 13.3　左肱骨头骨折(左臂正位射线摄影):无跌倒史

考虑到通过常规或其他 X 射线检查发现的椎体扁平患者的数量,我们必须承认,有些骨折在老年人身上的疼痛程度比在年轻人身上要轻。因此,即使受害者没有明确的抱怨,也必须考虑(并进行)创伤部位的影像学检查(图 13.4)。

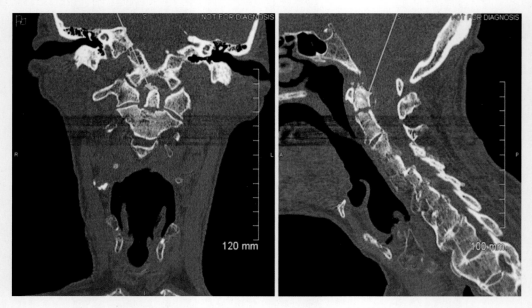

图 13.4　齿状突假关节(颈椎冠状位和矢状位 CT 影像):4 年前重大创伤后未被发现

在 X 射线检查中,少数质量较差的骨头骨折可能得不到充分的诊断。此外,骨重建速度较慢,从骨痂角度对骨创伤进行年代测定可能会产生误导。在这两种情况下,骨闪烁扫描术都很有用,可以为不同愈合阶段的重复创伤提供线索(图 13.5 和图 13.6)。

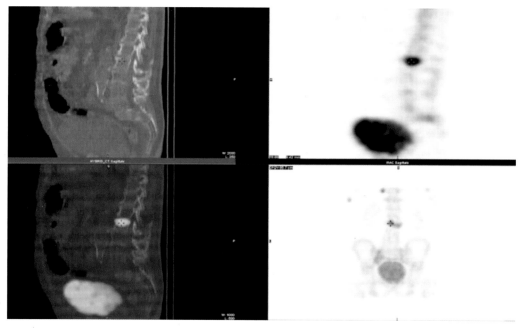

图 13.5　闪烁扫描术:病变以红点表示

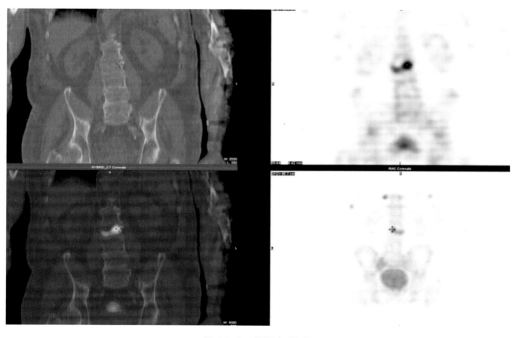

图 13.6　闪烁扫描术

为了再次支持这里的非意外创伤假设(就像在所有类型的暴力事件中一样),定位是至关重要的。

骨折的机制可以通过对皮肤外观(是否有瘀伤,是否位于骨折区域或骨折区远处)和影像学特征的综合分析来推测:扭转或间接创伤时为典型的螺旋形骨折,直接打击时为横向/水平骨折,但明显有例外。

在经典的法医方法中,报告的机制(来自陪同人员或受害者)和医学发现(如骨折的部位和类型)之间的不一致必须引起怀疑。

在某些情况下,不可能明确区分意外骨折和非意外骨折:这些肋骨骨折(图 13.7)是由护理辅助人员粗暴处理所致,还是后天性脆性骨由持续咳嗽所致抑或是与衰老有关?

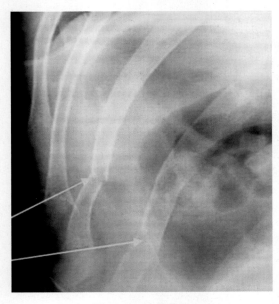

图 13.7   肋骨骨折

13.6.2.2 硬脑膜下血肿

硬脑膜下血肿在老年人中的临床范围很广:急性和重度硬脑膜下血肿可能是致命的,而一些慢性硬脑膜下血肿几乎没有症状,或可能与神经系统疾病甚至精神疾病相混淆。

但我们主要担心的是,通过文献(与虐待儿童相反),它几乎从未与虐待老年人相关联。

医院环境中的回顾性个人研究表明,硬脑膜下血肿在 65 岁以上的患者中相当常见,其中 20% 的患者没有明确的因果机制,医院团队也没有将其视为虐待老年人的可能指标[19]。在同一环境下进行的前瞻性研究表明,患有硬脑膜下血肿的老年患者存在多种受虐待的风险因素,相关(医院)团队从未提出过这种可能性。

令人惊讶的是,对于儿科医生来说,硬脑膜下血肿无疑是一种被虐待的紧急警报信号,而在老年人身上却完全没有这种法医提示。

然而,解剖结构条件有利于老年人发生硬脑膜下血肿,并且在某些方面与幼儿相当:

老年人的颈部肌肉组织薄弱,脑膜间隙宽,脑萎缩可导致桥静脉紧张(与婴儿的颅骨和大脑发育不同步的结果相同);由于抗聚集剂和抗凝剂广泛应用而导致的出血倾向是另一个风险因素,尤其是老年人(图13.8至图13.10)。

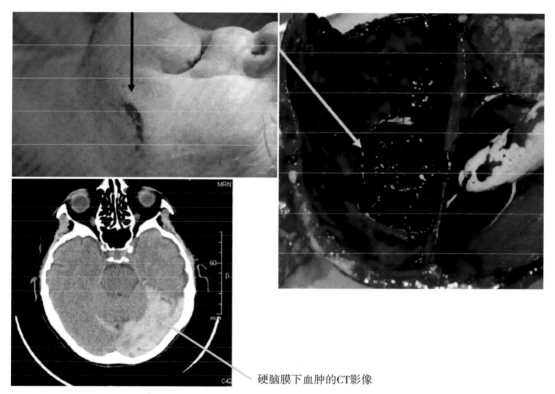

硬脑膜下血肿的CT影像

图 13.8 至图 13.10[1] 脸部的轻微创伤导致致命性的急性硬脑膜下血肿,以及对硬脑膜下血肿进行的 CT 影像

在某些情况下,甚至有人提出了"摇晃奶奶综合征"的假设[20,21]。

13.7 虐待老年人的死后诊断

对大多数人来说,年老时死亡是一种正常现象!因此,如我们的个人数据所示,漏报是一个重要原因:在法国蒙彼利埃大学医院(Montpellier University Hospital),2016 年进行的 601 例法医尸检中,有 25% 涉及 65 岁或 65 岁以上的人,而他们占该医院死亡人数的近 70%。

因此,即使没有明确证据表明犯规行为,第一步也是最重要的一步是考虑虐待老年人的可能性,并向司法当局报告以启动尸检程序。当客观地考虑杀害老年人的动机(痛苦、依赖、尖刻,从遗产角度来看……)与杀害儿童的动机(法医尸检是一种规则)比较时,这是有道理的。

考虑到对骨创伤和硬脑膜下血肿进行 PMCT 的当前表现和可及性,每次怀疑有虐待老年人时,都应该在尸检前进行这种检查,以检测重复和未报告的先前创伤的体征

---

① 原版如此,未加调整。

（图 13.11 和图 13.12）。

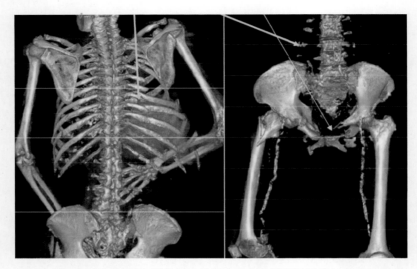

图 13.11 多处肋骨骨折、腰椎横突骨折和骨盆骨折（3D 重建）：PMCT 影像

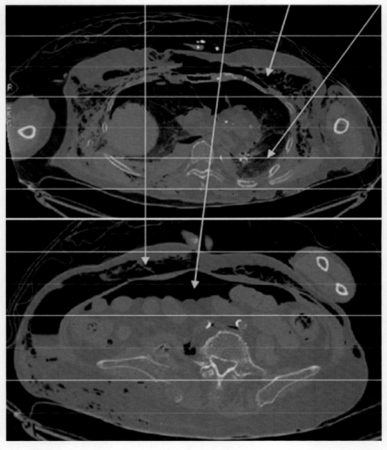

图 13.12 胸部创伤（肺气肿、血气胸和纵隔积气）和腹部创伤（气肿和气腹）的复合创伤

13.8 结 论

影像学在检测和确认虐待老年人方面应发挥更大作用。

卫生专业人员也有自己的责任：他们没有充分考虑到虐待老年人的可能性，特别是与他们在怀疑有虐待儿童，以及在较低程度上怀疑有被殴打妇女的情况下的行为相比时。当然，部分原因是他们在医学院校接受的培训不足，对这一重大且仍在增长的问题认识也不足。

因此，我们分享了最近一篇放射学论文的结论，即"我们希望放射学家在鉴别诊断时考虑到虐待老年人的可能性，否则这种虐待行为可能会继续得不到承认"[10]。

目前仍然迫切需要大规模的放射学研究来描述虐待老年人的影像学发现，并提供一个工具来将个体放射学发现与虐待老年人相关联。

但是，仅靠影像学表现是不足以解决这个重大的公共卫生问题的：一个跨专业的团队是绝对必要的，包括其他学科的专家（老年病学家、法医、精神病学家……）、社会工作者、执法者和保护服务专业人员。

从更大的角度来看，这也是我们现代社会的问题，他们热衷于照顾（和谈论）所有类型的受害者（战争、犯罪、职业和家庭暴力、强奸、性剥削等），但对虐待老年人仍然视而不见（和沉默）。

不需要参考尼采（Nietzsche）或弗洛伊德（Freud）就可以猜到，这种态度的根源在于，一边是通过照顾受虐待老年人得到的个人回报和自我满足，另一边是面对我们共同的、不可避免的未来，即衰老和死亡的痛苦，这两者之间存在不平衡。

1. Center for Disease Control and Prevention (CDC) (2003) Trends in aging—United States and worldwide. MMWR Morb Mortal Wkly Rep 52(6):101–104

2. Brock JN (1998) The evolution of aging population. State of Business Magazine XI:3

3. Ministère des Affaires sociales et de la Santé. http://social-sante.gouv.fr/

4. Burston GR (1975) Letter: Granny-battering. Br Med J 3(5983):592

5. House US (1987) Elder abuse and neglect. JAMA 257:966–971

6. Baccino E (2006) Médecine de la violence. Prise en charge des victimes et des agresseurs. Maltraitance envers les personnes âgées. Masson Ed, p 129–139

7. Lachs MS, Pillemer KA (2015) Elder abuse. N Engl J Med 373(20):1947–1956

8. Connolly M, Brandl B, Breckman R (2014) The elder justice roadmap: a stakeholder initiative to respond to an emerging health, justice, financial and social crisis. Department of Justice, Washington

9. Acierno R, Hernandez MA, Amstadter AB, Resnick HS, Steve K, Muzzy W et al (2010) Prevalence and correlates of emotional, physical, sexual, and financial abuse and potential neglect in the United States: The National Elder Mistreatment Study. Am J Public Health 100(2):292–297

10. Wong NZ, Rosen T, Sanchez AM, Bloemen EM, Mennitt KW, Hentel K et al (2017) Imaging findings in elder abuse: a role for radiologists in detection. Can Assoc Radiol J 68(1):16–20

11. Fraga S, Lindert J, Barros H, Torres-González F, Ioannidi-Kapolou E, Melchiorre MG et al (2014) Elder abuse and socioeconomic inequalities: a multilevel study in 7 European countries. Prev Med 61:42–47

12. Wiglesworth A, Austin R, Corona M, Schneider D, Liao S, Gibbs L et al (2009) Bruising as a marker of physical elder abuse. J Am Geriatr Soc 57(7):1191–1196

13. Murphy K, Waa S, Jaffer H, Sauter A, Chan A (2013) A literature review of findings in physical elder abuse. Can Assoc Radiol J 64(1):10–14

14. Rondepierre L, Galéa Y, Baccino É (2016) Approche

médico-légale de l'hématome sous-dural de la personne âgée, étude prospective. Université Montpellier, Montpellier, p 1

15. Louvel J-P, Henry J, Aurengro A (2009) Imagerie médicale en gériatrie. In: Gériatrie, 2nd édn edn. Masson, Paris

16. Kempe CH, Silverman FN, Steele BF, Droegemueller W, Silver HK (1962) The battered-child syndrome. JAMA 181:17–24

17. Kleinman PK (1990) Diagnostic imaging in infant abuse. AJR Am J Roentgenol 155:703–712

18. Rosen T, Bloemen EM, Harpe J, Sanchez AM, Mennitt KW, McCarthy TJ et al (2016) Radiologists' training, experience, and attitudes about elder abuse detection. AJR Am J Roentgenol 207(6):1210–1214

19. Barbesier M, Baccino E (2015) Approche médico-légale de l'hématome sous-dural de la personne âgée. Étude préliminaire. Rev Médecine Légale 6(3–4):98–102

20. Pounder DJ (1997) Shaken adult syndrome. Am J Forensic Med Pathol 18(4):321–324

21. Azari AA, Kanavi MR, Saipe NB, Potter HD, Albert DM, Stier MA (2013) Shaken adult syndrome: report of 2 cases. JAMA Ophthalmol 131(11):1468–1470

第14章

法医放射学：穿透性创伤与非穿透性创伤

朱塞佩·贝尔托齐（Giuseppe Bertozzi）

弗兰切斯卡·马列塔（Francesca Maglietta）

莫妮卡·萨莱诺（Monica Salerno）

弗朗切斯科·皮奥·卡法雷利（Francesco Pio Caffarelli）

将尸检的表现与尸检可能引发的洞察力的火花混为一谈是一种严重的伤害。我们要的是洞察力。若单单是尸检的话，无论数量有多大，都不是等价的。

——L. 金

随着现代法医学的出现，在新的科学方法时代，在循证医学的背景下，需要知识的系统化，以确保法庭所依赖的证据不仅仅是法医学证人的个人意见。为了保证最佳的法医实践，这一举措受益于最近几十年的影像学价值。这种关系建立在放射学提供证据的能力之上，其特点是不仅具有较高的诊断可信度，而且具有重要的记录能力。

第一次在法庭上使用放射学影像是一起发生在加拿大蒙特利尔的枪击谋杀未遂案中[1]。在 20 世纪 70 年代，维伦韦贝尔（Wüllenweber）等人引入了 CT 来记录枪伤[2]。瑞士的德恩胡佛（Dirnhofer）和福克（Vock）提出的 Virtopsy 项目是法医成像发展的一个里程碑，其中包括 3D 摄影测量术和表面扫描，以记录损伤形态[3-5]。该项目采用多学科的方法，试图为法医领域的放射学技术应用提供一种标准化的方法。2002 年，泰利（Thali）等人提出了虚拟尸检一词[6,7]。如今，由于尸检前往往要进行尸检成像，这已是许多法医机构的常规做法，因此有人提出，法医放射学领域正在演变成法医学和放射学之间的一个独

G. Bertozzi · F. Maglietta · M. Salerno
Department of Clinical and Experimental Medicine, University of Foggia, Foggia, Italy
e-mail: monica.salerno@unict.it

F. P. Cafarelli (✉)
Department of Radiology, University of Foggia, Foggia, Italy
e-mail: francesco.cafarelli@libero.it

立的亚专业[8,9]。要充分了解每种可用技术及其优势和局限性,因为检查的价值与所使用的方法以及探知者在执行和解释结果成像方面的技能密切相关[10]。

14.1 放射学的作用

在循证医学的基础上,有必要系统化使用关于不同成像方法的现有知识,包括最近的科学文献。事实上,在最近的一篇综述中,巴利沃(Baglivo)等人分析了 661 篇论文,经过对其进行分类,得出结论:在法医病理学中诊断成像的应用有 5 个领域——记录损伤或疾病(51%,$n = 340/661$)、个人身份识别(22%,$n = 143/661$)、正常记录尸检结果(16%,$n = 109/661$)、影像学作用相关的教育文章(8%,$n = 55/661$),以及异物记录(2%,$n = 14/661$)。对损伤或疾病的记录经过更深入地观察发现,有趣的是,在 52%($n = 176/340$)的案例中确定为非自然死亡原因,在 45%($n = 152/340$)的案例中确定为自然死亡原因,在约 4%($n = 12/340$)的案例中确定为对活体有病理学影响(如谋杀未遂和自杀案例)。在非自然死亡原因中,钝器伤和枪击的发生率(分别为 43%,$n = 76/176$ 和 19%,$n = 33/176$)高于穿透性创伤、溺死、勒死、中毒、热损伤和混合性损伤(共占 38%)。在自然死亡原因方面,涉及中枢神经系统疾病和心血管系统疾病的案例分别占 45%($n = 69/152$)和 27%($n = 41/152$);其余原因包括肌肉骨骼系统或呼吸系统受损,或与腹部检查结果有关(共占 28%)。此外,CT 和 MRI 单独使用,主要用于损伤或疾病的情况(分别为 53%,$n = 116/217$ 和 61%,$n = 92/151$),但定位精确具体:用于非自然死亡案例的 CT(77%,$n = 89/116$)和用于自然死亡案例的 MRI(86%,$n = 79/92$)。在进行 CT 检查的非自然死亡原因案例中,首先涉及枪伤和创伤(97%,$n = 86/89$)。在进行 MRI 检查的自然死亡案例中,主要涉及心血管系统疾病或中枢神经系统疾病(95%,$n = 75/79$)。另外,射线摄影仍主要用于基于识别人类遗骸的研究(79%;$n = 31/39$)[11]。

本章综述及其数据,借鉴了临床实践,提供了不同成像技术在尸体检查中的实际和常见应用的一致表现。事实上,在骨骼损伤的识别和定位方面,CT 甚至比尸检更有用(图 14.1)[5]。MRI 的用处在于诊断骨骼疾病以外的死亡原因[12]。虽然很少使用,但死后计算机断层扫描血管造影(postmortem computed tomography angiography,PMCTA)是技术工作组使用死

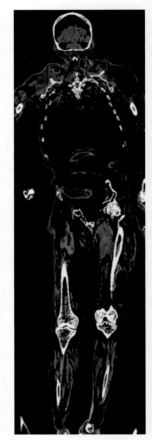

图 14.1 冠状位非增强 CT 影像显示多处肋骨和骨盆骨折晚期死后变化

后血管造影方法（technical working group postmortem angiography methods,TWGPAM）用于显示血管系统损伤验证方案的一部分[13-15]。然而,造影剂灌注的成本和引起的身体改变,影响了随后的尸检,极大地限制了其传播和使用。常规射线摄影仍在人体遗骸识别研究中发挥作用。US在法医证据记录中发挥着残余作用——因为它依赖于操作者的主观性和死后气体对影像的改变——首先被用于胎儿研究[16]。

详细来说,影像学在法医调查中发挥的关键作用与技术进步和软件严格实施相关,它取决于通过MPR、多参数分析和不同技术的整合在几秒钟内完成复杂研究的能力（图14.2）。一般来说,与临床放射学一样,法医病理学中使用的不同技术可分为基本方法（如常规X射线、CT、MRI）和补充方法（如PMA）。

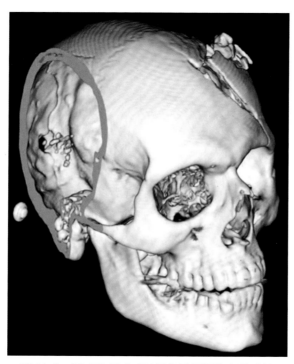

图14.2　3D VR重建CT影像显示因枪击导致的
枕骨（入口）骨折和额骨（出口）骨折

14.1.1 常规 X 射线

常规X射线是法医病理学中使用的最古老的技术,也是过去最常使用的技术,但如今它几乎被现代CT所取代。无论如何,射线摄影使我们能够可视化骨骼损伤,揭示不透射线异物（如枪伤）的存在并对其定位,通过骨骼分析识别人体测量特征,主要通过全景放射摄影术帮助识别人员。

14.1.2 CT

如今,PMCT是法医领域最常用的成像技术,这要归功于其分辨率高、检查时间短（在很短时间内扫描整个身体,从几秒钟至几分钟),以及它能够根据每个案例调整研究参数,并在多个平面和3D空间重建影像(3D VR)[17]。

　　PMCT显示了它在检查骨骼系统方面的直接作用,同时还不忘检测所有类型的异物,如射弹或手术材料,这使得这项技术成为后续常规尸检最有用的筛查工具。就射弹而言,PMCT可以提供有关数量、形状、尺寸、定位和弹道的信息,可视化骨骼或金属碎片(图14.3)。

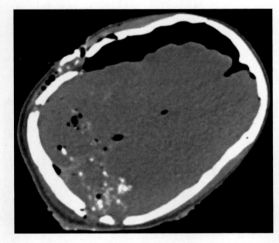

图14.3　轴位非增强CT影像显示脑积水和多处颞部骨折和顶骨骨折,沿子弹弹道有微小骨碎片

　　PMCT的执行时间更短,使其能对整个病变模式进行快速内部检查,因此该技术适用于大规模灾难受害者的调查,还能报告是否存在医疗植入物或特殊的身体特征(用于估计年龄和性别的人体测量参数),这对受害者身份识别非常有用[18]。

　　这种方法极其符合解剖学原理,其主要优点是它能立即提供伤害性模式的视觉表现,这种证据在直觉上更容易被各司法当局所理解。它的主要缺点是在分析实质器官时灵敏度低,因为它检测器官的发现能力低。这就是为什么这种技术经常被用于调查创伤性死亡,如枪击案和有骨骼病变或高密度血块的创伤,但在检查自然死亡原因时效用有限(图14.4)[19]。

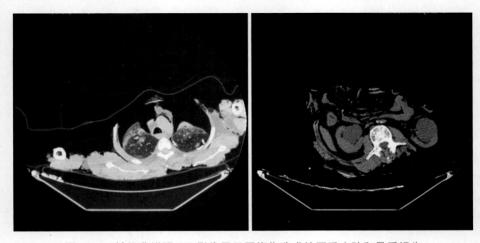

图14.4　轴位非增强CT影像显示因烧伤造成的严重皮肤和骨质损失

14.1.3 MRI

MRI 可以克服 PMCT 在软组织分化和特征方面的局限性,帮助法医调查发现自然死亡原因[20]或识别创伤性软组织损伤[21]。PMMRI 显示皮下病变是由创伤性病理生理学过程造成的有明显界限的液体积聚,包括血管损伤、间质出血和水肿。例如,PMMRI 可以在勒死案件中阐明颈部内部的改变[22]。

进一步的应用使这种成像方法能够通过骨髓水肿检测疑似骨折,促使法医病理学家在常规尸检中寻找骨折。此外,这项技术可以显示实质损伤(如肺挫伤)。

胎儿死亡病例是 PMMRI 应用的一个发展领域。菲内斯基(Fineschi)等人展示了该技术在识别器官病理方面的效用,以促进尸体解剖技术的规划和随后的组织学调查取样,以查明胎儿死亡的原因,否则死因仍是不明。

14.1.4 血管造影

尽管事实证明 PMCT 在检测骨骼损伤甚至大血管损伤方面很有用,但在软组织和血管系统的可视化方面有明显的局限性。为了克服临床 MDCT 的这一局限性,需要注射造影剂。新千年伊始,同样的方法也在尸体上进行。事实上,在 2005 年,杰科夫斯基(Jackowski)等人报道了一项全身 PMCTA 微创技术研究的初步结果,该技术使用右股动脉插管和碘西酞酸葡胺注射液作为造影剂[23]。

然而,这项实验和其他实验得出的结论是,为了进行有效的 PMCTA,应该在尸体上复制适用于活体的相同条件。从这一假设出发,随后的结论是在尸体上建立死后循环,以实现全身灌注。由此产生的方法被称为死后血管造影两步法:第一步是建立死后灌注;第二步是注射造影剂,捕捉连续的图像。在第二步,可使用格拉布赫尔(Grabherr)等人介绍的心肺机(经改良用作灌注仪器)并注射油性液体[24]。

2012 年 2 月,死后血管造影方法技术工作组(TWGPAM)成立,由 9 个参与中心组成,其中 6 个在欧洲,包括福贾法医病理学部(Department of Forensic Pathology of Foggia)。该国际工作组的目的是通过定义标准化和有效的协议,使 PMCTA 成为法医科学界和法学界都能接受的技术。这个多中心研究项目产生了几种技术:多相 PMCTA(MPMCTA);使用基于聚乙二醇的水性造影剂的 PMCTA[25];英国的靶向冠状动脉造影(targeted coronary angiography,TCA)[26];日本的心肺复苏的 PMCTA[27]。然而,在这些技术中,只有一种实现了标准化方案的引入,即 MPMCTA,由瑞士洛桑医学中心引入。

该方案包括 1 次原生 CT 检查和 3 个血管造影阶段(动脉、静脉和动态),方法是通过在一侧股血管上注射特定造影剂 Angiofil©(Fumedica AG,Muri,Switzerland)。灌注由心肺机(Virtangio©,Fumedica AG)运行,可以显示头部、胸部和腹部的整个血管系统,但不能显示插管位置远端的血管树。因此,下肢血管系统的解剖、形态和功能的静脉部位上游和动脉部位下游是无法测量的。这就是为什么在福贾法医病理学部腋下切口被证明有助于显示下肢血管轴,尤其是这些区域的检查似乎相关的案例,如怀疑因肺血栓栓塞而死亡[29]。

这项技术在诊断心脏性猝死的原因、保证冠状动脉可视化和识别血管阻塞或致命出血源部位方面显示出了最大的能力。使用造影剂还可以检测软组织或实质器官的损伤。

在所有这些案例中,甚至在描述刺伤和枪伤时,这种方法的敏感性都与常规尸检进行了比较。此外,最近,随着造影剂在血管外和局部的应用,重建刺伤方向和记录造成的伤口深度已经得到证实[30,31]。

14.1.5 显微放射学

显微放射学(microradiology)是一种正在发展中的新技术,将在法医学领域得到应用。它采用更高的 CT 诊断能力,是对骨骼结构(如小梁体积和厚度)进行定性、定量评估的标准工具,也有助于识别骨组织以外的其他组织。这项技术可以识别与骨骼或钙化组织相关的病变、骨折和所有其他类型的改变[32-35],如用于识别损伤骨骼的工具形态[36]或骨折时间的信息。如前所述,CT 这项技术在法医人类学和牙科学中具有重要意义,可用于在毁容创伤后识别不明受害者,如火灾受害者[37]。

切凯托(Cecchetto)等人进行的一项实验研究表明,这种具有 3D 重建功能的无损技术能够识别新鲜样本中皮肤表面、射入口周围表皮层和真皮层中的枪弹残留物,以及腐烂样本中射入口周围真皮层中的枪弹残留物[38]。先前的一项研究表明,在射出口周围的每一层中都不存在这些残留物[39,40]。这些研究突出了这种技术在定位和描述新鲜尸体或因腐烂、火或水而改变的尸体的入口和出口病变方面的潜力[38,41,42]。

此外,该技术的一个假设性应用是,利用其对钙化组织的亲和力可以可视化心脏血管的结构[43]。

显微 MRI(micro-MRI)利用 MRI 对实质的敏感性,可用于神经病理学,以估计神经元损失或头部损伤,也可用于胎儿病理学,以记录影响整个身体或特定器官的改变,如孤立性心脏传导阻滞,以便计划随后的常规尸检或组织病理学采样[44]。

14.2 穿透性创伤和非穿透性创伤

钝性创伤或穿透性创伤都可能会造成损伤。钝性创伤与物体造成的挫伤有关,因此没有刀口或尖角。

这种类型的器械可能导致特定类型的损伤,如挫伤、擦伤、撕裂和骨折。大多数钝性创伤由机动车事故造成的,但也可能是由意外坠落或与工作有关的事故造成的。相反,穿透性创伤指具有切割或尖利边缘的物体的作用造成的损伤,该物体会造成开放性伤口影响皮肤和底层,从而也会影响内脏。在穿透性创伤中,枪击和刺伤是主要原因。枪伤通常被认为是穿通伤,因为它的力量极其猛烈,意味着它可以穿过所有的身体层,并留下射入口和射出口。

14.2.1 非特异性发现

当 2000 年进行第一次 Virtopsy 尸检时[45]，没有放射科医生或法医病理学家知道放射学成像上的"正常"尸体外观是什么，以及尸体从自溶到腐败的死后变化如何影响放射学成像。如今，一些非特异性和特异性的发现都是已知的。

死后的第一个变化是尸冷、尸斑和尸僵。其中，尸斑发生在循环停止和随后的动脉推进和静脉回流失败之后。由于重力作用，血液通过血管壁，扩散到最低的非受压区域。停滞的红细胞导致皮肤呈蓝红色的变色，称为"坠积性充血"。这种现象也发生在软组织和器官中。在 CT 检查过程中，软组织、肺或其他实体器官中的实体积聚可能会被误解为病理结果，如挫伤、血肿或感染性肺病理[46]。

事实上，由于心血管停止和血液停滞，大脑开始遭受缺氧损伤，类似于脑卒中。该过程导致脑水肿和皮质髓质分化丧失。第一种现象表现为大脑尺寸增大，脑沟模糊，脑室或脑池空间缩小。第二种现象与水肿和实质自溶密切相关，导致灰质和白质之间的边界减弱。这种分化的减弱在 CT 成像早期中得到了证实，而在 MRI 研究中，这种分化持续的时间更长。

此外，作为一种正常的腐败过程，细菌代谢会导致气体形成，通常从肠道开始，然后扩散到全身。然而，必须区分病理性死前气体积聚和死后的分解气体。第一种现象最常与骨折（如颅外伤后头部）或侵入性外科手术〔如经内镜逆行胰胆管成像（endoscopic retrograde cholangiopancreatography，ERCP）后的肝胆管〕有关，并且似乎是局灶性的；第二种现象显示，在不同的身体部位和不同的位置存在的弥散性气体，并不一定与创伤性损伤有关。

14.2.2 头部检查中的特殊体征

PMCT 在检测颅脑和面部骨折方面优于常规放射学。此外，PMCT 可以诊断出颅内血肿，即每个部位的高密度聚集：硬脑膜外出血、硬脑膜下出血、蛛网膜下腔出血或脑室内出血，以及与眼眶或颅底骨折相关的眼内出血（图 14.5）。

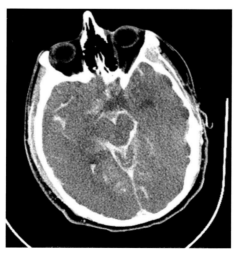

图 14.5 脑部轴位 CT 影像显示钝性创伤后的蛛网膜下腔出血，并累及脑室

尸检前的 PMCT 成像,特别是在有开放性颅骨骨折的外伤案例中,可以发现气脑和脑静脉及动脉气体栓塞,这些在死后检查中几乎无法检测到,除非使用改进的技术,即在水下打开尸体。在这种情况下,PMCT 可以提供有用的信息,以规划最合适的尸检方法。考虑到皮下气肿和心脏左侧没有空气,在死后腐烂性气体积聚的情况下,需要进行鉴别诊断。

在自杀或他杀的情况下,穿透性枪伤常常影响到头部,因为脑部有重要的内容物。例如,在后一种情况下,枪伤常常是所谓的致命一击。在 CT 成像中,子弹作为高密度异物很容易被发现,可以根据其数量、形状、尺寸和完整性对其进行定位和描述。此外,由于颅骨的结构,射入口可以通过骨碎片从内部骨层进入脑实质来识别或可视化,就像沿着子弹轨迹开凿的通道一样。在 CT 成像上,实质撕裂伤通常呈圆锥形,其基部位于伤口入口处。类似的考量也适用于射出口。此外,射入口的特点是内层比外层更加粉碎,而在穿孔伤的情况下,射出口的特点是外层比内层更加粉碎[47]。另外,由于颅顶平台对尖锐器械的自然保护和抵抗,这部分身体遭受刺伤的情况并不多见。然而,从著名的法国国王亨利二世被断裂的长矛杆刺穿眼眶的事件中得知[48],有一些特殊的区域可让非射弹的穿透性器械进入并伤害到中枢神经系统,如眼眶、颞部和颈部。刀、螺丝刀、剪刀、铅笔、碎冰锥和细高跟鞋通常会导致血管撕裂并伴有大规模颅内出血、脑干损伤或重大脑损伤而导致死亡。PMCT 在识别骨折、出血、轨迹和受这些病变影响的脑部区域方面的作用只受到金属伪影或高密度异物伪影的限制。

在其他技术方面,MRI 对蛛网膜下血肿显示的敏感性较高,对硬脑膜外出血和硬脑膜下血肿显示的敏感性较低。结果显示,检测帽状腱膜血肿的灵敏度最高。在创伤性脑损伤中,MRI 显示其效用的一个特殊情况是诊断冲击性创伤和对冲性创伤[49]。

14.2.3 颈部检查中的特殊体征

颈部钝性创伤和穿透性创伤虽然罕见,但死亡率高,如果考虑到位于颈部的解剖结构,如喉气管轴、颈总动脉、颈内静脉、迷走神经、颈椎、呼吸消化结构,也就不足为奇了。

勒死损伤伴有特定的 PMCT 和 PMMRI 发现。事实上,PMCT 在诊断喉舌骨骨折方面具有很高的敏感性,比经典尸检更容易提供可视化的和更好的记录。此外,通过尸检可以发现皮肤出血、皮下出血和肌肉内出血,但 PMMRI 可以发现更多。胸锁乳突肌出血和颈阔肌出血以及喉部骨折结构周围的病灶周围血肿很常见,若存在,则为勒死的特征性表现。此外,在这些病例中,根据 PMMRI 的显示,静脉充血可导致淋巴结水肿。

PMCT 还能发现骨性颈椎损伤,这可能是钝性颈椎创伤造成的,如过伸性损伤。寰枕椎骨折、脱位或寰枢椎骨折、脱位可以很容易地被检测到,因为较低的颈椎骨折伴有脊柱管侵犯,从而可以假设该水平的髓质受压是可能的死亡原因。这种压迫可能是由创伤性脊髓积气引起的。

PMCT 在颈部研究中的作用包括异物调查。该技术可以定位和识别狭窄环咽括约肌上方的异物或枪伤,枪伤在脊髓损伤中占相当大的比例[50]。

14.2.4 胸部检查中的特殊体征

对于疑似钝性胸部创伤或穿透性胸部创伤，或者在对尸体进行外部检查时确定有创伤的情况下，影像学可以提供一些信息，包括诊断胸壁损伤、气胸、心包积气、血胸、心包积血，以及肺损伤、心脏损伤、主动脉损伤或血管损伤的可能性（图 14.6）。

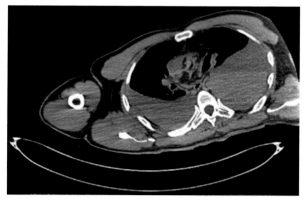

图 14.6　轴位非增强 CT 影像显示血管结构（心脏和血管）塌陷，
并伴有因主动脉破裂引起的高密度胸膜积液

胸骨、肋骨或椎骨的骨折以及它们的并发症在 PMCT 中很容易被识别，并发症如气胸（张力性气胸通常伴有胸壁创伤，是死亡的主要原因；或伴有脊髓积气和气脑，是死亡的次要原因）或心包积气和血胸，若是大量的，则代表死亡原因有据可查。后者可能与"主动脉消失"有关[51]，这是一种特殊的 PMCT 征象，由于致命的大出血导致血液分流并外渗至血管外，随后血管塌陷，导致主动脉、肺动脉、腔静脉，甚至心室都显得比平时小。同时出现大量血胸和主动脉消失征象，提示主动脉破裂。

另一个特殊的 PMCT 征象是"高密度盔甲心脏"，这表明心包囊内有血液聚集的情况，提示心肌梗死后心脏破裂或穿透性创伤造成的心包填塞。

肺撕裂伤也可以用 PMCT 诊断，尽管实变和磨玻璃样区是很难解释的模糊征象，与死后坠积性充血（如上所述）或肺挫伤、出血、传染性肺炎或因液体过剩、心功能不全，甚至溺水造成的肺水肿有关。这是一个明显的例子，在法医学和放射学之间采用多学科方法可以提供最适当的解释。

在与气胸相关的生前和死后的 CT 成像中，刺伤和枪伤显示以气体夹杂类线性缺陷为特征的通道[52-56]。这些伤口通道可以通过沿途存在的异物来识别，比如枪伤后的金属碎片。

此外，钝性创伤，如车祸，可引起即时或延迟的腹腔内器官疝入心包腔或胸膜腔，导致心包填塞或左心室受压而衰竭或呼吸衰竭。PMCT 可以显示膈肌撕裂和定位腹腔器官异常。

另外，PMMRI 在识别气胸方面具有最高的敏感性，可以检测到肺挫伤和撕裂伤，且其特异性仍高于 PMCT(尽管由于坠积性充血而有类似的限制)。通过 MRI 可以明确诊断心肌破裂和伴随的心包积液,还可以检测到纵隔积气。

14.2.5 腹部检查中的特殊体征

在钝性创伤或穿透性创伤后的腹内血液采集,如肝周、脾周血液以及延伸到肾周脂肪的肾周液或大量腹膜积血,应用于此体段的成像是有用的。PMMRI 在识别肝脏病变和肾脏创伤病变方面具有高灵敏度,但对脾脏破裂的识别灵敏度较低。

PMCT 可以发现明显存在的气腹,并引起对肠道损伤的怀疑。同时,目前 PMCT 仍然是检测腰椎骨折和骨盆骨折的最佳成像技术,即使是在伴随出血和 PMCT 征象相关的足以导致死亡的失血的情况时,如钝性创伤或穿透性创伤后的腹主动脉撕裂。

14.3 结　论

与临床放射学一样,深入了解每种技术及其优势和局限性,是确保正确选择的必要条件,进而可从每个案例中获得任何帮助法医进行调查的相关信息。在穿透性创伤中,常规的 X 射线(尤其是在过去)和 PMCT(现在)被认为是最有用的成像方式,可显示任何高密度的异物,帮助重建其轨迹并区分器官损伤,如骨折和撕裂,甚至是腐烂、碳化或其他损坏的尸体。

一般来说,在创伤性死亡的案例中,PMCT 已被证明是首选工具,不仅提供骨折的图像,而且还提供有关其生物力学起源的信息,有助于法医重建案件。在尖锐创伤和枪击创伤后出现致命出血的情况下,PMCT 和 MPMCTA 尤其能够确定出血源,并提出关于刀、针和射弹轨迹的假设。

在钝性创伤案例中,PMCT 和(或)PMMRI 两者结合使用更好,可以提供有关骨损伤和实质病变的信息。事实上,这些技术可以检测软组织受累、轴内或轴外脑出血以及肺挫伤、心脏挫伤和肝脏挫伤。

尸检成像的高灵敏度应用于法医案件,再加上这些技术的高纪实性,无论它们是单独使用还是一起使用,都有助于建立一门独特的学科。所谓的法医放射学,是由放射科医生、病理学家、人类学家和毒理学家等所有亚专业提供的多学科方法,可以为法医学调查提供高质量的证据,尤其是在司法法庭上。

1. Brogdon BG, Lichtenstein JE (2011) Forensic radiology in historical perspective. In: Thali MJ, Viner MD, Brogdon BG (eds) Brogdon's forensic radiology. 2. CRC Press, Boca Raton, pp 9–23
2. Wüllenweber R, Schneider V, Grumme T (1977) A computer-tomographical examination of cranial bullet wounds (author's transl) [article in German]. Z Rechtsmed 80:227–246
3. The Virtopsy Project (2012) www.virtopsy.com. Accessed 5 May 2019
4. Thali MJ, Braun M, Brüschweiler W, Dirnhofer R (2000) Matching tire tracks on the head using forensic photogrammetry. Forensic Sci Int 113:281–287
5. Thali MJ, Yen K, Schweitzer W, Vock P, Boesch C, Ozdoba C, Schroth G, Ith M, Sonnenschein M, Doernhoefer T, Scheurer E, Plattner T, Dirnhofer R

(2003) Virtopsy a new imaging horizon in forensic pathology: virtual autopsy by postmortem multislice computed tomography (MSCT) and magnetic resonance imaging (MRI)—a feasibility study. J Forensic Sci 48:386–403

6. Bisset RA, Thomas NB, Turnbull IW, Lee S (2002) Postmortem examinations using magnetic resonance imaging: four year review of a working service. BMJ 324:1423–1424

7. Thali MJ, Kneubuehl BP, Vock P, Allmen G, Dirnhofer R (2002) High-speed documented experimental gunshot to a skull-brain model and radiologic virtual autopsy. Am J Forensic Med Pathol 23:223–228

8. Rutty GN, Morgan B, O'Donnell C, Leth PM, Thali M (2008) Forensic institutes across the world place CT or MRI scanners or both into their mortuaries. J Trauma 65:493–494

9. O'Donnell C, Woodford N (2008) Post-mortem radiology—a new sub-speciality? Clin Radiol 63:1189–1194

10. Meadowcroft WH (1986) The ABC of the x-rays. Simpkin, Marshall, Hamilton, Kent & Co, London

11. Baglivo M, Winklhofer S, Hatch GM, Ampanozi G, Thali MJ, Ruder TD (2013) The rise of forensic and post-mortem radiology—analysis of the literature between the year 2000 and 2011. J Forensic Radiol Imaging 1:3–9

12. Brant WE, Helms CA (eds) (2007) Fundamentals of diagnostic radiology, 3rd edn. Lippincott Williams & Wilkins, Philadelphia

13. Grabherr S, Djonov V, Yen K, Thali MJ, Dirnhofer R (2007) Postmortem angiography: review of former and current methods. AJR Am J Roentgenol 188:832–838

14. Saunders SL, Morgan B, Raj V, Rutty GN (2011) Post-mortem computed tomography angiography: past, present and future. Forensic Sci Med Pathol 7:271–277

15. Ruder TD, Hatch GM, Ebert LC, Flach PM, Ross S, Ampanozi G, Thali MJ (2012) Whole body postmortem magnetic resonance angiography. J Forensic Sci 57:778–782

16. Uchigasaki S, Oesterhelweg L, Gehl A, Sperhake JP, Püschel K, Oshida S, Nemoto N (2004) Application of compact ultrasound imaging device to postmortem diagnosis. Forensic Sci Int 140:33–41

17. Borowska-Solonynko A, Solonynko B (2015) The use of 3D computed tomography reconstruction in medico-legal testimony regarding injuries in living victims—risks and benefits. J Forensic Legal Med 30:9–13

18. Brough AL, Morgan B, Rutty GN (2015) Postmortem computed tomography (PMCT) and disaster victim identification. Radiol Med 120:866–873

19. Roberts IS, Benamore RE, Benbow EW et al (2012) Post-mortem imaging as an alternative to autopsy in the diagnosis of adult deaths: a validation study. Lancet 379:136–142

20. Ruder TD, Ebert LC, Khattab AA, Rieben R, Thali MJ, Kamat P (2013) Edema is a sign of early acute myocardial infarction on post-mortem magnetic resonance imaging. Forensic Sci Med Pathol 9:501–505

21. Yen K, Vock P, Tiefenthaler B et al (2004) Virtopsy: forensic traumatology of the subcutaneous fatty tissue; multislice computed tomography (MSCT) and magnetic resonance imaging (MRI) as diagnostic tools. J Forensic Sci 49:799–806

22. Christe A, Thoeny H, Ross S et al (2009) Life-threatening versus non life-threatening manual strangulation: are there appropriate criteria by MR Imaging of the neck? Eur Radiol 19(8):1882–1889

23. Jackowski C, Thali MJ, Sonnenschein M, Aghayev E, von Allmen G, Yen K et al (2005) Virtopsy: postmortem minimally invasive angiography using cross section techniques—implementation an preliminary results. J Forensic Sci 50:1175–1186

24. Grabherr S, Gygax E, Sollberger B, Ross S, Oesterhelweg L, Bolliger S et al (2008) Two step postmortem angiography with a modified heart-lung machine: preliminary results. AJR Am J Roentgenol 190:345–352. https://doi.org/10.2214/AJR.07.2261

25. Jackowski C, Persson A, Thali MJ (2008) Whole body postmortem angiography with a high viscosity contrast agent solution using polyethylene glycol as contrast agent dissolver. J Forensic Sci 53:465. https://doi.org/10.1111/j.1556-4029.2008.00673.x

26. Roberts IS, Benamore RE, Peebles C, Roooobottom C, Traill ZC (2011) Technical report: diagnosis of coronary artery diseases using minimally invasive autopsy: evaluation of a novel method of post-mortem coronary CT angiography. Clin Radiol 66:645–650. https://doi.org/10.1016/j.crad.2011.01.007

27. Lizuka K, Sakamoto N, Kawasaki H, Miyoshi T, Komatsuzaki A, Kikuchi S (2009) Usefullness of contrast-enhanced postmortem CT. InnerVision 24:89–92

28. Grabherr S, Doenz F, Steger B, Dinhofer R, Dominguez A, Sollberg B et al (2011) Multi-phase post-mortem CT angiography: development of a standardized protocol. Int J Legal Med 125:791–802. https://doi.org/10.1007/s00414-010-0526-5

29. Pomara C, Bello S, Grilli G, Guglielmi G, Turillazzi E (2015) Multi-phase postmortem CT angiography (MPMCTA): a new axillary approach suitable in fatal thromboembolism. Radiol Med. 120(7):670–673. https://doi.org/10.1007/s11547-014-0467-z

30. Bolliger SA, Ruder TD, Ketterer T, Glaser N, Thali MJ, Ampanozi G (2014) Comparison of stab wound probing versus radiological stab wound channel depiction with contrast medium. Forensic Sci Int 234:45–49

31. Fais P, Cecchetto G, Boscolo-Berto R et al (2016) Morphometric analysis of stab wounds by MSCT and MRI after the instillation of contrast medium. Radiol Med 121:494–501

32. Fais P, Giraudo C, Viero A et al (2016) Micro computed tomography features of laryngeal fractures in a case of fatal manual strangulation. Leg Med (Tokyo) 18:85–89

33. Chen T, Chodara AM, Sprecher AJ, Fang F, SongW TC, Jiang JJ (2012) A new method of reconstructing the human laryngeal architecture using micro-MRI. J Voice 26:555–562

34. Pelletti G, Viel G, Fais P, Viero A, Visentin S, Miotto D, Montisci M, Cecchetto G, Giraudo C (2017) Micro-computed tomography of false starts produced on bone by different hand-saws. Leg Med (Tokyo) 26:1–5

35. Kettner M, Potente S, Schulz B, Knauff P, Schmidt PH, Ramsthaler F (2014) Analysis of laryngeal fractures in decomposed bodies using microfocus computed tomography (mfCT). Forensic Sci Med Pathol

10:607–612

36. Thali MJ, Taubenreuther U, Karolczak M et al (2003) Forensic microradiology: micro-computed tomography (micro-CT) and analysis of patterned injuries inside of bone. J Forensic Sci 48:1336–1342

37. Sandholzer MA, Baron K, Heimel P, Metscher BD (2014) Volume analysis of heat-induced cracks in human molars: a preliminary study. J Forensic Dent Sci 6:139–144

38. Cecchetto G, Amagliani A, Giraudo C et al (2012) MicroCT detection of gunshot residue in fresh and decomposed firearm wounds. Int J Legal Med 126:377–383

39. Cecchetto G, Giraudo C, Amagliani A et al (2011) Estimation of the firing distance through micro-CT analysis of gunshot wounds. Int J Legal Med 125:245–251

40. Viero A, Giraudo C, Cecchetto G et al (2014) An unusual case of "dyadic-death" with a single gunshot. Forensic Sci Int 244:E1–E5

41. Fais P, Giraudo C, Boscolo-Berto R et al (2013) Micro-CT features of intermediate gunshot wounds severely damaged by fire. Int J Legal Med 127:419–425

42. Fais P, Viero A, Amagliani A, Viel G, Montisci M, Miotto D, Cecchetto G (2015) Identification of bullet entrance in different type of intermediate firearm wounds through micro-computed tomography analysis. J Forensic Radiol Imaging 3:147–152

43. Yu TY, Finney BH, Dehghani H, Claridge E, Thomas S (2013) Three dimensional analysis of cardiovascular development in mouse embryos using x-ray micro-computed tomography. Microsc Anal 27:12–13

44. Bertrand A, Pasquier A, Petiet A et al (2013) Micro-MRI study of cerebral aging: ex vivo detection of hippocampal subfield reorganization, microhemorrhages and amyloid plaques in mouse lemur primates. PLoS One 8:e56593

45. Thali MJ, Yen K, Schweitzer W et al (2003) Virtopsy, a new imaging horizon in forensic pathology: virtual autopsy by postmortem multislice computed tomography (MSCT) and magnetic resonance imaging (MRI)—a feasibility study. J Forensic Sci 48(2):386–403

46. Christe A, Flach P, Ross S, Spendlove D, Bolliger S, Vock P, Thali MJ (2010) Clinical radiology and post-mortem imaging (Virtopsy) are not the same: specific and unspecific postmortem signs. Leg Med (Tokyo) 12:215–222

47. Offiah C et al Imaging assessment of penetrating craniocerebral and spinal trauma. Clin Radiol 64(12):1146–1157

48. Faria MA Jr (1992) The death of Henry II of France. Historical vignette. J Neurosurg 77:964–969

49. Besenski N (2002) Traumatic injuries: imaging of head injuries. Eur Radiol 12:1237–1252

50. Bono CM, Heary RF (2004) Gunshot wounds to the spine. Spine J 4:230–240

51. Aghayev E, Sonnenschein M, Jackowski C et al (2006) Postmortem radiology of fatal hemorrhage: measurements of cross-sectional areas of major blood vessels and volumes of aorta and spleen on MDCT and volumes of heart chambers on MRI. Am J Roentgenol 187(1):209–215

52. Ruder TD, Ross S, Preiss U, Thali MJ (2010) Minimally invasive post-mortem CT angiography in a case involving a gunshot wound. Leg Med (Tokyo) 12(2):57–112

53. Schnider J, Thali MJ, Ross S, Oesterhelweg L, Spendlove D, Bolliger SA (2009) Injuries due to sharp trauma detected by post-mortem multislice computed tomography (MSCT): a feasibility study. Leg Med (Tokyo) 11(1):4–9

54. Vullo A, Panebianco V, Cannavale G, Aromatario M, Cipolloni L, Frati P, Santurro A, Vullo F, Catalano C, Fineschi V (2016) Post-mortem magnetic resonance foetal imaging: a study of morphological correlation with conventional autopsy and histopathological findings. Radiol Med. 121(11):847–856

55. Cafarelli FP, Grilli G, Zizzo G, Bertozzi G, Giuliani N, Mahakkanukrauh P, Pinto A, Guglielmi G (2019) Postmortem imaging: an update. Semin Ultrasound CT MR 40(1):86–93

56. D'Errico S, Martelloni M, Cafarelli FP, Guglielmi G (2018) Neurofibromatosis 1 and massive hemothorax: a fatal combination. Forensic Sci Med Pathol 14(3):377–380

第15章

弹道创伤成像：活体法医影像学的其他应用

萨尔瓦托雷·塞拉伊诺（Salvatore Serraino）

利维奥·米洛内（Livio Milone）

达里奥·皮科内（Dario Picone）

安东尼娜·阿尔戈（Antonina Argo）

塞尔焦·萨莱诺（Sergio Salerno）

马西莫·米迪里（Massimo Midiri）

15.1　火　器

　　火器是一种机械设备，可以利用爆裂产生的气体能量远程发射具有质量的特定物体（子弹）。

　　火器一般可分为便携式（枪、步枪等）和固定式（大炮、迫击炮等）。前者传播广泛，被认为是最早的杀人工具。

　　常规的便携式武器的口径小于 20 mm。

　　火器根据长度可分为短枪管（枪）与步枪，根据枪管上是否有凹槽分为滑膛枪与线膛枪。根据火器发射装置，火器可分为手动重复的短管枪或长管枪、半自动（枪或步枪）和自动（枪或步枪）（表 15.1 和表 15.2）。

S. Serraino (✉) · S. Salerno · M. Midiri
University of Palermo, Palermo, Italy
e-mail: sergio.salerno@unipa.it; midiri.massimo@unipa.it

L. Milone · A. Argo
Department of Sciences for the Promotion of Health and Maternal and Child Care "G. D'Alessandro", University of Palermo, Palermo, Italy
e-mail: livo.milone@unipa.it; antonella.argo@unipa.it

D. Picone
Department of Biopathology and Medical Biotechnologies, University of Palermo, Palermo, Italy

表 15.1　火器的主要分类标准

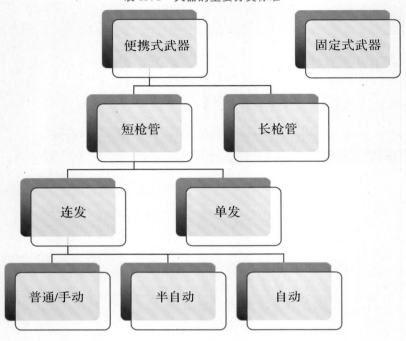

表 15.2　武器特征及鉴别

项目
功能类型
口径
品牌和型号
注册号
枪管（捻度和捻向）
使用状态、维护、效率

　　必须指出的是,线膛枪(短枪管或长枪管)的"口径"是指在凹槽的两个相对空隙之间测量出的枪管内径。从传统的观点来看,武器口径由实际制造的弹药的口径构成(如 38 口径左轮手枪专用)。

　　滑膛枪的口径,对应于铅球球面上的数字——可以从 1 磅(1 磅 =0.454 kg)的铅中获得,其直径等于枪管的直径。

15.2 枪弹损伤的一般特征①

当弹丸抵达目标时,它在被击中的区域和身体上产生了一系列的事件,这些事件通常是法医学学科研究的对象。

身体的表面及其被覆层(即纺织品和皮肤)可能包含调查枪伤的基本信息。因此,本章分别对这两个表层进行了讨论。

显然,最重要的研究对象是对身体的危害。即使是活着的人也需要进行法医诊断,不只是出于医疗目的,主要是为了解决在法律领域中经常遇到的问题,如对犯罪幸存者、谋杀未遂和自杀未遂的鉴别诊断等。

身体受伤的程度显然是子弹类型、口径和接触身体时所有的能量的参数。此外,这些参数还间接涉及对射程的评估。

在下面的讨论中,学者将把损伤的特征分为两类:一是使用独特的射击武器造成的损伤;二是使用多弹头狩猎武器造成的损伤。虽然这两种武器的物理原理是相同的,但在使用这些不同类型的武器和弹药时,其内部和外部的伤害是不同的。

当弹丸(或多个弹丸)抵达体表时,部分能量因撞击而转移,其余更多的能量在穿越皮肤时消耗;在受害者身体中的后续发展和最终的弹出都与弹丸的剩余能量有关。

事实上,必须考虑到,沿着穿过身体的弹道,弹丸向周围组织提供能量,与变形程度和穿过组织的阻力成比例。

15.3 单发子弹损伤的特征

15.3.1 射入创

15.3.1.1 纺织品

通常,射入创和射出创大多都位于被衣服覆盖的身体区域。因此,应该对每个枪伤受害者的衣服进行仔细调查。通常会在创口处产生一个纺织品缺口,但在褶皱的情况下,一次枪击可能会产生五个或五个以上的缺口。在衣服覆盖的身体区域,纺织品的外表面(而不是皮肤)会显示出烟尘、火药残留物或子弹擦拭物/污垢轮。

纺织品的主要射入口缺口通常是圆形的,但其形态也取决于纺织品本身的特性,因此有撕裂和椭圆形缺口的可能。子弹射出时多以与纵轴成对角线的位置射出,因此射出的伤口往往更大、更不规则。然而,也有一些例外情况,如接触射击会产生大的星芒状织物缺陷,或缓释弹丸会产生小的射出口。现代硝化火药的低温产物在接触射击中可以烧焦表面的纤维,但通常会阻止相关的燃烧效应,这是黑色火药的典型特征。

15.3.1.2 皮肤

弹丸抵达目标后,由于皮肤的支撑,确定钝击效应,同时弹丸提供足够的能量,并克服

---

① 原版此处有15.2.1,但后文无15.2.2,故依据内容进行调整。

其阻力,穿透皮层并深入皮肤。在射入创和射出创中,由于穿孔机制不同,导致了各种伤口形态。

通常,射入创是一个连续的圆形。由于皮肤的弹性收缩,导致创口略小于弹丸直径。在穿透期间,皮肤似乎被拉伸并被推动向前。

正如梅迪亚(Madea)和卡格尔(Karger)等人所证明的那样,由于弹丸射入时的高速度与皮肤和组织的阻力,射入区的表面区域在射击方向上没有(与普遍看法相反)凹进或凹陷。动态的多步骤进入机制导致了自中等距离或远距离射入的皮肤创口的典型特征(图15.1)。

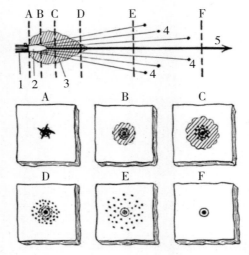

1—枪口;2—火焰;3—烟雾;4—火药粒。

A—星芒状创口;边缘瘀斑消失 – 表皮脱落。

B—弹孔孔眼;边缘瘀斑 – 表皮脱落;烧伤晕;烟晕。

C—弹孔孔眼;边缘瘀斑 – 表皮脱落;斑纹;烟晕。

D—弹孔孔眼;边缘瘀斑 – 表皮脱落;烟晕;斑纹。

E—弹孔孔眼;边缘瘀斑 – 表皮脱落;斑纹。

F—弹孔孔眼;边缘瘀斑 – 表皮脱落。

图 15.1　近距离射入的皮肤创口特征性示意图

(1)①圆形或椭圆形的中央皮肤缺损:子弹像"手套指"一样推开皮肤;缺损的皮肤被弹丸的尖端破坏。

(2)子弹擦拭物/污垢轮是直接在皮肤缺损周围出现的一个薄圆形黑色斑点。弹丸往往会"清除"携带的所有杂质,如枪弹残留物、油、污垢、子弹与枪管磨损以及之前撞击次要目标时产生的任何异物(油漆痕迹、木质碎片、砖石碎片等)。在最初的穿透过程中,这些碎片从弹丸的尖端被摩擦至皮肤边缘,在皮肤表面留下残留的污垢物。

---

① 原版此处为"1",现调整为"(1)",其他顺序依次调整。

（3）擦拭轮或擦伤边缘在一个 1—3 mm 宽的区域内对称地、同心地发展。这是由于靠近中心缺陷的皮肤，特别是向外凸起的区域，暂时过度拉伸造成的。这产生了表皮层和表皮的脱落，暴露的角质层变干，随后出现褐色或黑色边缘。擦拭轮的产生可能是由微小粉碎的皮肤颗粒沿切线移动到皮肤伤口边缘导致的，但不可能由皮肤直接与子弹擦伤接触而产生——在子弹擦伤区之外，既没有皮肤印痕，也没有与弹丸的接触。

（4）挫伤轮也主要是由于中央缺损周围的皮肤暂时过度拉伸所致。然而，表皮并没有消失，但类似于软组织的瞬时空腔化，在皮肤下面和里面有出血，可能还有短的皮肤裂缝。因此，挫伤轮在皮肤上呈现出一个红蓝相间的薄圆形瘀斑。

瘀斑擦伤或擦拭边缘的大小十分接近于弹丸直径（口径）。

即使有机物（脑组织、网膜、皮下脂肪）从深层溢出，射入口也呈现外翻外观。血液从位于重力部位的射入口泄漏也可能导致边缘外翻。

在某些情况下，由于表皮在高速弹丸的穿透作用下突然膨胀，在射入口的轮廓上可能会发现浅表皮层的细微线性缺口，呈放射状排列。这些发现不必与"接触性"射击造成的典型星芒状皮肤损伤相混淆。

射入口的形状呈圆形，周围伴有凸缘，这是与皮肤正交射击的典型特征，但这些特征并不是一定的。这意味着不是每个射入创都是单组分的。

如果子弹击中皮肤的方向是斜的，那么由此产生的孔和相关的凸缘会有一个椭圆形，有或多或少的突出，其形状与在皮肤上的射入角度有关。在这种情况下，小孔口轴及其边缘瘀斑 – 表皮脱落可能有助于确定弹丸直径。

当子弹以较浅的角度击中皮肤时，就会出现擦伤，产生类似管状的缺损；在切向伤口中，子弹进入皮下组织。这两种伤口类型都可能导致皮肤拉长撕裂，通常包括沿射击方向的继发性皮肤撕裂。如果子弹穿透了身体的一个部分，如手臂，然后重新进入另一个部分，如胸腔，就会出现二次射入创。最初穿孔的身体部位可视为中间障碍物。因此，二次射入创通常表现为一个大而不规则的缺陷，边缘粗糙，有一个宽的擦拭轮，但没有子弹擦拭物。手掌和脚掌的厚皮层中的射入创可能是星芒状的，有的是短的放射状裂口，缝隙状或"H"形，擦拭轮经常缺失。

此外，各种参数都可能产生非典型的射入创，如子弹反跳/偏航、弹丸变形或缓释、皮肤和骨骼的支撑或皮肤褶皱。如果弹丸在空中自行滚动（翻滚），从侧面或底部抵达目标，它往往会形成一个椭圆形或锁孔状的射入口（锁孔）。

较小口径的子弹和特别锋利的子弹会产生异常的孔口，如线状的裂口——使人想起尖端创口。

射入口通常显示出一些次要特征，可用于确定射程。

如果在武器口抵住皮肤的情况下射击，燃烧产生的气体往往会穿透到弹丸后方并扩展至伤口，撕裂并渗透到皮下组织。这是损伤呈现星芒状、放射状外观的原因。

如果在武器口贴近皮肤表面的情况下射击，在武器后坐和向前返回的现象后会产生印痕(象征性擦伤)。这往往会再现武器的前平面或部分枪口特征(如半自动手枪的弹簧导杆,双枪的另一杆口等)。

如果在枪口离皮肤几厘米远时射击,也称"近距离射击",推进剂燃烧产生的火焰会导致毛发灼烧,以及中度表皮表面烫伤(光晕灼伤或烧伤)。

火药燃烧时产生的碳质烟雾残留物往往沉积在射入创周围,如果从距离皮肤约10 cm的地方开枪的话,就会形成一个"烟晕"。如果使用装有黑火药的武器,这些发现会更加明显。

用清水清洗损伤部位,可以轻松去除烟晕,也可以更好地突出皮下病变特征。

在推进剂爆炸过程中,并非所有的火药颗粒都经历了完全燃烧:较大的未燃烧或部分燃烧的颗粒具有一定的动能,它们被投射到弹丸后方,并会深入真皮中,不能通过简单的清洗来清除;"斑纹"晕是确定的,其振幅和单一元素浓度与射程成正比。

所有这些描述的要素结合起来,对于可能射程便形成了相当可靠的诊断(表15.3)。

表 15.3　确定射程的特征

项目
● 直接接触皮肤的射击(星芒状输入形态)
● 枪口略微偏离皮肤的射击(形成印痕模型)
● 在非常短的距离内发射子弹(在枪口和皮肤之间的 5 cm 范围内产生一个燃烧的晕轮,在枪口和皮肤之间 10 cm 的范围内,仅对火器发射的子弹产生烟晕)
● 近距离射击爆炸(枪口和皮肤之间约 50 cm 范围内的射击会产生一个斑纹晕;此距离可能因武器口径和使用的弹药类型而异)
● 超过 50 cm 的爆炸被定义为非"短距离爆炸"

15.3.2 体内弹道

在皮肤穿透后,射弹通常在体内继续前进,产生一个通道。该通道往往以直线方向穿过身体。在有弹丸出口的地方,若穿过一个大的体腔,则该弹道被称为"完整的"或"贯通的"。

若在弹丸穿透过程中,弹丸穿过不同密度的组织,并消耗其大部分剩余能量,则弹丸会被保留在体内,形成一条"死胡同"轨迹。该轨迹与弹丸穿透能力及其能量成正比。

如果皮肤被切向击中,射弹会造成表面物质的缺失,从而使通道呈现出"滑动"或半通道(闪击伤)。在某些情况下,通道可能是浅层的,在短暂穿过皮肤或肌肉后连接射入口和射出口(串线弹道)。

当弹丸沿着体内路径与高密度组织相遇时,它可能会发生变形,甚至碎裂,产生与原始弹道分离的二次跃迁。

在撞击骨骼的情况下,会形成许多碎片,这些碎片成为二级弹丸。

当弹丸穿过薄壁或中空器官时,能量转移可能导致爆炸破裂,尤其是在高速弹丸的情况下。

内部轨迹并不总是笔直的。在低能子弹击中胸部的情况下,可以沿着肋骨,而不经过胸部从身体中射出(绕行路线)。同样,弹丸在撞击骨质结构后可能会发生偏转,并形成一个有角度的轨迹,在这种情况下,射出口或残留的弹丸会在一个意外的地方被发现。

15.3.3 射出创

通常情况下,射出口是由一个直径大于射入口的圆形组织缺损构成的,其边缘外翻(沿着射击方向),通常是磨损或不规则的。这往往是弹道内的翻转现象造成的,也因为没有皮肤的支撑,弹丸速度通常较低。

由此产生的射出创形态是可变的。创口边缘常呈不规则、撕裂或裂隙状,可见任何瘀斑表皮脱落的凸缘。在某些特殊条件下,可以观察到假性凸缘。

与射入创的主要区别是,皮肤边缘是可根据实际情况变化的。这意味着可能没有皮肤缺损,因此不仅没有皮肤缺失,且皮肤边缘可以完好的对齐。

当射出口所在的身体表面靠在某种一致性的障碍物(墙壁、座椅、皮带、金属扣等)上时,由于对抗性的皮肤挤压,可能会形成一种挫伤性的边缘。在这种情况下,射出口表面上没有表皮脱落的成分,可以进行鉴别诊断。当弹丸沿其轨迹破碎时,射出创可能呈不规则的线性,在任何情况下,其直径都小于最终对应的射出口。

如果弹丸的残余能量无法释放,弹丸往往会留在皮下;皮下淤血可以证明其存在,局部触诊有助于确定滞留的确切部位,在皮下切开后可以立即取回。

15.4 多弹头损伤的特征

如前所述,在多弹头狩猎武器的情况下,弹壳中含有大量的弹道元件(从 11/0 型铅弹的最少 9 个到小弹头的几百个)。

爆炸时,弹药离开枪口时,由于形成的气体压力和弹珠产生的助推力,弹药离开枪口时组成紧凑。弹药在距离枪口一定距离内仍然保持紧凑堆积的模式(质量效应),但 1—2 m 后空气阻力会使呈同心形状或"射击模式"的元素散开,其大小(直径)与射程直接相关。

若所述弹丸或弹丸组"拦截"了一个中间障碍物,则将在体表面上识别出与目标元件数量相等的若干个别孔。因此,有多个射入口,就对应体内的多个轨迹,这会对生物体造成毁灭性的影响,如头部中枪时造成大脑破裂,或躯干中枪时造成实质损伤。

与单发子弹相比,弹道元件更容易留在体内,在某些情况下,甚至是弹块元件(弹块、垫块、弹块容器)的研究,都可以提供关于弹药和装填的有用信息。

15.5 枪伤的放射学重建

如今,在尸检前进行放射学评估是有必要的。

　　一系列的放射学方法可用于对枪伤死者进行死后评估。无论是什么情况,每种技术都有其优势和局限性,或者在某些情况下,都有真实且绝对的禁忌。

　　常规放射学,是放射学在医学上的应用,特别是在法医学上的应用,在国内有广泛的代表性,价格不高,可重复性强,速度快,易于操作。另一个重要的特点是,常规放射学尽管对比度不够,特别是对软组织而言,但是空间分辨率非常准确。一个重要的限制是,它不可能获得足够的投影以达到最佳的检查效果(图 15.2)。

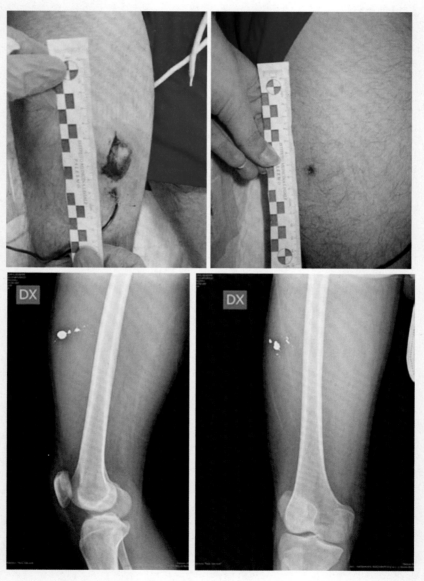

图 15.2　上方两张摄影,显示了一个活体身上的射入口(左边)和射出口(右边);X 射线下,急诊科手术前的常规射线摄影准确显示大腿前外侧软组织内存在金属残留物,未见骨质病变

　　MDCT 已经显示出更完整和准确的特点。首先,它具有全景视图和立体视图,具有操

纵和重建影像的可能性,具有固有的高空间分辨率和子弹与软、硬组织之间的高对比度分辨率(高于评估 CT 容量,≥3071 HU),且有可能进行大量的检查并永久存储获得的影像,并在需要时可以进行任何可能的重新评估。其他优势是该方法的客观性、可重复性和可获得性。所有描述的特征,加上执行速度、无创性以及对采集的数据进行操作和重建的可能性,使 MDCT 成为辅助调查程序和尸检的首选技术。

弹丸在人体内产生的大量已知事件都可以用 MDCT 准确识别和描述。

在 CT 影像中,弹丸或其碎片被视为一个真正自发的高衰减影像(稳定高于 3071 HU,CT 的最大可测量值),由于周围存在射束硬化伪影,因此轮廓不可识别,大多数情况下显示出与螺旋采集一致的风车形状。我们的经验表明,通过后处理程序,特别是通过增加屏幕宽度(CT 骨窗)或在矢状位－侧矢状位重建影像,可以减少上述伪影对最终影像的影响。

射入创并不总是很容易看到,它表现为皮肤轮廓的表面改变,呈现不规则的边缘和进入皮下脂肪组织的毫米级气泡。

射出创(如有)表现为皮肤轮廓的粗糙不规则,多个毫米高衰减影像通常会向其汇聚,因为存在金属弹丸残留物或是来自子弹在行进过程中遇到的结构的骨碎片。这两个气泡也可能存在,尤其是在低能子弹的情况下(图 15.3)。

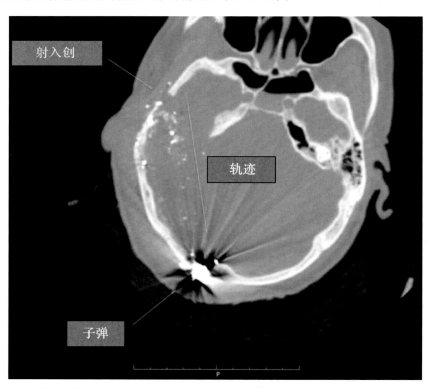

有射入口的证据,弹丸轨迹周围和沿线有高衰减碎片,弹丸保留在枕骨内侧,这些发现提示为低能子弹。子弹周围的射束硬化伪影尤为明显。

图 15.3 经过骨窗过滤的轴位图像

至于子弹与体内组织可能产生的相互作用,下面将根据组织一致性对所遇到的不同种类进行描述。

子弹与骨等硬组织的撞击总会产生断裂,这取决于子弹的能量、质量、方向和骨的种类:简单或混合骨折在长骨或扁平骨中更常见,当涉及长骨时,相关的骨髓通常会扩散;桡骨骨折是弹丸进入过程中典型的扁平骨骨折;粉碎性或爆裂性骨折通常见于短骨。

当一颗子弹,无论大小和构造如何,击中颅膜时,射入口和射出口都具有特征性的形态,易于区分(图15.4)。

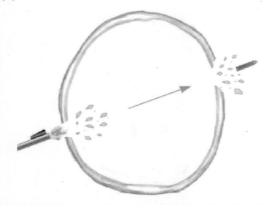

示意图很好地展示了子弹与颅骨之间高速和能量撞击的效果。

图15.4 弹丸穿过颅膜的轨迹示意图

事实上,射入口具有特征性的截锥状形态,较小的基部在外部板面,较大的直径在内部表面(图15.5和图15.6),而射出口以相反的排列方式显示类似的形态(较小的截锥基部在内部,较大的基部在外面)(图15.7)。

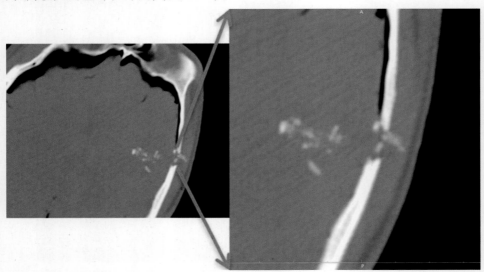

影像显示是一个遭受枪伤的颅骨,其射入口被放大,显示出典型的截锥状形态。

图15.5 经过骨窗过滤的轴位CT影像

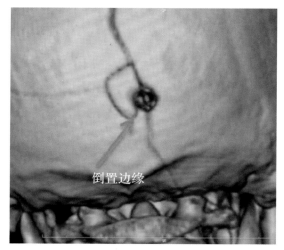

特别是射入口可见倒置边缘。清晰的是一处垂直断裂边缘穿过枪眼,这是子弹撞击造成的。

图 15.6 3D VR 图

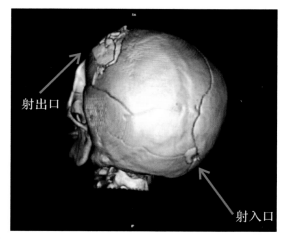

射入口是一个圆形伤口,边缘清晰,与单个颅骨骨折有关,而射出口则表现为多个
边缘骨折,伴随着从未受损的骨头中取出的混合骨碎片。

图 15.7 完整头骨的 3D VR 显示射入口和射出口

类似的漏斗状或截锥状形态外观的枪伤病变在平坦的骨头如肩胛骨或骨盆,以及肋骨上都有。

一般来说,四肢的骨折往往会形成一个角度,朝向子弹逃逸一侧的是钝角。

由于弹丸撞击引起的微出血和水肿,脂肪组织通常表现为高密度的挤压。

由于组织撕裂和血管出血,弹丸路径周围的软组织器官显示非常不均匀的密度。通常低衰减区与高衰减区交替出现,两者均无明显边界。沿着弹道可能会发现高信号碎片(金属或骨质的)。当子弹穿透胸壁后涉及这些解剖区域时,可能会出现气胸、纵隔积气或心包积气(图 15.8)。

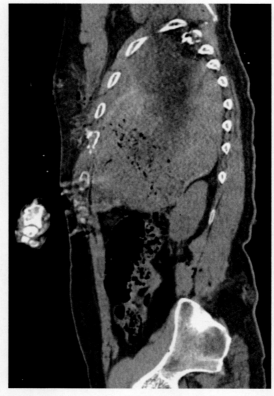

图 15.8　矢状位旁 MPR 穿过腹腔的整个子弹轨迹,包括软皮下组织、肾脏、肝脏和带状组织

中空器官主要涉及肠道,因壁内水肿出血而出现肠壁中断增厚,并伴有近肠系膜水肿梗死。肠道受累可能导致大量空气扩散到肠系膜脂肪,形成肠穿孔的假象。如果子弹穿过心腔或上呼吸道和大血管,心腔内也可能出现异常的空气量。

如果弹丸破坏了主要的心血管解剖结构(心脏、主动脉、腔静脉、肺血管等),就会出现大出血,表现为无明确边缘的大量高信号聚集。

15.6　MDCT 和放射学在法医学调查中的作用

在辅助尸检和一般的法医学调查方面,一些学者认为,PMCT 是一种有用的程序,可以阐明损伤模式,提供强有力的医学证据,在枪伤案例中尤其有用,可以更容易地确定和取出在体内的子弹和(或)子弹碎片。

正如许多研究报告所述,通过 3D MPR 和 VR 重建完成的 PMCT,能以极高的准确性鉴别射入创和射出创之间的创道、残留子弹的确切位置、个别弹道元件可能的碎裂和分散(如在护套和铅芯之间分离),并能相当准确地识别内脏或骨骼病变的数量。因此,PMCT 被认为是绝对可靠的,可以正确识别所有的致命伤口,从而确定死因。

然而,这些学者也强调了该技术的一些局限性。例如:如果发生混合路径,就会低估伤口的数量。如果是胸部伤口,就不能帮助确定具体的出血部位。乃至在颅面损伤的情况下，伤口的路径也可能不清楚。然而，在 MDCT 中也发现了几例尸检中漏诊的发现——颈椎骨折，颈部后方的子弹碎片。正如菲洛格拉纳（Filograna）等人所报道的那样，另一个局限性是放射科医生的错误，然而无论是法医还是临床，这同样也是每次放射检查的特点。

其他常规放射学技术在枪杀受害者的案例中进行法医辅助评估中还未被证明是易于适用和有效的。

一些研究是在 PMMRI 上进行的，如研究由子弹间接引起的骨髓水肿——子弹几乎没有击中骨头。PMMRI 受到射出的金属成分的影响，而这些金属成分本身具有磁感应性。

PMCT 有望成为法医实践中的一个标准，作为传统尸检的辅助手段，旨在获得尽可能多的信息，以澄清死亡的原因和方式。

虚拟尸检在确定与死亡情况有关的要素方面仍然有效，但在某些特定情况下，可能不会让法医进行尸检（如与某些受害者历史和死亡情况有关的单次射击，大规模杀人）。

Andenmatten MA, Thali MJ, Kneubuehl BP, Oesterhelweg L, Ross S, Spendlove D, Bolliger SA (2008) Gunshot injuries detected by post-mortem multi-slice computed tomography (MSCT): a feasibility study. Leg Med (Tokyo) 10(6):287–292

Berger N, Paula P, Gascho D, Flach PM, Thali MJ, Ross SG, Ampanozi G (2013) Bone marrow edema induced by a bullet after a self-inflicted accidental firing. Leg Med (Tokyo) 15(6):329–331

Bowen TE, Bellamy RF (1988) Emergency war surgery. In: Second United States revision of the emergency war surgery handbook. United States Department of Defense, Washington, DC, pp 74–82

DiMaio VJM (1999) Gunshot wounds. Practical aspects of firearms, ballistics, and forensic techniques. CRC Press, Boca Raton, FL

Donchin Y, Rivkind AI, Barziv J et al (1994) Utility of postmortem computed tomography in trauma victims. J Trauma 37(4):552–556

Dzieman AJ, Mendelson JA, Lindsey D (1961) Comparison of the wounding characteristics of some commonly encountered bullets. J Trauma 1:341–353

Fackler ML (1988) Wound ballistics. A review of common misconceptions. JAMA 259:2730–2736

Fackler ML, Malinowski JA (1985) The wound pro le: a visual method for quantifying gunshot wound components. J Trauma 25:522–529

Filograna L, Tartaglione T, Filograna E, Cittadini F, Oliva A, Pascali VL (2010) Computed tomography (CT) virtual autopsy and classical autopsy discrepancies: Radiologist's error or a demonstration of post-mortem multi-detector computed tomography limitation? Forensic Sci Int 195:e13–e17

Harcke HT, Levy AD, Abbott RM et al (2007) Autopsy radiography: digital radiographs (DR) vs. multidetector computed tomography (MDCT) in high-velocity gunshot wound victims. Am J Forensic Med Pathol 28:13–19

Heard BJ (2008) Handbook of firearms and ballistics. John Wiley, Chichester

Hollerman JJ, Fackler ML, Coldwell DM et al (1990) Gunshot wounds: 1. Bullets, ballistics, and mechanisms of injury. AJR Am J Roentgenol 155:685–690

Hollerman JJ, Fackler ML, Coldwell DM et al (1990) Gunshot wounds: 2. Radiology. AJR Am J Roentgenol 155:691–702

Jeffery AJ, Rutty GN, Robinson C, Morgan B (2008) Computed tomography of projectile injuries. Clin Radiol 63(10):1160–1166

Jeffery AJ (2010) The role of computed tomography in adult post-mortem examinations: an overview. Diagn Histopathol 16:546–551

Kahana T, Hiss J (1999) Forensic radiology. Br J Radiol 72:129–133

Karger B (2014) Handbook of forensic medicine. In: Madea B (ed) Forensic ballistics: injuries from gunshots, explosives and arrows, 1st edn. Wiley-Blackwell, Hoboken

Karger B (1995a) Penetrating gunshots to the head and lack of immediate incapacitation. I. Wound ballistics and mechanisms of incapacitation. Int J Leg Med 108:53–61

Karger B (1995b) Penetrating gunshots to the head and lack of immediate incapacitation. II. Review of case reports. Int J Leg Med 108:117–126

Karger B (2004) Schussverletzungen. In: Brinkmann B, Madea B (eds) Handbuch Gerichtliche Medizin. Springer, Berlin, pp 593–682

Karger B, Billeb E, Koops E, Brinkmann B (2002) Autopsy features relevant for discrimination between suicidal and homicidal gunshot injuries. Int J Leg Med 116:273–278

Karger B (2008) Forensic ballistics. In: Tsokos M (ed)

Forensic pathology reviews, vol 5. Humana Press, Totowa, NJ, pp 139–174

Levy AD, Abbott RM, Mallak CT et al (2006) Virtual autopsy: preliminary experience in high-velocity gunshot wound victims. Radiology 240:522–528

MacPherson D (1994) Bullet penetration. Modeling the dynamics and the incapacitation resulting from wound trauma. Ballistic Publications, El Segundo, CA

Maiese A, Gitto L, De Matteis A, Panebianco V, Bolino G (2014) Post mortem computed tomography: useful or unnecessary in gunshot wounds deaths? Two case reports. Leg Med (Tokyo) 16(6):357–363

Milroy CM, Clark JC, Carter N et al (1998) Air weapon fatalities. J Clin Pathol 51:525–529

Oehmichen M, Meissner C, Konig HG et al (2004) Gunshot injuries to the head and brain caused by low-velocity handguns and rifles. A review. Forensic Sci Int 146:111–120

Peschel O, Szeimies U, Vollmar C, Kirchhoff S (2013) Postmortem 3-D reconstruction of skull gunshot injuries. Forensic Sci Int 233:45–50

Rutty GN, Boyce P, Robinson CE et al (2007) The role of computed tomography in terminal ballistic analysis. Int J Leg Med 122:1–5

Rutty GN (2007) Are autopsies necessary? The role of computed tomography as a possible alternative to invasive autopsies. Rechtsmedizin 17:21–28

Sellier K (1977) Schusswaffen und Schusswirkungen II. Schmidt-Römhild, Lübeck

Sellier K (1982) Schusswaffen und Schusswirkungen I. Schmidt-Römhild, Lübeck

Sellier K, Kneubuehl BP (1994) Wound ballistics and the scientific background. Elsevier, Amsterdam

Tartaglione T, Filograna L, Roiati S, Guglielmi G, Colosimo C, Bonomo L (2012) Importance of 3D-CT imaging in single-bullet cranioencephalic gunshot wounds. Radiol Med 117(3):461–470

Thali MJ, Viner MD, Brogdon BG (2011) Brogdon's forensic radiology, 2nd edn. CRC Press, Boca Raton, FL

Thali MJ, Yen K, Vock P et al (2003) Image-guided virtual autopsy findings of gunshot victims performed with multi-slice computed tomography and magnetic resonance imaging and subsequent correlation between radiology and autopsy findings. Forensic Sci Int 138:8–16

Wilson AJ (1999) Gunshot injuries: what does a radiologist need to know? Radiographics 19:1358–1368

第 16 章

人体藏毒

安东尼奥·平托（Antonio Pinto）

阿方索·雷吉内利（Alfonso Reginelli）

安娜·鲁索（Anna Russo）

朱塞平娜·法博齐（Giuseppina Fabozzi）

萨布里纳·焦维内（Sabrina Giovine）

路易贾·罗马诺（Luigia Romano）

16.1 引 言

　　人体藏毒指将包装好的违禁物品吞入或插入人体。戴特尔（Deitel）博士和赛义德（Syed）博士[1]在 1973 年首次说明了人体藏毒，描述了一名患者在摄入装在避孕套中的大麻两周后出现的肠梗阻。自那时以来，毒品走私增加，也出现了新的毒品运输手段，利用人体胃肠道的部分（最常用的部位），以及从口腔到肛门、阴道和耳朵。通过这种方式可以运输多种违禁药物，包括可卡因、海洛因、大麻、大麻麻醉剂（印度大麻）、安非他命和"摇头丸"[2]。可卡因是被贩运最多的毒品之一，其次是海洛因[3]。安全套、乳胶手套和气球通常用来包裹药物，以便将其留在体内[4,5]。"体内藏匿人员"将包装好的可卡因包裹吞咽至胃肠道中，而"体内充填人员"则将可卡因包裹插入体腔——阴道、直肠或耳朵[6]。体内藏匿人员也因此被称为"快递员""内部携带者""吞咽者"或"骡子"，而"体内充填"一词指的是因为害怕被监禁，吞下相对少量的自由包装的毒品，且没打算将毒品运过边境[7]。尽管在个别走私者身上发现了 200 多包[8]，但体内藏匿人员通常会携带约 1 kg的麻醉品，分为50—100 包，每包8—10 g。放射成像技术对于诊断人体藏毒和检测潜

A. Pinto (⊠) · L. Romano
Azienda Ospedaliera dei Colli, Monaldi-Cotugno-CTO, Naples, Italy
e-mail: luigia.romano@aocardarelli.it

A. Reginelli · A. Russo
Department of Internal and Experimental Medicine, University of Campania "Luigi Vanvitelli", Naples, Italy
e-mail: alfonso.reginelli@unicampania.it; anna.russo@unicampania.it

G. Fabozzi · S. Giovine
Department of Radiology, SG Moscati Hospital, Aversa, Italy
e-mail: giuseppina.fabozzi@unicampania.it; sabrina.giovine@unicampania.it

在并发症至关重要[9]。贩毒者越来越狡猾,包装的改进也增加了检测难度[10]。

16.2　毒品、药包和体内藏匿人员

通常情况下,利用人体藏毒走私的毒品主要有可卡因、海洛因和大麻制品 3 种。合成药物,如摇头丸和麦角酸,在体内藏匿人员中不常见,可能是因为运输相关的经济动力较低,且合成药物更容易接近最终用户[10]。口服的药包通常是圆形的,而插入生殖器的药包通常是椭圆形的,长度为 4—6 cm,宽度为 2—3 cm[11]。

麦卡伦(McCarron)和伍德(Wood)描述了 3 种不同类型的可卡因包[12]。

第 1 类包括粗略包装的可卡因粉末,由 2—4 层的避孕套薄膜保护,这种包特别容易泄漏和破裂。第 2 类和第 3 类包括牢固包装的可卡因粉末或膏体。第 2 类被几层管状乳胶强力覆盖,而第 3 类则有一层铝箔。此外,皮多托(Pidoto)等人描述了第 4 类药包[13]——它是通过将盐酸可卡因溶解在含水酒精溶液中制备的,将所得的高密度可卡因糊转移到加工设备中,加固后即可用管状乳胶包装。

体内藏匿人员通常在跨越国际边界前咽下装有毒品的大袋(2—8 cm),以便在抵达目的地后回收。他们的药包被仔细包装并封装在预计在胃肠道运输过程中不会受损的容器中[14]。

最常见的毒品是可卡因[15]。这些装满可卡因的包装袋每个都有 8—10 mm 长,由 2—6 g 可卡因粉末组成,清洁度不一(5%—20%),大多严实包裹在几层可变类型的包装材料中,包括玻璃胶裂纹、塑料袋、玻璃纸、保鲜膜、铝箔和避孕套。

吞下药物后,可使用便秘剂,如二苯氧胺或洛哌丁胺,以延长行程时间。行程时间可能从 24 小时变为 3 周[16]。在进入目的地后,走私者可以使用泻药排除药包[17]。在正常情况下,装满毒品的药包在 30 小时内会自动通过消化系统。然而,为了推迟肠道转运时间,体内藏匿人员可能会故意服用抗胆碱药物,以减少肠道蠕动。到达目的地后,他们会使用泻药、通便药或灌肠剂来促使药包快速通过肠、胃[18]。

16.3　调查体内藏匿人员的放射学技术

影像学在诊断人体藏毒中是必不可少的[19-22]。腹部平片是最常见的检查方法[23-25]。腹部平片有巨大的可用性,这使其成为检查疑似体内藏匿人员的一种相对较好的筛查工具。在已发表的文献中,起初通过腹部 X 射线检测药包的灵敏度差异很大,在过去几十年中(译者注:1995—2020),建议的下限为 40%,上限超过 90%[26-28]。检测的差异性取决于毒品的类型和纯度(改变密度),药包的大小、数量、材料、在肠道内的位置以及读片人的经验。密密麻麻的海洛因、大麻和可卡因可能具有类似的放射学外观,在腹部平片上比粪便球更不透明。在腹部平片上,常见的药包相似物是正常肠道空气、钙化、硬粪块和其他异物[29-34]。

US 很少被用于评估可疑的体内藏匿人员。其缺点是无法确定药包的确切数量,也无法区分毒品类型,并且高度依赖操作者[35]。US 是一种查看孕妇可能人体藏毒的成像方法[36],即使它在疑似案例中具有较高的敏感性,但特异性较低。研究表明,US 在评估咽

下的药物包装方面不是一种相当有价值的诊断方法[37]。

MRI 由于成本高和可用性有限,很少被用作一线"急救"手段。由于缺少质子和肠祥/肠循环引起的运动伪影,MRI 在检测药包方面的价值有限。在进行 MRI 研究之前,必须用解痉剂固定肠道,以减少蠕动产生的伪影[38,39]。

目前,对体内藏毒者的处理正转向更多地依赖 CT 检查。其敏感性从 95.6% 到 100% 不等[40]。它通常用于腹部平片阴性,但仍强烈怀疑有药包的病例[12]。CT 检查时不应使用口腔或直肠造影剂,因为密度相似,这可能会掩盖隐蔽的包装。在对 CT 检查读片之前,应检查 Scout CT 视图[41],特别是在没有第 1 张平片的情况下。在 CT 检查中,从食管到直肠,认真仔细评估整个胃肠道是至关重要的[42]。除外常见的腹部 CT 设置(窗宽 350 HU 和窗位 50 HU)[43],通过在肺部设置(窗宽 1000 HU 和窗位 2700 HU)下查看可以提高检测率。

最近,一些学者[44]报道称,低剂量 CT 可能是腹部射线摄影的一种实用替代方法,并将改善对在腹腔内非法藏匿药包的识别。然而,即使 CT 也不是绝对正确的,也有 CT 检查呈假阴性的报道案例[45,46]。

16.4 药包的放射性外观

在腹部平片上,放射科医师应检查是否存在以下发现:①胃、小肠或大肠中有 1 处或多处界限分明的不提示消化道内容物的不透明物[8];②"双套征",定义为与卵圆形不透明区域相邻的清晰新月形气体[8];③光滑且形状均匀的长方形结构,有时称为"井字征"[32];④"平行征",定义为在肠腔中彼此平行排列的牢固包装[32](图 16.1 和图 16.2)。

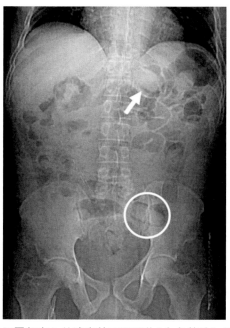

图 16.1 腹部平片显示胃部有 1 处清晰的不透明物(白色箭头),不提示为食物内容物,"双套征"(白色圆圈)

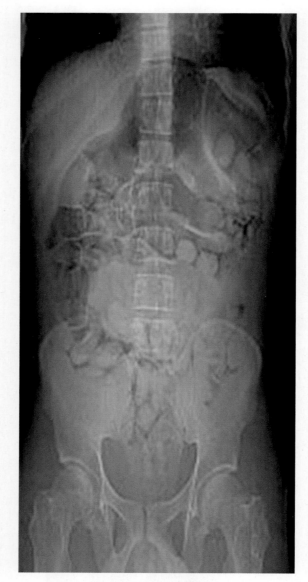

图 16.2   腹部平片显示"井字征"和"平行征"

在 US 检查中,药包呈线性、椭圆形或圆形、弓形,光滑、高回声结构,伴有后声学阴影。若空腔脏器充满液体,则可以对其进行更好的检测[47]。

如同在腹部平片上一样,吞咽的药包在 CT 检查中表现为位于胃肠道内的圆形或椭圆形致密异物,可以看到"井字征"等经典外观[48](图 16.3)。"玫瑰花结征"是通过人工打结装有毒品的安全套时存在的空气来识别的:这种标志现在很少被观察到,因为贩毒集团目前正在使用的包装方法很复杂[11]。药包的其他 CT 表现为异物的多样性、"双套征"和"平行征"[8]。CT 检查可以通过估计药物的热量利用率来区分不同类型的药物[49](图 16.4)。

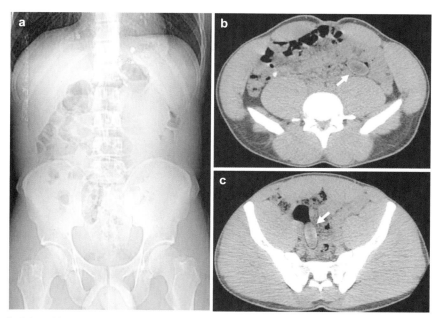

吞咽的药包在检测时是呈圆形或椭圆形的致密异物,位于胃肠道的不同部分(白色箭头),具有典型的外观,如"井字征"。

图 16.3　CT 检查:Scout 视图(a)和轴位视图(b,c)

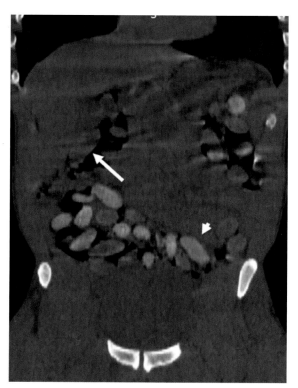

图 16.4　CT 检查(冠状位重建)通过评估其享氏单位为低(白色箭头)或高(白色箭镞)来显示不同类型的药物

16.5　人体藏毒的并发症

毒品走私组织使用的复杂包装方法降低了其"毒骡"的发病率,尽管包装失效仍然是一种真正的风险,并可能会导致在原产国、飞行期间或目的地中毒。当包装破裂导致中毒时,通常在摄入可卡因或海洛因后,就会出现"体内携毒"综合征[50]。

体内藏匿人员可能以 3 种方式出现在医务人员面前:由于药包泄漏或破裂而出现药物中毒的体征和症状;出现胃肠道梗阻或穿孔的症状;无症状(但他们害怕药包破裂的后果)抑或者因为他们被逮捕了。

对于患有"体内携毒"综合征的患者,应及时识别症状并指出所携带的药物。可卡因可能导致躁动、心动过速、高血压、出汗、瞳孔扩大和高热,更严重的后果是癫痫持续状态、痉挛、心肌梗死和心室颤动。海洛因可能产生意识水平下降、呼吸抑制和针尖样瞳孔。机械运动或化学性消化都可能导致破裂或泄漏[51,52]。

吞咽相对较大的异物并减慢通过速度可引起小肠或大肠梗阻,可能并发肠穿孔和并发腹膜炎[53,54]。药包破裂会导致急性中毒,临床结果取决于包装的内容物、溢出的量以及医务人员的及时干预。

肠梗阻和急性中毒的并发症现在估计低于 5%[55]。

16.6　道德和法医学问题

在 2001 年 9·11 事件后,美国过境点的安保工作得到了极大的加强。这一行动的意外结果之一是毒品缉获量增加。面对安全性的提高,毒品走私者可能会开始利用儿童、老年人和孕妇作为运输货物的工具[56,57]。

孕妇在处理上是一个挑战,尤其是在药包破裂的情况下。在怀孕的体内藏匿人员中,在实施适当的治疗方案之前,需要详细的病史和体检,因为治疗必须解决妊娠的解剖和生理变化,这主要涉及 2 名患者(孕妇和胎儿)。

被列入这些非法行为的人会带着复杂的诊断、伦理和法律问题去急诊科。除了确认隐藏药物的存在,放射科医生还必须识别并检查这些药物包装可能导致的并发症迹象,包括小肠或大肠梗阻、胃肠道穿孔和并发的急性腹膜炎[8]。

通常,体内藏匿人员知道他们所携带货物的确切数量,但他们有欺骗的理由,因此记录可能是不可靠的。被合法拘禁的体内藏匿人员可能拒绝接受侵入性(即直肠)检查和放射性检查,但他们不能坚持自己体检合格就要求出院。适当的处理是入院观察。

16.7　结　论

急诊科面临着越来越多与毒品有关的健康问题,造成了不良的医学法律和社会后果。

为了将发病率和死亡率降到最低,成像技术被越来越多地使用,既用于筛查是否有药包,也用于调查一旦提请医疗看护可能出现的临床并发症。放射科医生应了解放射学和CT 的成像特征和测试性能,以尽量减少假阴性和假阳性,并保持良好的准确性。未来可能会更多地使用减少辐射剂量的 CT 检查。

1. Deitel M, Syed AK (1973) Intestinal obstruction by an unusual foreign body. Can Med Assoc J 109(3):211–212

2. Shahnazi M, Sanei Taheri M, Pourghorban R (2011) Body packing and its radiologic manifestations: a review article. Iran J Radiol 8(4):205–210

3. Utecht MJ, Stone AF, McCarron MM (1993) Heroin body packers. J Emerg Med 11(1):33–40

4. Kucukmetin NT, Gucyetmez B, Poyraz T, Yildirim S, Boztas G, Tozun N (2014) Foreign material in the gastrointestinal tract: cocaine packets. Case Rep Gastroenterol 8(1):56–60. (eCollection 2014)

5. Meyers MA (1995) The inside dope: cocaine, condoms, and computed tomography. Abdom Imaging 20(4):339–340

6. Schaper A, Hofmann R, Bargain P, Desel H, Ebbecke M, Langer C (2007) Surgical treatment in cocaine body packers and body pushers. Int J Color Dis 22(12):1531–1535

7. Reginelli A, Russo A, Urraro F, Maresca D, Martiniello C, D'Andrea A, Brunese L, Pinto A (2015) Imaging of body packing: errors and medico-legal issues. Abdom Imaging 40(7):2127–2142

8. Hergan K, Kofler K, Oser W (2004) Drug smuggling by body packing: what radiologists should know about it. Eur Radiol 14(4):736–742

9. Pinto A, Sparano A, Cinque T (2012) Foreign body ingestion and rectal foreign body insertion: diagnostic challenges. In: Romano L, Pinto A (eds) Errors in radiology. Springer Italia, Milan, pp 271–278

10. Pinto A, Reginelli A, Pinto F, Sica G, Scaglione M, Berger FH, Romano L, Brunese L (2014) Radiological and practical aspects of body packing. Br J Radiol 87(1036):20130500

11. Ab Hamid S, Abd Rashid SN, Mohd Saini S (2012) Characteristic imaging features of body packers: a pictorial essay. Jpn J Radiol 30(5):386–392

12. McCarron MM, Wood JD (1983) The cocaine "body packer" syndrome. Diagnosis and treatment. JAMA 250(11):1417–1420

13. Pidoto RR, Agliata AM, Bertolini R, Mainini A, Rossi G, Giani G (2002) A new method of packaging cocaine for international traffic and implications for the management of cocaine body packers. J Emerg Med 23(2):149–153

14. Traub SJ, Hoffman RS, Nelson LS (2003) Body packing—the internal concealment of illicit drugs. N Engl J Med 349(26):2519–2526

15. Fineschi V, Centini F, Monciotti F, Turillazzi E (2002) The cocaine "body stuffer" syndrome: a fatal case. Forensic Sci Int 126(1):7–10

16. Khan FY (2005) The cocaine 'body-packer' syndrome: diagnosis and treatment. Indian J Med Sci 59(10):457–458

17. Wetli CV, Mittlemann RE (1981) The "body packer syndrome"—toxicity following ingestion of illicit drugs packaged for transportation. J Forensic Sci 26(3):492–500

18. Booker RJ, Smith JE, Rodger MP (2009) Packers, pushers and stuffers—managing patients with concealed drugs in UK emergency departments: a clinical and medicolegal review. Emerg Med J 26(5):316–320

19. Algra PR, Brogdon BG, Marugg RC (2007) Role of radiology in a national initiative to interdict drug smuggling: the Dutch experience. AJR Am J Roentgenol 189(2):331–336

20. Beerman R, Nunez D Jr, Wetli CV (1986) Radiographic evaluation of the cocaine smuggler. Gastrointest Radiol 11(4):351–354

21. Grassi R, Di Mizio R, Pinto A, Romano L, Rotondo A (2004) Serial plain abdominal film findings in the assessment of acute abdomen: spastic ileus, hypotonic ileus, mechanical ileus and paralytic ileus. Radiol Med 108(1–2):56–70

22. Pinto A, Muzj C, Gagliardi N, Pinto F, Setola FR, Scaglione M, Romano L (2012) Role of imaging in the assessment of impacted foreign bodies in the hypopharynx and cervical esophagus. Semin Ultrasound CT MR 33(5):463–470

23. Horrocks AW (1992) Abdominal radiography in suspected "body packers". Clin Radiol 45(5):322–325

24. Krishnan A, Brown R (1999) Plain abdominal radiography in the diagnosis of the "body packer". J Accid Emerg Med 16(5):381

25. Lo Re G, Mantia FL, Picone D, Salerno S, Vernuccio F, Midiri M (2016) Small bowel perforations: what the radiologist needs to know. Semin Ultrasound CT MR 37(1):23–30

26. Flach PM, Ross SG, Ampanozi G, Ebert L, Germerott T, Hatch GM, Thali MJ, Patak MA (2012) "Drug mules" as a radiological challenge: sensitivity and specificity in identifying internal cocaine in body packers, body pushers and body stuffers by computed tomography, plain radiography and Lodox. Eur J Radiol 81(10):2518–2526

27. Hierholzer J, Cordes M, Tantow H, Keske U, Maurer J, Felix R (1995) Drug smuggling by ingested cocaine-filled packages: conventional x-ray and ultrasound. Abdom Imaging 20(4):333–338

28. Rousset P, Chaillot P, Audureau E, Rey-Salmon C, Becour B, Fitton I, Vadrot D, Revel MP (2013) Detection of residual packets in cocaine body packers: low accuracy of abdominal radiography-a prospective study. Eur Radiol 23(8):2146–2155

29. Caruana DS, Weinbach B, Goerg D, Gardner LB (1984) Cocaine-packet ingestion. Diagnosis, management, and natural history. Ann Intern Med 100(1):73–74

30. Grassi R, Pinto A, Valente T, Rossi G, Catalano O, Rotondo A, Landolfi V, Del Genio A (1997) Massive enterolithiasis associated with ileal dysgenesis. Br J Radiol 70:207–209

31. Lo Re G, De Luca R, Muscameri F, Dorangricchia P, Picone D, Vernuccio F, Salerno S, La Tona G, Pinto A, Midiri M, Russo A, Lagalla R, Cicero G (2016) Relationship between anxiety level and radiological investigation. Comparison among different diagnostic

imaging exams in a prospective single-center study. Radiol Med 121(10):763–768

32. Niewiarowski S, Gogbashian A, Afaq A, Kantor R, Win Z (2010) Abdominal X-ray signs of intra-intestinal drug smuggling. J Forensic Legal Med 17:198–202

33. Pinto A, Reginelli A, Pinto F, Lo Re G, Midiri F, Muzj C, Romano L, Brunese L (2016) Errors in imaging patients in the emergency setting. Br J Radiol 89:20150914

34. Sica G, Guida F, Bocchini G, Iaselli F, Iadevito I, Scaglione M (2015) Imaging of drug smuggling by body packing. Semin Ultrasound CT MR 36(1):39–47

35. Meijer R, Bots ML (2003) Detection of intestinal drug containers by ultrasound scanning: an airport screening tool? Eur Radiol 13(6):1312–1315

36. Cordero DR, Medina C, Helfgott A (2006) Cocaine body packing in pregnancy. Ann Emerg Med 48(3):323–325

37. Cengel F, Bulakci M, Selcuk T, Savas Y, Ceyhan M, Kocak A, Bilgili CO (2015) The role of ultrasonography in the imaging of body packers comparison with CT: a prospective study. Abdom Imaging 40(7):2143–2151

38. Bulakci M, Ozbakir B, Kiris A (2013) Detection of body packing by magnetic resonance imaging: a new diagnostic tool? Abdom Imaging 38(3):436–441

39. Lo Re G, Tudisca C, Vernuccio F, Picone D, Cappello M, Agnello F, Galia M, Galfano MC, Biscaldi E, Salerno S, Pinto A, Midiri M, Lagalla R (2016) MR imaging of perianal fistulas in Crohn's disease: sensitivity and specificity of STIR sequences. Radiol Med 121(4):243–251

40. Lee K, Koehn M, Rastegar RF, van Hoorn F, Roy E, Berger FH, Nicolaou S (2012) Body packers: the ins and outs of imaging. Can Assoc Radiol J 63(4):318–322

41. Sengupta A, Page P (2008) Window manipulation in the diagnosis of body packing using computerized tomography. Emerg Radiol 15(3):203–205

42. Pinto A, Miele V, Pinto F, Di Mizio V, Panico MR, Muzj C, Romano L (2014) Rectal foreign bodies: imaging assessment and medicolegal aspects. Semin Ultrasound CT MRI 36(1):88–93

43. Ziegeler E, Grimm JM, Wirth S, Uhl M, Reiser MF, Scherr MK (2012) Computed tomography scout views vs. conventional radiography in body-packers—delineation of body-packs and radiation dose in a porcine model. Eur J Radiol 81(12):3883–3889

44. Poletti PA, Canel L, Becker CD, Wolff H, Elger B, Lock E, Sarasin F, Bonfanti MS, Dupuis-Lozeron E, Perneger T, Platon A (2012) Screening of illegal intra-corporeal containers ("body packing"): is abdominal radiography sufficiently accurate ? A comparative study with low-dose CT. Radiology 265(3):772–779

45. Eng JG, Aks SE, Waldron R, Marcus C, Issleib S (1999) False-negative abdominal CT scan in a cocaine body stuffer. Am J Emerg Med 17(7):702–704

46. Hahn IH, Hoffman RS, Nelson LS (2004) Contrast CT scan fails to detect the last heroin packet. J Emerg Med 27(3):279–283

47. Chung CH, Fung WT (2006) Detection of gastric drug packet by ultrasound scanning. Eur J Emerg Med 13(5):302–303

48. Taheri MS, Hassanian-Moghaddam H, Birang S, Hemadi H, Shahnazi M, Jalali AH, Shakiba M, Nahvi V (2008) Swallowed opium packets: CT diagnosis. Abdom Imaging 33(3):262–266

49. Schmidt S, Hugli O, Rizzo E, Lepori D, Gudinchet F, Yersin B, Schnyder P, Meuwly JY (2008) Detection of ingested cocaine-filled packets—diagnostic value of unenhanced CT. Eur J Radiol 67(1):133–138

50. Greenberg R, Greenberg Y, Kaplan O (2000) 'Body packer' syndrome: characteristics and treatment—case report and review. Eur J Surg 166(1):89–91

51. Dorn T, Ceelen M, de Keijzer KJ, Buster MC, Luitse JS, Vandewalle E, Brouwer HJ, Das K (2013) Prevalence and medical risks of body packing in the Amsterdam area. J Forensic Legal Med 20(2):86–90

52. Mandava N, Chang RS, Wang JH, Bertocchi M, Yrad J, Allamaneni S, Aboian E, Lall MH, Mariano R, Richards N (2011) Establishment of a definitive protocol for the diagnosis and management of body packers (drug mules). Emerg Med J 28(2):98–101

53. Brown JA, Phang PT, Enns R, Butchart MK, Filipenko JD, Mason AC, Cooperberg PL (2002) Computed tomography to detect body packing: an unusual cause of small bowel obstruction. Can Assoc Radiol J 53(2):84–86

54. Cawich SO, Downes R, Martin AC, Evans NR, Mitchell DIS, Williams E (2010) Colonic perforation: a lethal consequence of cannabis body packing. J Forensic Legal Med 17(5):269–271

55. Berger FH, Nieboer KH, Goh GS, Pinto A, Scaglione M (2015) Body packing: a review of general background, clinical and imaging aspects. Radiol Med 120(1):118–132

56. Chakrabarty A, Hydros S, Puliyel JM (2006) Smuggling contraband drugs using paediatric "body packers". Arch Dis Child 91(1):51

57. Traub SJ, Kohn GL, Hoffman RS, Nelson LS (2003) Pediatric "body packing". Arch Pediatr Adolesc Med 157(2):174–177

第 17 章

职业病：法医实践中的石棉沉着病和间皮瘤

安布拉·迪·皮亚扎（Ambra Di Piazza）

安东尼娜·阿尔戈（Antonina Argo）

爱德华多·斯卡利奇（Edoardo Scalici）

安东尼奥·瓜亚纳（Antonio Guajana）

达里奥·皮科内（Dario Picone）

朱塞佩·洛雷（Giuseppe Lo Re）

在法医学[1]和法医[2]观察中，职业病的发生率相当低，处理的问题通常与以下方面有关：①因果链的重建；②死前暴露的证据；③尸检时偶然发现的病理结果的相关性。①

为了支持诊断，需要特征性放射学特征和临床特征、相关职业史、文献支持，以及暴露与疾病过程之间的关联。在活检或尸检辅助检查技术中出现的进一步病理发现可能有助于与因果链重建有关的判断[3]。从这个角度来看，多学科（放射学、法医学和临床医学）方法对法医学问题是强制性的。为了指出上面提到的重点，下面的案例将对尸检和放射学特征进行说明，这对特定法医领域的识别和解释至关重要。在大多数国家，职业性肺病的工伤福利目前都是在对工作暴露时间进行医疗因果关系确认后，由国家或私人工作保险承担。在意大利[4]，所有关于石棉暴露和间皮瘤案例的假定或核实，都由专门的工作医疗委员会中心进行审议[5]。在工人死亡的情况下，由于刑法涉及人身伤害和死亡，法院通常需要进行法医学调查。有效因果作用在结论中可能被定义为可能的或相关的，或由于环境污染物的多次暴露而无法证明的——最后这一点否认了工人的利益。在这种情况下，石棉体/纤维演示在法医学的背景下发挥了作用[6]。有几种方法可以尝试在死后对石棉进行识别。最简单的方法是用刀片切开肺实质，并将肺液挤到几张干净的载玻片上。将盖玻片盖在这个肺液上，然后用显微镜检查载玻片是否有含铁的石棉小体。或者，可以

---

① 原版此处为"1.，2.，3."，现调整为"①，②，③"。

A. Di Piazza (✉) · D. Picone · G. Lo Re
Department of Diagnostic Imaging, University of Palermo, Palermo, Italy

A. Argo · E. Scalici · A. Guajana
Department for Health Promotion, Maternal and Child Care, University of Palermo, Palermo, Italy
e-mail: antonella.argo@unipa.it; edoardo.scalici@unipa.it

用刀片刮取暴露的肺组织,并将材料涂抹在干净的载玻片上,用同样的方法进行显微镜检查[2]。若发现石棉体,则确认之前接触过石棉,但可能仍需要以下方法来记录和量化形态异常的程度。如果未识别出石棉,也并不能排除之前的接触,需要进一步取样。电子显微镜方法大大低估了特定肺样本中存在的纤维数量。若需要准确的量化,则需要进行电子显微镜分析。在大约 20000 × 的放大倍数下进行测量。一些不同类型的石棉纤维也可以通过 X 射线衍射分析加以区分[7]。

17.1　硅沉着病

　　尘肺病是对肺部存在积尘的一种组织反应。这种反应的一种临床病理形式是纤维化,它可以是局灶性和结节性的(如硅沉着病)或弥漫性和网状的(如石棉沉着病)[8]。工业上接触二氧化硅的主要来源是采矿、采石、开挖隧道、石材切割、抛光、清洁纪念碑砖石、喷砂和玻璃制造,以及铸造工作、陶瓷器制造、砖衬、锅炉结垢和搪瓷中的游离二氧化硅。煤矿工人接触的含有煤、云母、高岭土和不同比例的二氧化硅混合物的粉尘也是重要来源[9]。硅沉着病属于尘肺病,是吸入了结晶二氧化硅微粒引起的。该病的演变取决于暴露的次数和时间。HRCT 是评估间质性肺病的黄金标准。该病的临床表现总是发病较晚,平均在暴露 20 年后才出现。发病时,轻度时可能无症状;呼吸困难、咳嗽和咳痰是该病晚期的常见症状,尤其是伴有烟草中毒或并发感染时。此外,结核性感染可以并发硅沉着病,当伴有发烧和体重下降等症状时,就必须怀疑。结节性硅沉着病或单纯性硅沉着病的特点是没有功能改变,但在晚期,可能会出现阻塞型、受限型或组合型。虽然功能损害与放射学结果之间没有关联,但是可以在看见放射学改变之前改变功能测试[10]。临床表现主要有两种:急性硅沉着病和典型硅沉着病,分为简单型和复杂型。急性硅沉着病又称硅蛋白尘肺,是一种罕见的疾病,与在封闭空间中暴露于大量可吸入的游离二氧化硅有关,且在这种情况下,保护措施很少或没有。放射学和临床特征是由于肺部间隙充满蛋白质物质所致。暴露时间通常短至 6—8 个月。该疾病进展迅速,患者通常因呼吸衰竭而死亡[9]。胸片表现为肺门周围弥漫性肺腔或磨玻璃样病变,并伴有空气支气管征[11]。HRCT 显示双侧小叶中心结节磨玻璃影、多灶斑片状磨玻璃影和实变,参考肺泡内蛋白质物质的积聚。有时可发现疯狂的铺路外观,其特点是间隙充盈和小叶间隔增厚[12]。顾名思义,经典形式更为常见,可根据放射学外观分为两种不同的形式。第一种是单纯性硅沉着病,其特征是小而圆或不规则的阴影。第二种结节性硅沉着病为影像学标准。更常见的放射学表现是小叶中心和胸膜下的双侧对称分布的小结节(1—5 mm)。结节主要分布于上叶的背段和下叶的尖段。事实上肺中部区域或肺外周的 1/3 处更容易累及[13]。较小的结节比较大的结节边缘更光滑。这也可以证实多焦斑片状磨玻璃影[14]。总而言之,肺容量可以是正常的,也可以是增加的。其他放射学特征是位于胸膜下区的结节聚集在一起,像是胸膜斑,也被定义为假斑块[15]。肺门和纵隔淋巴结肿大可能先于典型的实质性病变出现。此外,淋巴结可能钙化,尤其是在外周区,形成蛋壳样钙化,这被认为是硅沉着病的一种高度提示模式。

此外,大病灶的特点是规则边缘的进行性丧失,可形成实变,并形成典型的复杂形态,即进行性大块纤维化,由硅沉着病结节扩大、合并而成,可出现局灶性坏死。在胸部 X 射线检查中,可以识别直径超过 1 cm、边缘形状良好的双侧对称大阴影。结节合并后可导致较大的混浊,多见于肺中部区域或肺外周的 1/3 处[9]。HRCT 强调了进行性大面积纤维化和肺气肿的存在。钙化可能出现在较大的混浊中。结核是硅沉着病的常见并发症。该病特点是结节不对称或实变、空洞以及进展迅速。

17.2 石棉相关的病理学

在所有工业社会中,石棉暴露都是一个重要的公共卫生问题。石棉一词指的是几种纤维状的硅酸盐矿物,其共同特点是高电阻。根据其形态可分为蛇纹石和角闪石两类。最常用的是温石棉,属于蛇纹石类。吸入的石棉纤维深入肺部和胸膜并开始纤维化过程。石棉相关的疾病可分为良性胸膜疾病,良性、恶性实质性疾病。石棉相关的良性胸膜疾病包括胸膜斑,这是最常见的表现。它们通常无症状,在接触 20 年后才通过标准的胸部 X 射线检查被发现[16]。HRCT 表现为沿着下胸廓的后外侧和横膈轮廓的壁层胸膜的离散的、局灶性不规则的胸膜增厚区域,通常肺尖和肋膈角不受影响。钙化常常与之相关。石棉沉着病很少出现无胸膜斑的情况(图 17.1)。胸腔积液是之前有石棉暴露的最早表现,在石棉暴露 10 年后首次出现。与胸膜斑块相比,弥漫性胸膜增厚不太常见,对石棉暴露的特异性也不强。然而,它常与功能障碍有关[8]。

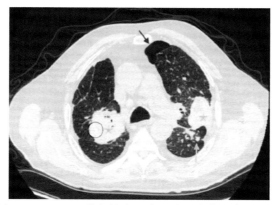

影像显示多发结节,范围在 5 mm—4 cm(黄色箭头),在双肺上叶淋巴外周(小叶中心加胸膜下)有分布(黄色箭头和星);可见肺外周的结节有合并的趋势(黄色箭头);可以突出最大结节的粗大钙化的存在(放大);可以看到隔旁肺气肿(蓝色箭头)。

图 17.1 薄层轴位非增强 CT 影像(1.0 mm 厚的切片)

石棉沉着病的发生有一定的量效关系。纤维化是肺活量和扩散能力逐渐降低的典型特征。从呼吸道细支气管及其周围开始纤维化反应,并在第一阶段涉及邻近的肺胸膜下叶。它也可能始于肺泡内反应,类似于脱屑性间质性肺炎[9]。

胸部 X 线平片可能显示不规则的阴影,有细密的网状结构。石棉暴露的补充证据,如钙化或非钙化胸膜斑块可能很明显。HRCT 的发现与病情的持续时间和严重程度有关。

最常见的发现包括小叶中心点状阴影,与支气管周围纤维化有关;小叶内线性阴影,也称为网状;胸膜下线(通常是曲线状)。在疾病的晚期,有可能发现实质带、牵引性支气管扩张、斑块状的磨玻璃衰减区、小的囊性间隙、小的低衰区,以及晚期的蜂窝状纤维化[17]。胸腔积液和胸膜斑是石棉暴露的常见表现[18]。淋巴结肿大并不常见,但若存在,则必须将其视为间皮瘤[19,20]和支气管癌的病理进展。与石棉暴露相关的其他良性实质影响包括圆形肺不张,这是由胸膜疾病患者发生的外周肺叶塌陷所致。它更常见于胸膜下、后部或下叶的基底区。一个重要的征象是"彗星尾征",由肿块外周的支气管和血管挤在一起所产生。有时肺不张可以有楔形、豆状或不规则的阴影或衰减特征。

在石棉暴露人群中,20%—25%的人会发生支气管癌。石棉沉着病相关肿瘤更常见于肺外周,肺下叶分布有纤维,与石棉沉着病的常见分布相关[8](图17.1至图17.10)。

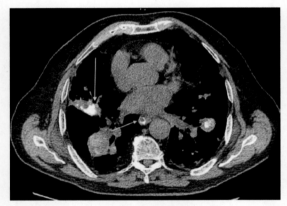

纵隔窗设置在中间支气管水平的薄层非增强 CT 影像(1.0 mm 厚的切片)显示腹腔下淋巴结有蛋壳样钙化(箭头)。

图 17.2　蛋壳样钙化
一名在煤矿工作了 20 年的 80 岁男子患单纯性硅沉着病。

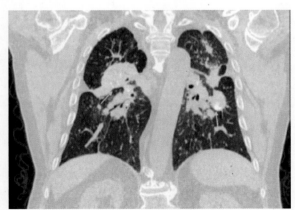

通过纵隔窗设置获得,显示双侧带有钙化的砾状肿块(箭头),双肺上部区域的进行性大块纤维化。

图 17.3　MPR,冠状位重建影像(1.0 mm 厚的切片)
一名 80 岁男性煤矿工人的肺(硅沉着病)和进行性大块纤维化。

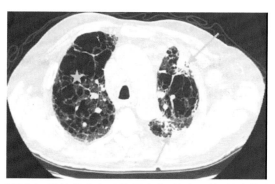

影像显示胸膜下实变（箭头），指的是左上叶的间皮瘤，伴有网状、蜂窝状和晚期肺气肿（黄星）。

图 17.4　在肺窗设置下，薄层轴位非增强 CT 影像（1.0 mm 厚的切片）

一名在船厂工作了 30 年的 70 岁男性的肺（石棉沉着病）。

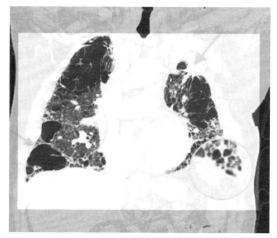

影像显示弥漫性肺气肿伴有囊性间隙（右肺黄色箭头），胸膜下实变，左肺整体容积减少（左肺黄色箭头），以及蜂窝状结构（放大）。

图 17.5　MPR，冠状位视图（肺窗）

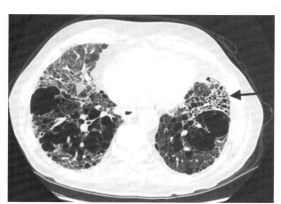

影像显示双侧区域有囊肿、网状高衰减、牵引性支气管扩张（黄色箭头）和蜂窝状（蓝色箭头）发现，表明纤维化的进行性模式。这种模式也构成了肺纤维化合并肺气肿（combined pulmonary fibrosis and emphysema，CPFE）综合征。

图 17.6　肺基底层的高分辨率轴位非增强 CT 影像（肺窗）

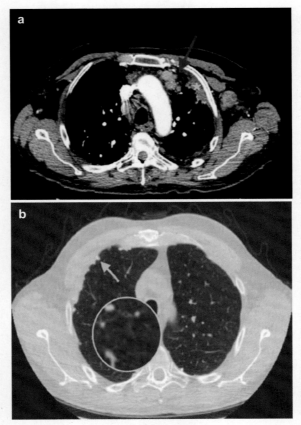

影像突出显示多发结节性胸膜增厚（黄色箭头）和小叶中心（放大）。

图 17.7　高分辨率轴位非增强 CT 影像（肺窗）（a，b）

一名在造船厂工作了 30 年的 70 岁男子。

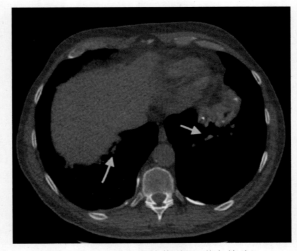

影像显示膈胸膜多发结节增厚（黄色箭头）。

图 17.8　非增强 HRCT 影像

同一名患者。

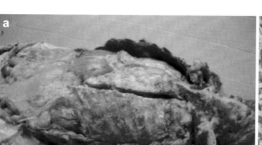
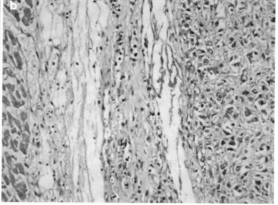

石棉沉着病是尸检时偶然发现的(a)。以多形结缔组织 - 肉瘤为主,浸润肺实质,伴有间隔纤维化区和多次暴发的肺炎和水肿(HE,20 × 放大)(b)。

图 17.9　石棉沉着病(a)和组织肺组织学染色(b)

病史:男性,66 岁,吸烟,铁路系统电工,工龄 20 年(1970—1990),工作期间广泛接触石棉。尸检发现广泛的内脏胸膜增厚,呈纤维状、颜色灰白,浸润左胸壁、横膈膜和心包。左肺结构破坏,多区纤维化,支气管肺炎灶,水肿。组织学检查发现肿瘤组织中有多个小体和石棉针。

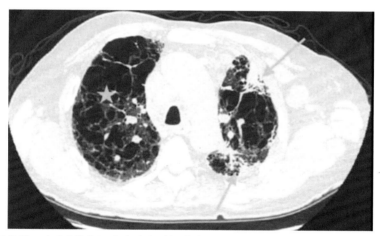

影像显示胸膜下实变(箭头),称为左上叶间皮瘤,呈网状、蜂窝状,以及晚期肺气肿(黄星)。

图 17.10　在肺窗设置下,薄层轴位非增强 CT 影像(1.0 mm 厚的切片)

病史:男性,70 岁,船厂工作 30 年。

　　恶性间皮瘤是一种罕见且致命的胸膜腔、腹膜或两者兼有的浆膜层的肿瘤。石棉暴露人群中间皮瘤的风险值约为 10%[21]。HRCT 表现为软组织结节性肿块,沿着胸膜表面延伸,包括胸膜裂隙,通常形成胸膜外皮[22]。20% 的案例可见钙化,通常是被吞噬的钙化胸膜斑,而不是真正的肿瘤钙化。可以通过骨或肌肉的浸润或直接延伸来识别胸壁的侵犯。此外,晚期肿瘤侵犯心包、横膈膜和腹部是常见的表现。

法医放射学 从鉴定到尸检成像 From Identification to Post-mortem Imaging
Radiology in Forensic Medicine

1. Samuels A (2015) Mesothelioma and law. Med Leg J 83(1):26–28
2. Sheaff MT, Hopster DJ (2005) Post mortem technique handbook, 2nd edn. Springer, London, pp 186–194
3. Crotty TB, Myers JL, Katzenstein AL, Tazelaar HD, Swensen SJ, Churg S (1994) Localized malignant mesothelioma. A clinicopathologic and flow cytometric study. Am J Surg Pathol 18(4):357–363
4. Verso MG, Zerbo S, Di Piazza A, Maresi E, Argo A (2018) Biphasic pleural mesothelioma in electrician working in a railway company: case report and current trends in mesotheliomas in Italy. G Ital Med Lav Erg 40(2):61–66
5. Comba P, Merler E, Pasetto R (2005) Asbestos related diseases in Italy: epidemiologic evidences and public health issues. Int J Occup Environ Health 11:36–44
6. Dawson A, Gibbs A, Browne K, Pooley F, Griffiths M (1992) Familial mesothelioma. Details of 17 cases with histopathologic findings and mineral analysis. Cancer 70(5):1183–1187
7. Capella S, Bellis D, Belluso E (2016) Diagnosis of asbestos-related diseases: the mineralogist and pathologist's role in medicolegal field. Am J Forensic Med Pathol 37(1):24–28
8. Kim KI, Kim CW, Lee MK, Lee KS, Park CK, Choi SJ, Kim JG (2001) Imaging of occupational lung disease. Radiographics 21(6):1371–1391
9. Chong S, Lee KS, Chung MJ, Han J, Kwon OJ, Kim TS (2006) Pneumoconiosis: comparison of imaging and pathologic findings. Radiographics 26(1):59–77
10. Bergin CJ, Müller NL, Vedal S, Chan-Yeung M (1986) CT in silicosis: correlation with plain films and pulmonary function tests. AJR Am J Roentgenol 146(3):477–483
11. Dee P, Suratt P, Winn W (1978) The radiographic findings in acute silicosis. Radiology 126(2):359–363
12. Marchiori E, Souza CA, Barbassa TG, Escuissato DL, Gasparetto EL, Souza AS Jr (2007) Silicoproteinosis: high-resolution CT findings in 13 patients. AJR 189(6):1402–1406
13. Grenier P, Chevret S, Beigelman C, Brauner MW, Chastang C, Valeyre D (1994) Chronic diffuse infiltrative lung disease: determination of the diagnostic value of clinical data, chest radiography, and CT and Bayesaian analysis. Radiology 191(2):383–390
14. Remy-Jardin M, Beuscart R, Sault MC, Marquette CH, Remy J (1990) Subpleural micronodules in diffuse infiltrative lung disease: evaluation with thin-section CT scans. Radiology 177(1):133–139
15. Arakawa H, Honma K, Saito Y, Shida H, Morikubo H, Suganuma N, Fujioka M (2005) Pleural disease in silicosis: pleural thickening, effusion, and invagination. Radiology 236(2):685–693
16. Roach HD, Davies GJ, Attanoos R, Crane M, Adams H, Phillips S (2002) Asbestos: when the dust settles an imaging review of asbestos-related disease. Radiographics 22 Spec No:S167–S184
17. Akira M, Yamamoto S, Inoue Y, Sakatani M (2003) High-resolution CT of asbestosis and idiopathic pulmonary fibrosis. AJR Am J Roentgenol 181(1):163–169
18. Battifora H, McHaughey WTE (1995) Tumor of the serosal membranes. Atlas of tumor pathology, 3rd series. AFIP, Washington, DC
19. Kane MJ, Chahinian P, Holland JF (1990) Malignant mesothelioma in young adults. Cancer 65(6):1449–1455
20. Pisani RJ, Colby TV, Williams DE (1998) Malignant mesothelioma of the pleura. Mayo Clin Proc 63:1234–1244
21. Wang ZJ, Reddy GP, Gotway MB, Higgins CB, Jablons DM, Ramaswamy M, Hawkins RA, Webb WR (2004) Malignant pleural mesothelioma: evaluation with CT, MR imaging, and PET. Radiographics 24(1):105–119
22. Zielinski M, Hauer J, Hauer L, Pankowski J, Nabialek T, Szlubowski A (2010) Staging algorithm for diffuse malignant pleural mesothelioma. Interact Cardiovasc Thorac Surg 10(2):185–189

第18章

测谎：功能磁共振成像

朱塞佩·拉托纳（Giuseppe La Tona）

玛丽亚·基娅拉·泰拉诺瓦（Maria Chiara Terranova）

费代里卡·韦尔努乔（Federica Vernuccio）

朱塞佩·洛雷（Giuseppe Lo Re）

塞尔焦·萨莱诺（Sergio Salerno）

斯特凡尼娅·泽尔博（Stefania Zerbo）

安东尼娜·阿尔戈（Antonina Argo）

从进化的角度来看，更大的战术欺骗是接近人类的灵长类动物的一个特征，它们有更大的新皮层[1]。

侦查/探测确实是人类在童年时期自然发展的一种生理能力，在有神经发育障碍（如自闭症）的受试者或有各种精神障碍的患者中，这种能力会受到损害[1,2]。同样，在眶额叶病变的情况下，欺骗行为似乎也会受到损害，因为这些人中的大多数都表现出社会交往问题，而这些问题源于众所周知的不善言辞，即完全的诚实和坦率[1,2]。

如果说欺骗在日常生活中是一种尽管不可取但绝对正常的状况，那么在司法实践中，它就起着至关重要的作用，因为它对有罪或无罪的判断具有不利的影响。

人类擅长撒谎，但测谎能力很差。在面对面交流中，一个普通人发现欺骗的能力略高于50%，这与预期的随机识破率是相同的[3]。

这就是为什么在过去的几个世纪里，人类开发了许多不同的方法来识别说谎者和检测欺骗[4]。

在中国古代，接受审讯的人被迫在嘴里填满干米，然后再让他/她吐出来。如果他/她花更长的时间吐出嘴里的米，就被判定为欺骗[4]。

即使这种传闻的方法看似过时和未开化，但实际上它有一个科学基础，即在压力条件下（如欺骗时）诱发的交感神经激活抑制唾液分泌，这导致更多的大米黏附在说谎者的嘴

G. La Tona · M. C. Terranova · F. Vernuccio · G. Lo Re (✉) · S. Salerno
Department of Biopathology and Medical Biotechnologies, University of Palermo, Palermo, Italy
e-mail: giuseppe.latona@unipa.it; sergio.salerno@unipa.it

S. Zerbo · A. Argo
Department of Sciences for the Promotion of Health and Maternal and Child Care "G. D'Alessandro", University of Palermo, Palermo, Italy
e-mail: stefania.zerbo@unipa.it; antonella.argo@unipa.it

里,很难吐出来[4,5]。

广为人知的测谎机——测谎仪——也是基于同样的神经生理学概念,即谎言往往伴随着交感神经系统(sympathetic nervous system,SNS)的激活[4]。测谎机的工作原理包括测量和记录一些生理指标,如脉搏、血压、呼吸和皮肤电导率,同时向受试者询问并要求其回答一系列问题[4,6]。

虽测谎仪在过去得到了广泛的应用,但 2003 年美国国家科学院(American National Academy of Science)报道其准确度存在很大差异。因为尽管测谎仪的准确度可能高达99%,但是在通常情况下可低至 55%,这取决于各种条件、设置(实验与法医)、操作员、检查员技能和态度、提问形式以及回答分类规则[7]。因此,考虑到大多数测谎仪的研究是"不科学和有偏见的",人们得出结论,测谎仪测试在法庭上基本不可靠,它是非法的,但被广泛用于非政府的就业前筛查[4,6]。

问题在于,测谎仪测量的生理数据只反映了 SNS 激活的外围效应,为了克服这些限制,科学家和法医研究了其他测谎技术,以确定更直接和公正的数据[4,8]。

上述方法的魅力在于,基于大脑的方法不是测量由欺骗导致的情绪唤醒,而是评估与认知过程(如欺骗或隐藏信息)直接相关的中枢大脑生理变化[4,8]。

基于大脑的测谎技术是利用头皮记录脑电图法(可追溯到 20 世纪 20 年代)开创的,但现在,fMRI(1992 年首次应用于人类)是首选方式,因为它能够定位大脑特定区域的血流量[8]。尽管 fMRI 在定位信号源方面普遍优于脑电图法,但是其成本更高,移动性较差,且时间分辨率较低[8]。

MRI 是一种医学影像技术,在没有电离辐射暴露的情况下,利用高磁场提供人体的3D 层析影像[9]。

fMRI 的原理在于流向大脑的血流量和大脑对能量需求之间的关系。因此,它被定义为"相关研究",因为它记录了大脑状态与正在进行的心理活动或行为,以定义这两个参数之间的相关性,但它无法在大脑激活和特定认知过程之间建立因果关系[9,10]。

大脑执行任何任务(思考、感知、说话、欺骗等)都需要能量,所以当大脑的一个区域被激活时,该区域的血流量会增加,氧气水平会发生变化——在神经元激活后迅速发生(1—2 秒钟),该区域的氧合血红蛋白浓度会激增[9-12]。

fMRI 基于血管内容物和周围脑组织的磁性差异,并依赖于氧合血红蛋白和脱氧血红蛋白的不同磁性特征[9-12]。

fMRI 测量这种差异,检测血流量和氧合血红蛋白浓度的变化——被称为血氧水平依赖(blood oxygen level dependent,BOLD)效应,与脑区激活间接相关[9-12]。

神经科学中绝大多数的 fMRI 依赖于 BOLD 反应,尽管它并没有描述大脑区域的绝对激活,而是描述了区域活动在确定时间范围内的相对变化,如前所述[9-11]。

BOLD 信号的变化是在一个空间体积内测量的。每个被称为体积元素的空间体积都是一个小的($300 \times 300 \ \mu m^2$,几毫米厚的切片或 $500 \times 500 \times 500 \ \mu m^3$ 均等的切片)脑组织立方体,它包含了数百万个脑细胞。fMRI 影像上大脑活跃的"发光"部分代表了数百个体积元素簇的激活或失活[9]。

但是，由于流入的血液不是静止的，而是快速流动的，因此 fMRI 并不会拍摄大脑血管化的"即时照片"，而是对短时间（几秒钟）内流经特定脑区的血液流动进行评估得到的影像[9-11]。

这些血氧水平的变化是大脑生理活动的一部分。由于 fMRI 使用的脉冲序列不会改变神经元的发射或干扰血液流动，因此 fMRI 被认为是一种非侵入性技术，并能实时揭示大脑的工作方式[10]。

换句话说，fMRI 研究基于一个因变量（即大脑激活）和一个独立变量（即一个确定的刺激或任务）[9-12]。

一旦某个大脑区因刺激而激活，该区域的氧合血红蛋白浓度就会升高（相对于中性/控制状态），并获得 BOLD 信号[9-12]。

从放射学角度讲，因变量——脑区激活——来自"休息/控制"状态和刺激/任务状态之间的血液顺磁行为的减法测量，这反过来又可以是自变量，它引起血液流量的增加，然后引发氧合血红蛋白的增加[9-13]。

在这一点上，必须提及的是，即使 fMRI 能够将大脑状态定义为认知过程的结果，也无法确定任何特定的大脑激活模式是不是其相关行为的必要决定因素[9-12]。

换句话说，我们可以说大脑的特定区域在撒谎时被激活，但我们不能说这些区域的激活完全是因为撒谎的认知过程。

此外，只有在以下情况评估特定大脑区域的血流量才有用：①我们知道大脑某些区域的某些功能的二级单位；②我们知道非激活状态下的主要血流量。①

已经证明，尽管大脑中似乎没有一个区域与欺骗相关，但最近的荟萃分析发现，在欺骗与真相的对比中，某些区域更活跃，其统计率远远高于偶然性。这些区域是双侧背外侧和腹外侧前额叶皮质、内侧顶叶小叶、内侧上额叶皮质和前岛叶[4,11,14,15]。

相反，fMRI 并没有检测到任何区域在说实话时有明显的参与度，这表明欺骗比如实回答需要更大的努力[4,11,14,15]。

事实上，说谎被证明来自"高级"皮质中心，如前额叶皮质。这对于在全新的、困难的或紧张的情况下的适应性行为是至关重要的，而与之相反的后部和皮质下区域则被定义为"从属/低级"系统。这些系统反过来可能足以执行简单、常规、自动化的任务[1]。

但是 fMRI 是如何工作的呢？

为了定义活动状态和非活动状态之间的区别，脑功能成像中的一个被广泛使用的标准操作是分离与特定任务相关的特定大脑区域的变化。

这可以通过从研究人员感兴趣的任务（目标）执行期间拍摄的影像中减去控制状态下拍摄的影像来实现：说真话时拍摄的影像和说谎话时拍摄的影像[4,9,10]。

但这意味着需要使用标准化的方案来产生这些行为，并要求这些行为可以通过 fMRI

---

① 原版此处为"1.，2."，现调整为"①，②"。

来测量。

这些范式指的是用于产生欺骗性反应的方法和适当的控制，两个基本的范式是比较问题测试（comparison question test，CQT）和犯罪知识测试（guilty knowledge task，GKT），也被称为隐藏信息测试（concealed information test，CIT）。它们对于 fMRI 研究来说并不独特，但它们已经被测谎仪和脑电图（electroencephalograph，EEG）开发并用于法医调查[6,8,11,13,16,17]。

在 CQT 中，受试者被邀请回答三种类型的问题："相关""控制"和"无关"。

第一类问题指的是被调查的主题，它假定会引发一个谎言："你偷了那辆车吗？"

而"控制"类问题则是用来引起强烈的反应，与交感神经唤起相关，但与调查主题无关："你有没有偷过东西？"

"无关"的那类定义了基线："你是坐在椅子上吗？"[8,13]。

结果来自相关问题和控制问题之间的差异：相关问题上的生理反应（fMRI 中的激活区域）比控制问题上的生理反应更强烈，被认为是欺骗的证据[8,13]。

还有一种不同类型的"谎言"，它不是指"说谎"，而是指"不说实话或隐瞒一部分真相"。

在 GKT 中，受试者被邀请回答一系列问题，这些问题旨在唤起对多个问题的固定统一回答，包括有罪的受试者试图隐瞒的"知识方面"。在这几个中性（控制）问题中，有一个相关的（目标）备选问题，如正在调查的犯罪的特征[8,13]。

选择问题的方式是，一个无辜的受试者将无法区分控制问题和相关问题。例如，使用上述同样的例子，如果犯罪是指一辆红色的被盗汽车，那么问题序列将是"车是白色的吗？""车是红色的吗？""车是蓝色的吗？"

如果对目标问题"车是红色的吗？"的生理反应远远大于对照组——"车是白色的吗？"和"车是蓝色的吗？"表明他隐瞒了对事件的认知，主体被假定是在说谎[8,13]。

有趣的是，使用 GKT，仅凭主体听到相关问题的生理反应而不必看其欺骗性的回答，就足以判断受试者是否隐瞒了信息[13]。

换句话说，CQT 通过测量生理或心理物理的反应来定义一个答案是谎言，而 GKT 则意味着通过这种反应来表明隐瞒知识的存在。

有关 fMRI 在测谎领域的文献包括了源自这些测试的任务。

2002 年，在最早使用 fMRI 进行欺骗检测的一项研究中，研究人员给了参与者两张扑克牌，要求他们否认持有其中一张，承认持有另一张。在 fMRI 检查过程中，患者会看到一系列的卡片，包括上述的卡片，他们必须说明自己是否拥有所看到的卡片[18]。

获得的影像在真相和谎言状态之间进行了比较，并显示了欺骗过程中和讲真话过程中的大脑活动[4,18]。

在一个类似的实验中，受试者在心理上选择了一个介于 3—8 的数字，在 fMRI 检查下，当屏幕上显示一系列数字时，他们必须否认选择了关键数字（目标），并否认选择了其他数字（对照）[19]。

科泽尔（Kozel）等人进行了一项更真实的实验，使用一个模拟场景，参与者必须偷一个戒指或手表,具体偷哪个由他们自己选择,而且他们必须把物品放进一个储物柜。然后,在接受 fMRI 检查时,他们必须否认拥有这两件物品(欺骗拥有被盗物品:欺骗,目标;欺骗拥有另一件物品:讲真话,控制)。然后,为了确定一个基线,即中性状态,他们必须回答一些简单而无意义的问题,如"现在是 2004 年吗?"或"你住在美国吗?"

比较回答不同类型问题时的大脑激活情况,研究人员试图定义神经活动的指数[4,20]。

尽管这个话题对法医学有很大的影响,但由于一系列科学、伦理和法律原因,如今在法庭上还没有被广泛允许在测谎中使用 fMRI[8]。

实验性欺骗生成模型的主要科学问题基本上有 5① 个:

—认可:研究中的受试者撒谎是被认可的。换句话说,撒谎是实验的目标,这是一种理想的状态。参与者不仅被允许撒谎,而且还有人指导其如何撒谎,而在现实世界中,欺骗被认为是卑鄙的行为,通常被说谎者隐藏[8]。

—说谎的情绪影响可能会改变现实世界中的 fMRI 结果。在法律场景中,说谎可能会对有罪或无罪判决产生潜在影响。

—情绪会影响说谎、记忆、抑制和认知控制的神经回路,导致对高度情绪化事件真相的误解,或者如果谎言被发现,会有什么危险[4,21-24]。

—此外,我们必须提到,在这些情况下,焦虑、恐惧或情绪高涨会导致 BOLD 信号的改变,与欺骗没有直接关系[4]。

—记忆的作用:BOLD 影像表明在说谎过程中激活,但还不能确定这种激活是因为欺骗还是其他心理过程的结果,如记忆,它可能唤起同样的活动模式[4,25]。

—哈坤(Hakun)等人和盖默(Gamer)等人曾试图从欺骗模式中辨别出记忆问题。患者被邀请在心里挑选一个特定的数字,在进行 fMRI 时,他们会看到一系列数字。已经证明,当受试者对他们选择的数字撒谎时,以及当他们只是看到这个数字时,都会发生相同的激活模式。这表明激活可能是由于认知过程而不是欺骗本身[4,19,25]。

—这可能是因为说谎所需的努力比说真话更需要短期(和长期)记忆和执行功能。事实上,说谎者通常会在工作记忆中记住事件的两个(或更多)版本,他们强迫自己表现出一种自然行为,并抑制根据现实回答的生理本能[4]。

—对策/练习:研究表明,练习对前额叶皮质激活有影响,在所有区域(但与记忆提取相关的区域除外),与未练习的谎言相比,经练习记忆过的谎言导致的 BOLD 激活较少[4,26-28]。

—在采取简单的对策时也显示出了类似的效果,如不易察觉的手指或脚趾运动——可以降低检测撒谎的准确率,可能高达 33%[26]——或者在定义基线状态时引起皮质激活的控制序列中进行心理计算[4,26-28]。

—个体神经解剖学/神经生理学差异可能是常态而不是例外,因此导致大脑区域激活

---

① 原版疑误。

的广泛变化,特别是在控制更高大脑功能并且经历更大进化发展的皮质区域[11,29]。

——在检查罪犯时,个体的差异性尤为重要。一项基于 fMRI 的对反社会障碍罪犯测谎的研究发现,在被指示欺骗的过程中,大部分参与者都没有表现出典型的前额叶 BOLD 激活模式[4,30]。

——考虑到相当多的犯罪分子符合精神障碍的标准。因此,对这一类人的 fMRI 谎言检测技术可能是不可靠的[4,30]。

——此外,说谎可能是一项复杂的活动,具有不同程度和层次的推诿,涉及不同健康状况、年龄、性别、心理状况(如高度焦虑和外向性)与指令,以及在实验环境中检测简单欺骗的能力,在控制不那么严格的情况下,可能无法转化为法医可用的技术[4]。

换句话说,如今,fMRI 可以在远离现实世界的特定人群和特定环境中提供足够的准确性来检测欺骗行为。

关于 fMRI 作为测谎仪在现实世界或法律场景中的准确性知之甚少。在这种情况下,尚无研究确定其证明价值(该工具遗漏了多少谎言,以及它将真相识别为谎言的频率)。

不可否认的是,除了不属于本章目的的社会、法律和道德的问题外,fMRI 作为测谎技术的主要科学缺陷在于,全球范围内使用这种方法所需的足够程度的准确性、特异性和有效性。

参考文献

1. Spence SA, Hunter MD, Farrow TFD et al (2004) A cognitive neurobiological account of deception: evidence from functional neuroimaging. Philos Trans R Soc B Biol Sci 359(1451):1755–1762
2. Sodian B, Frith U (1992) Deception and sabotage in autistic, retarded and normal children. J Child Psychol Psychiatry 33(3):591–605
3. Ekman P, O'Sullivan M (1991) Who can catch a liar? Am Psychol 46:913–920
4. Farah MJ, Hutchinson J, Phelps EA, Wagner AD (2014) Functional MRI-based lie detection: scientific and societal challenges. Nat Rev Neurosci 15:123–131
5. Schafer ED (2008) In: Embar-Seddon A, Pass AD (eds) Forensic science. Salem Press, Ipswich, p 40
6. Ben-Shakhar G, Bar-Hillel M, Lieblich I (1986) Trial by polygraph: scientific and juridical issues in lie detection. Behav Sci Law 4:459–479
7. National Research Council (2003) The polygraph and lie detection. The National Academies, Washington, DC
8. Langleben DD, Moriarty JC (2013) Using brain imaging for lie detection: where science, law and research policy collide. Psychol Public Policy Law 19(2):222–234
9. Logothetis NK (2008) What we can do and what we cannot do with fMRI. Nature 453(7197):869–878
10. Rusconi E, Mitchener-Nissen T (2013) Prospects of functional magnetic resonance imaging as lie detec-
tor. Front Hum Neurosci 7:594
11. Shapiro ZE (2016) Truth, deceit, and neuroimaging: can functional magnetic resonance imaging serve as a technology-based method of lie detection? Harvard J Law Technol 29(2 Spring):528–549
12. Kwong KK, Belliveau JW, Chesler DA, Goldberg IE, Weisskoff RM, Poncelet BP et al (1992) Dynamic magnetic resonance imaging of human brain activity during primary sensory stimulation. PNAS 89:5675–5679
13. Wolpe PR, Foster KR, Langleben DD (2005) Emerging neurotechnologies for lie-detection: promises and perils. Am J Bioeth 5(2):39–49
14. Abe N (2011) How the brain shapes deception: an integrated review of the literature. Neuroscientist 17:560–574
15. Gamer M (2011) Detecting of deception and concealed information using neuroimaging techniques. In: Verschuere B, BenShakhar G, Meijer E (eds) Memory detection: theory and application of the concealed information test. Cambridge University Press, New York, NY, pp 90–113
16. Ben-Shakhar G (2001) A critical review of the controlled question test (CQT). In: Kleiner M (ed) Handbook of polygraph testing. Academic Press, London, San Diego, pp 103–127
17. Ben-Shakhar G, Bar-Hillel M, Kremnitzer M (2002) Trial by polygraph: reconsidering the use of the guilty knowledge technique in court. Law Hum Behav

26:527–541

18. Langleben DD et al (2002) Brain activity during simulated deception: an event-related functional magnetic resonance study. NeuroImage 15:727–732

19. Hakun JG, Seelig D, Ruparel K, Loughead JW, Busch E, Gur RC, Langleben DD (2008) fMRI investigation of the cognitive structure of the concealed information test. Neurocase 14(1):59–67

20. Kozel FA, Johnson KA, Mu Q, Grenesko EL, Laken SJ, George MS (2005) Detecting deception using functional magnetic resonance imaging. Biol Psychiatry 58(8):605–613

21. Phelps EA (2006) Emotion and cognition: insights from studies of the human amygdala. Annu Rev Psychol 57:27–53

22. Bush G, Luu P, Posner MI (2000) Cognitive and emotional influences in anterior cingulate cortex. Trends Cogn Sci 4:215–222

23. Levens SM, Phelps EA (2010) Insula and orbital frontal cortex activity underlying emotion interference resolution in working memory. J Cogn Neurosci 22:2790–2803

24. Lee TMC, Lee TMY, Raine A, Chan CCH (2010) Lying about the valence of affective pictures: an fMRI study. PLoS One 5:e12291

25. Gamer M, Klimecki O, Bauermann T, Stoeter P, Vossel G (2012) fMRI-activation patterns in the detection of concealed information rely on memory-related effects. Soc Cogn Affect Neurosci 7(5):506–515

26. Ganis G, Rosenfeld JP, Meixner J, Kievit RA, Schendan HE (2011) Lying in the scanner: covert countermeasures disrupt deception detection by functional magnetic resonance imaging. NeuroImage 55(1):312–319

27. Uncapher MR, Chow T, Rissman J, Eberhart J, Wagner AD (2012) Strategic influences on memory expression: effects of countermeasures and memory strength on the neural decoding of past experience. Soc Neurosci Abstr 905.13

28. Rissman J, Greely HT, Wagner AD (2010) Detecting individual memories through the neural decoding of memory states and past experience. Proc Natl Acad Sci U S A 107:9849–9854

29. Hamann S, Turhan C (2004) Individual differences in emotion processing. Curr Opin Neurobiol 14(2):233–238

30. Anderson NE, Kiehl KA (2012) The psychopath magnetized: insights from brain imaging. Trends Cogn Sci 16:52–60

第 19 章

用于尸检成像的常规放射学

斯特凡诺·德埃里科（Stefano D'Errico）

黛安娜·博努切利（Diana Bonuccelli）

马西莫·马尔泰洛尼（Massimo Martelloni）

朱塞佩·古列尔米（Giuseppe Guglielmi）

19.1 引　言

常规射线摄影自 1895 年被发现，便立即被法庭用来记录和阐明枪伤，多年来一直是使用最广泛的死后放射学技术的代表：①身份确定（当指纹或 DNA 分析等常规方法不可用或无法使用时）；②创伤性损伤（道路交通死亡、高空坠落等）；③枪伤死亡；④虐待儿童；⑤法医人类学。

最著名的案例之一是 1935 年在苏格兰使用的常规射线摄影。在一条河里发现了人体部位，随后被确认为属于两名妇女，她们可能被肢解了。与此同时，兰开斯特一名医生的妻子和其同科室的护士据报道失踪。通过对身体部位进行的放射学检查，可以快速评估两名受害者的年龄和体型。将头骨的 X 射线影像与据称受害者的照片叠加来进行识别。同时，从用于肢解这两名女性的操作精度以及其他信息表明，犯罪者拥有医疗技能。

在过去的几十年里（译者注：1960—2020），MDCT 在法医实践中的应用使法医在解剖前有机会提供 2D 多平面解剖和 3D 解剖调查，在必要时指导法医病理学家发现特定的异常。然而，由于常规射线摄影的普遍可用性以及证明其使用合理性的特定适应证，如对尸体和物体的检查，同时由于尸体体积大而无法通过 CT 检查，常规射线摄影仍然在法医学中发挥着重要作用，并且由于其出色的分辨率和无伪影而被认为仍然有用。

19.2 尸检前进行常规放射摄影的地点、方式、时间

多年来，法医病理学家在进行尸检之前一直使用射线摄影来获取死者的部分解剖及

S. D'Errico · D. Bonuccelli · M. Martelloni
Department of Legal Medicine, Azienda USL Toscana Nordovest, Lucca, Italy
e-mail: d.bonuccelli@usl2.toscana.it; m.martelloni@usl2.toscana.it

G. Guglielmi (✉)
Department of Radiology, University of Foggia, Foggia, Italy
e-mail: giuseppe.guglielmi@unifg.it

病理的永久记录。这些影像通常是通过常规射线摄影或荧光透视法获得的,有助于记录骨折,尤其是在标准尸检中不容易看到的区域。影像还有助于定位异物和气体的位置,制备个体标本,检测隐性损伤、飞机和汽车部件、弹片和炸弹碎片等。

大多数法医机构都拥有自己的 X 射线设备。在其他情况下,可以使用移动设备进行射线摄影。若使用移动设备,并在尸检室进行射线摄影,则应严格执行辐射防护措施,以保护所有人员。当固定设备无法立即使用时,移动设备可作为备用装置,也可作为隔离或污染案例以及现场或临时停尸房中使用的主要设备。

射线摄影的优点是操作简单、快速、成本低。婴儿尸体,高度腐烂、烧焦或其他变形的尸体,以及身份不明的尸体(表 19.1)通常采用射线摄影。

表 19.1 法医放射学中的成像技术(常规射线摄影的优缺点及应用范围)

项目	优势	缺点	应用范围
常规射线摄影	检查快速 易于处理 数据存储简单 维护成本相对较低 骨骼系统的可视化 检测异物	辐射(需要对人员进行特殊保护) 不能进行 3D 重建 对软组织的可视化非常有限 影像重叠 质量在很大程度上取决于采集	检测异物 识别 评估年龄 骨骼系统的变化/病变

本书其他章节对法医人类学、个人身份识别和虐待儿童中的常规放射学进行了论证。

19.2.1 集中于枪伤损伤

2006 年,美国法医协会(National Association of Medical Examiners)建议,在调查任何枪伤死亡事件时,应获得射线摄影,并对异物进行回收和记录,以作为证据。如今,在枪伤调查中,常规放射学仍然普遍用于确定子弹的位置、确定所用弹药和武器的类型、记录子弹的路径,并协助取出子弹,即使在有 MDCT 作为横断面的补充影像时也是如此。如果只使用射线摄影,那么正交射线照相投影(正面、侧面视图)是精确定位的最佳方法。根据需要,可以将侧面视图添加到方案中,以定位 3D 中的异常。为避免错误,有必要采用标准的惯例,用识别号或名称以及右侧或左侧身体标记来标示射线摄影。

常规放射学很容易通过其形状特征和高射线衰减来确定子弹的存在。由于几何、物理因素造成的固有误差,射线摄影中的尺寸测量可能会受到限制。射线摄影非常清楚地显示了金属物体的边界,但由于 X 射线源与身体、子弹与 X 射线探测器之间的距离,总是会出现放大现象(图 19.1)。当物体的位置不垂直于 X 射线束时,物体的形状和长度会被扭曲。

子弹由不同成分和原子序数的金属组成。不同的金属可能有独特的视觉和纹理或触觉特征,但射线摄影往往无法关注和区分这些特征。子弹通常包在铜或铜合金外壳内。它们的尖端可能还包含一个钢制穿透器,旨在提高子弹穿透目标的能力。较软的铜比钢穿甲弹更容易变形,即使它们具有相同的射线衰减,但形状可能是材料类型的线索。在金属碎片表现出明显的衰减差异的情况下,如铝与铜或钢,有可能在射线摄影上看到差异。

在穿透性枪伤中,子弹进入身体且没有出来(图 19.2a,b)。

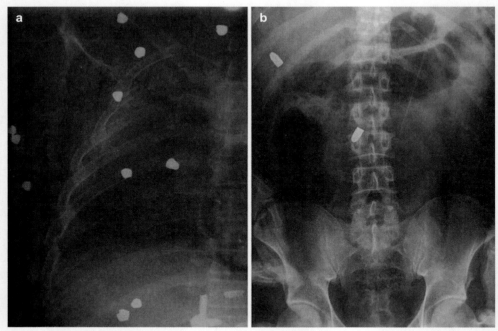

图 19.1 数字射线摄影显示了 11 个大小相似的卵形金属颗粒,这些弹丸聚集在一起,表明散弹枪的位置很近,但没有与皮肤接触(a);子弹的形状和配置与回收的子弹相同(b)

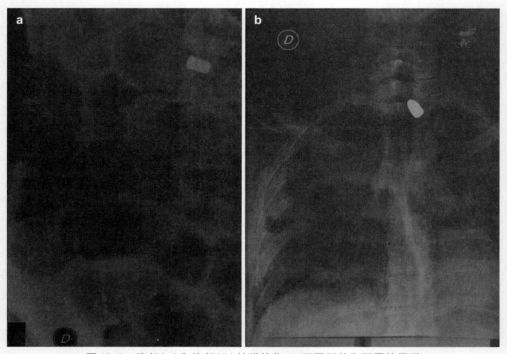

图 19.2 腹部(a)和胸部(b)的猎枪伤口,不同形状和配置的子弹

　　子弹以单个碎片或多个碎片的形式留在体内,这取决于子弹的材料和子弹与中间障碍物(如骨骼)的相互作用(图19.3)。如果子弹在射击过程中碎裂,金属碎片将沿着射击创道沉积在组织内。

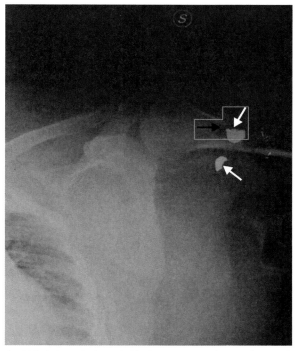

子弹在撞击肱骨时发生碎裂(白色箭头)。肱骨近端1/3的粉碎性移位骨折是有据可查的(黑色箭头)。

图**19.3**　左臂的穿透性枪伤

　　在穿孔性枪伤中,如果子弹完好无损,体内就不会有残留的金属碎片。在其他情况下,子弹也可能碎裂,一部分留在体内,另一部分流出体外(图19.4)。

　　确定穿透性枪伤的方向,除了确定射入创和射出创的特征外,还要依靠几个特征。最有用的特征之一是子弹穿过骨头的痕迹。子弹进出骨头时,会导致边缘断裂产生斜面,沿行进方向向外。

　　在枪击致死的情况下,行全身放射学检查是强制性的,因为它可以记录和定位所有的子弹碎片,即使子弹在一个解剖位置进入身体;子弹经常会移动到身体中意想不到的位置,这对确定创道是非常困难的。当子弹落入体腔或体内的管状结构,如血管、气管和支气管、神经管、泌尿道和胃肠道时,情况尤其如此。子弹在进入管腔或空腔后,可能会移动到远离伤口路径的位置,如血管流动、蠕动或仅仅是重力等各种机制,都可能影响到转移。

　　多处枪伤解剖轨迹重叠,可能会妨碍单个弹丸轨迹的识别。这些案例受益于对射线摄影的研究,因为它可以在追踪枪弹可能轨迹时识别骨骼结构损伤。然而,它最有用的功能是能够识别弹丸沿弹道留下的弹片。即使弹道学专家直接彻底地分析了在现场或受害者发现的弹丸的口径,这种分析也可能在射线摄影研究中找到进一步的支持,有助于记录证据并保护监管链。

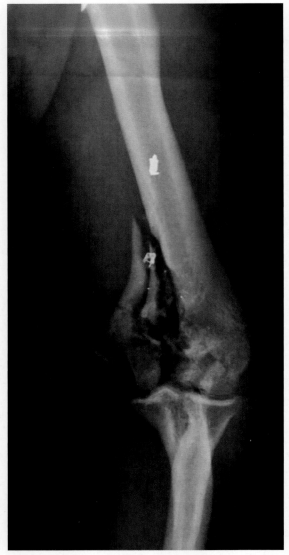

在与肱骨撞击后,当大部分弹片离开身体时,很少有弹片残留。

图 19.4　穿透性枪伤

19.2.2 高能创伤

在与交通事故有关的死亡研究中,充分描述和记录骨损伤对事件的重建具有重要意义。交通事故中的行人经常出现下肢骨折,通常是股骨骨折和胫骨骨折。从骨折部位到脚跟的距离可以估计事故车辆的最突出部分。同样,长骨楔形骨折的记录可以通过描述楔形角度方向来确定主要撞击方向(图 19.5)。

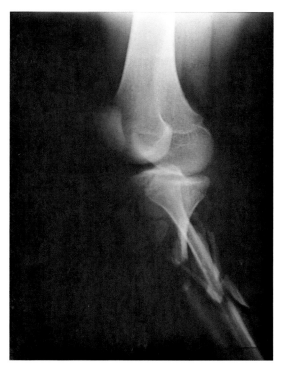

图 19.5　小腿 X 线平片显示高能损伤

在摩托车事故中,颅骨骨折的描述至关重要,尤其是在摩托车手发生侧面颅骨撞击交通事故后,可以观察到铰链骨折。在汽车事故中,司机通常在股骨撞击下发生髋臼骨折,而副驾驶则会因从挡风玻璃弹射而发生颅骨骨折,并伴有继发性颅脑创伤。机动车造成的压迫性损伤经常涉及多发性肋骨骨折和骨盆骨折,以及由于腹腔内压力和胸腔内压力突然增加而造成的实质内脏破裂。创伤性膈疝也会随之发生。所有这些病变都很容易通过常规放射学来记录。

19.2.3 儿科

常规放射学技术是法医儿科尸检成像的主要手段。重点一般放在骨骼发育,包括胎龄和异常的存在,如骨骼发育不良。对于胎龄约为 24 周的胎儿,据说可以使用乳房摄影系统,因为它的分辨率很高,能很好地描绘出胎儿的骨架。在这些情况下,婴儿影像可以在两个或多个视图中显示整个骨骼系统的发育异常。对于年龄较大的胎儿和新生儿,最好直接使用数字射线摄影系统。在婴幼儿中,死后射线摄影只适用于婴儿猝死综合征(sudden infant death syndrome,SIDS)或疑似虐待儿童的案例。在这些情况下,根据美国放射学会或皇家放射科学院(Royal College of Radiologists)的规定,即使获得了全身 CT,也应进行全面的骨骼检查。在年龄较大的儿童(> 4 岁)中,常规放射学在尸检中的作用较小,仅在特殊适应证时才进行。

19.2.4 其他

放射学在法医学中的其他应用是可能的,如记录溺死案例中的双侧肺不透明,以及识别体内藏毒人员的胃肠道中的不透明区域。

19.3 总 结

过去20年(译者注:2001—2020)的技术进步引发了成像技术的革命性变化。MDCT和MRI技术的发展改变了临床医学和放射学的实践。这些技术在法医学上的应用改变了病理学家的传统实地考察的尸检方法。现在只有少数死亡案例会要求使用常规放射学。总之,高可用性和低成本使常规放射学在大多数情况下更可取(枪杀死亡、高能创伤、高度腐烂、烧焦或其他改变的尸体及身份不明的尸体)。

Brogdon BG (1998) Forensic radiology. CRC Press, Boca Raton, FL

Cafarelli FP, Grilli G, Zizzo G, Bertozzi G, Giuliani N, Mahakkanukrauh P, Pinto A, Guglielmi G (2019) Postmortem imaging: an update. Semin Ultrasound CT MR 40(1):86–93

D'Errico S, Martelloni M, Cafarelli FP, Guglielmi G (2018) Neurofibromatosis 1 and massive hemothorax: a fatal combination. Forensic Sci Med Pathol 14(3):377–380

Di Maio VJM (1999) Gunshot wounds: practical aspects of firearms, ballistics and forensic techniques. CRC Press, Boca Raton, FL

Fatteh AH, Mann GT (1969) The role of radiology in forensic medicine. Sud Med Ekspert 19:16–18

Harcke HT, Levy AD, Abbott RM (2007) Autopsy radiography: digital radiographs (DR) vs. multidetector computed tomography (MDCT) in high velocity gunshot wound victims. Am J Forensic Med Pathol 28:13–19

Heinze S, Uebbing K, Schroder RJ, Urban R, Breitmeier D (2014) Conventional radiology versus the increasing importance of post mortem computed tomography. Arch Kriminol 234(3–4):127–133

Hoogeendoorn TS, van Rijn RR (2010) Current techniques in postmortem imaging with specific attention to paediatric applications. Pediatr Radiol 40:141–152

Levy AD, Harcke HT (2011) Essentials of forensic imaging. A text atlas. CRC Press, Boca Raton, FL

Peterson GF, Clark SC (2006) Forensic autopsy performance standards. In: National Association of Medical Examiners Annual Meeting (October 16, 2006), San Antonio, TX

Pomara C, Karch SV, Fineschi V (2010) Forensic autopsy. A handbook and atlas. CRC Press, Boca Raton, FL

Wilson AJ (1999) Gunshot injuries: what does a radiologist need to know? Radiographics 19:1358–1368

第20章

死后计算机断层扫描：从采集到报告

朱塞佩·洛雷（Giuseppe Lo Re）

罗伯托·拉加拉（Roberto Lagalla）

斯特凡尼娅·泽尔博（Stefania Zerbo）

费代里卡·韦尔努乔（Federica Vernuccio）

埃尔薇拉·文图拉（Elvira Ventura）

塞尔焦·萨莱诺（Sergio Salerno）

马西莫·米迪里（Massimo Midiri）

安东尼娜·阿尔戈（Antonina Argo）

20.1　世界各地的死后计算机断层扫描

　　自从维伦韦贝尔（Wüllenweber）等人[1]在1977年首次就头部子弹轨迹进行PMCT应用以来，CT成像便在法医场景中开始偶有应用。直到MSCT和3D重建，PMCT才逐渐展示其全部潜力。

　　近来，PMCT的快速执行和相对的可负担性、保存身体完整性以及复制、存储数据的可能性，都使得其在法医成像中的地位愈加稳固。由于缺乏关于这项仍在发展中的技术的国际准则，先是每个法医机构，后是每个国家，都制定了自己的方法和程序。

　　通常，PMCT是对常规尸检的补充和辅助，常规尸检仍然是确定死因、死亡方式和机制的黄金标准。

　　2000年，瑞士伯尔尼大学的法医学和放射诊断学研究所启动了一个研究项目，旨在创造科学证据以支持新的放射学技术及其法医学应用。Virtopsy项目（https://virtopsy.com/）在科学界已经成为现实。正如泰利（Thali）等人在2007[2]的报道中所述，大量尸体

G. Lo Re (✉) · R. Lagalla · F. Vernuccio · S. Salerno · M. Midiri

Department of Biopathology and Medical Biotechnologies, University of Palermo, Palermo, Italy

e-mail: roberto.lagalla@unipa.it; segio.salerno@unipa.it; massimo.midiri@unipa.it

S. Zerbo · E. Ventura · A. Argo

Department of Sciences for the Promotion of Health and Maternal and Child Care "G. D'Alessandro", University of Palermo, Palermo, Italy

e-mail: stefania.zerbo@unipa.it; elvira.ventura@unipa.it; antonella.argo@unipa.it

按照标准程序接受了 CT 和 MRI 检查,从而提供了一个扩展的数据库。

哥本哈根大学法医学研究所和南丹麦大学也报道了类似的经验[3,4]。他们进行了一项研究,在可行的情况下,警察当局在法医调查中选择进行尸检的案件中,PMCT 将成为法医常规工作的一部分。

正如奥田(Okuda)等人[5]所述,由于低尸体解剖率以及 CT 和 MRI 设备的广泛配置,日本自 20 世纪 90 年代末以来一直使用尸检成像作为传统尸体解剖的替代方法,只是在一些选定的案例中采用了后者。目前,日本的医疗机构倾向于通过远程网络系统将全国各地的尸检影像报告集中到东京的一个专门的放射中心,同时投资培养法医放射学专家。

在意大利,只有验尸官可以要求进行 PMCT,以作为其评估的补充检查。《意大利殡葬警察指南》(*Italian Mortuary Police Guidelines*)规定,应避免对尸体进行任何不必要的肢解或解剖。显然,PMCT 可以在法医评估中发挥重要作用,在调查过程和死后检查中能快速且有选择性地对重点进行评估。此外,欧洲法律尸检指南建议,如果认为有用,就应进行放射学检查。

20.2　应用:何时何地

考虑到 PMCT 是一种无创的、快速的且相当有效的方法,因此不难理解,验尸官和法医专家越来越频繁地倾向和依赖其应用,特别是在怀疑发生犯罪的时候。事实证明,PMCT是检测和评估有关尸体骨折[6,7]、锐器损伤[8]和子弹轨迹[9]的绝佳工具(图 20.1)。

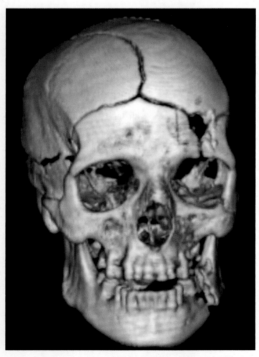

图像可以观察到子弹弹道的射出创和骨折模式。

图 20.1　头骨的 3D VR 重建

PMCT 也被用于溺死和窒息的情况,且在影像学表现和尸检结果之间具有良好的相关性[10-13](图20.2)。

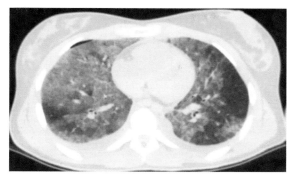

影像可以观察到弥漫性磨玻璃样不透明影。

图 20.2　飞机事故中溺水者的肺部轴位 PMCT 影像

由于 PMCT 的无创性,当发现尸体处于严重的腐烂状态或遭受了巨大的改变(如高温燃烧)时,也应考虑使用 PMCT[14,15]。最后,PMCT 的一个重要应用是大规模灾难后的调查[16]。在这种情况下,所有尸体都可以在现场(如果可行的话,通过便携式 CT 扫描仪)或在专门机构进行扫描,可以收集死后数据(假定的死亡原因、是否存在医疗设备、假体、特殊特征、既往骨折等),以及用于身份识别[14,17-19]。

法医专家们普遍认为,PMCT 可用于获取尽可能多的初步数据,以推测死因,并更好地规划定期尸检,这是一种昂贵且耗时的方法[20,21]。我们相信,法医放射科医生、验尸官和所有法医专家之间的严格合作将会有非常有益的收获。放射科医生和验尸官都可以把注意力集中在需要的地方,更快地达到目的[22]。即使尸检被认为是黄金标准,但我们必须指出,在某些情况下,经证明 PMCT 足以确定死亡原因。根据我们的经验,这是可能的,因为所有法医人员之间的合作,为放射科医生提供了必要的初步观察,而放射科医生很容易被误导,特别是如果不是法医成像专家的话[23]。从这个意义上说,日本的经验是非常特殊的,如上所述[24]。

不幸的是,并不是所有的法医放射科都有法医部门。如果可能的话,最好在任何时候都有专用的扫描仪随时可以使用,并配备适当的设备,以便进行法医检查,降低成本,并最大限度地减少放射学检查引起的辐射。作为意大利西西里教学背景的专业人士,我们的经验涉及一个学术机构,巴勒莫大学(University of Palermo)的"保罗·贾科内(Paolo Giaccone)"附属医院。验尸官通常会把尸体装在尸袋里,带到我们的放射科,但前提是事先与顶级的法医放射科医生达成协议。我们的大多数检查都是在晚上进行的,以避免接触任何可能因为看到尸体而感到不安的患者,即使尸体是装在尸袋里的。我们的 CT 扫描仪在白天进行常规活动,必要时在法医采集后安排特别清洁。CT 部门和法医共享的常规检查活动会导致放射科管理中的几个问题。首先,工作人员需要随时待命,而且经常是在不引人注意的情况下。一般来说,如由没有受过训练的放射技师操作,法医放射学家需要非常注意技术执行的规范。此外需要解决特殊的运输问题,以及为了进行最先进的检查需要购买法医设备(如造影剂泵)。

20.3　采集:方案和程序

在我们的机构,我们对每个尸体进行基础扫描。首先对头部进行 5 mm 厚的顺序扫描,然后进行螺旋单扫描,包括身体所有体积(1.25 mm 或 0.6 mm 厚的切片采集,取决于是否需要更详细的骨骼表征)。若因尸僵而无法进行单次采集,则在重新定位后再进行扫描[25]。影像评估在专门的工作站进行,可进行 3D 和 MPR。重建尤其有助于评估骨折类型和子弹轨迹,并能突出任何的重要发现。我们建议始终进行 MPR,对身体评估进行总体定位,并查看每个发现之间的潜在相关性(如骨折模式、血瘀分布、液体积聚和气体退化)。

关于注射造影剂的多期血管造影 PMCT(multiphasic angiography PMCT, MAPMCT)已经进行了广泛的研究。造影剂在评估器官特异性血管模式、病理和生理条件下的血管改变以及人为和非自然原因引起的组织改变方面非常有用。因此,训练有素的人员是必不可少的。PMCT 放弃了其特有的无创特性,获得了新的发现范围和新的应用;术后死亡和疑似心脏衰竭只是其中的两种[26-28]。一些新技术正在逐步应用,如死后通气,这是一个通过特殊呼吸机获得的程序,旨在更好地识别肺部病理[29]。

我们应该记住,尤其是在进行犯罪调查时,这些数据需要储存并在法庭上展示。先进的 3D 和 MPR 对验尸官和调查员也非常有用。放射学比以往任何时候都更具有图像性,以产生图像材料来阐明报告(图 20.3)。

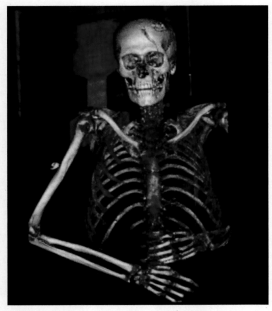

图像显示了一颗位于左眼后外侧的残留子弹,后来在受害者的衣服之间被发现。

图 20.3　3D VR 重建

20.4 在 PMCT 中搜索什么以及向法医放射科医生询问什么

死后发现对放射科医生来说隐藏着许多挑战。首先，他们需要知道尸体腐败和变质的准确顺序，然后他们需要在 CT 表现中识别这些变化[30]。死亡、尸体发现和法医检查之间的时间至关重要。内脏器官的评估可能会受到后生物变化的影响。这对血液[31]、肺[32]和脑实质[33,34]来说尤其如此。自然的关节脱落也需要考虑到，区分它和创伤性脱节可能会很棘手[35]。由于这些原因，除非死因和死亡时间明确，否则只有在 PMCT 后才能进行经典尸检。

要求做 PMCT 的验尸官应该对死因有明确的怀疑，并且与临床 CT 一样，要向放射科医生提出具体问题。有必要提供尸体发现时初始状态的详细信息。病史和争议对任何放射学检查都至关重要。因为骨组织很容易可视化，所以创伤受害者是接受 PMCT 的最佳对象。此外，MAPMCT 和死后通气等先进技术[29]模拟在活体患者中获得的正常 CT 影像，增加了可以在身体中找到的答案的数量。

在起草报告时，还应与验尸官进行严格合作。验尸官通常更习惯法庭报告。

每个法医机构都可以提出一个结构化报告，以更好地适应法医和放射学争论中的不同实际情况。

尤其是在刑事案件中，报告应尽可能全面，但同时应记住，它将是法庭案例的一部分，并将由非医学专业人士(律师、法官等)阅读[36]。应提供广泛的图像材料，正如一些研究报告所述，3D 重建更受欢迎[37](图 20.1)。保护患者的隐私始终是每个机构的主要任务，但很容易理解的是，法医检查会导致专业人员之间将隐私极端化，特别是在非专门机构收购的 PMCT，这些机构的人员不一定参与采集，但可以很容易地接触检查室。

1. Wüllenweber R, Schneider V, Grumme T (1977) A computer-tomographical examination of cranial bullet wounds. Z Rechtsmed 80:227–246
2. Thali MJ, Jackowski C, Osterhelweg L, Ross SG, Dirnhofer R (2007) VIRTOPSY—the Swiss virtual approach. Legal Med 9:100–104
3. Poulsen K, Simonsen J (2007) Computed tomography as routine in connection with medico-legal autopsies. Forensic Sci Int 171:190–197
4. Leth PM, Thomsen J (2013) Experience with post-mortem computer tomography in southern Denmark 2006–11. J Forensic Radiol Imaging 1:161–166
5. Okuda T, Shiotani S, Sakamoto N, Konayashi T (2013) Background and current status of postmortem imaging in Japan: short history of "autopsy imaging (Ai)". Forensic Sci Int 225:3–8
6. Wilemann Y, Thali MJ, Kneubuehl BP, Bollinger SA (2008) Correlation between skeletal trauma and energy in falls from great height detected by post-mortem multislice computed tomography (MSCT). Forensic Sci Int 180:81–85
7. Leth PM, Struckmann H, Lauritsen J (2013) Interobserver agreement of the injury diagnoses obtained by postmortem computed tomography of traffic fatality victims and a comparison with autopsy results. Forensic Sci Int 225:15–19
8. Schnider J, Thali MJ, Ross S, Osterhelweg L, Spendlove D, Bollinger SA (2009) Injuries due to sharp trauma detected by post-mortem multislice computed tomography (MSCT): a feasibility study. Legal Med 11:4–9
9. Kirchhoff SM, Scaparra EF, Grimm J et al (2016) Postmortem computed tomography (PMCT) in deadly gunshot wounds. Int J Legal Med 130:819. https://doi.org/10.1007/s00414-015-1225-z
10. Plaetsen SV, De Letter E, Piette M, Van Parys G, Casselman JW, Verstraete K (2015) Post-mortem evaluation of drowning with whole body CT. Forensic Sci Int 249:35–41
11. Leth PM, Madsen BH (2017) Drowning investigated

by post mortem computed tomography and autopsy. J Forensic Radiol Imaging 9:28–30

12. Aquila I, Falcone C, Di Nunzio C, Tamburrini O, Boca S, Ricci P (2013) Virtopsy versus autopsy in unusual case of asphyxia: case report. Forensic Sci Int 229:e1–e5

13. Ruder TD, Thali Y, Schindera ST, Dalla Torre SA, Zech W, Ross S, Hatch GM (2012) How reliable are Hounsfield units measurements in forensic radiology? Forensic Sci Int 220:219–223

14. Thali MJ, Yen K, Schweizer W, Vock P, Ozdoba C, Dirnhofer R (2003) Into the decomposed body—forensic digital autopsy using multislice-computed tomography. Forensic Sci Int 134:109–114

15. Murakami T, Akashi S, Uetani M, Murase T, Yamamoto T, Ikematsu K. Burned bodies: how do we evaluate the death in a fire on CT? EPOS Electronic Presentation Online System (105) ECR

16. O'Donnell C, Iino M, Mansharan K, Leditscke J, Woodford N (2011) Contribution of postmortem multidetector CT scanning to identification of the deceased in a mass disaster: experience gained from the 2009 Victorian bushfires. Forensic Sci Int 205:15–28

17. Ruder TD, Kneubuehl BP, Gotsmy WF, Mathier S, Ebert LC, Thali MJ, Hatch GM (2012) Radiologic identification of disaster victims: a simple and reliable method using CT of the paranasal sinuses. Eur J Radiol 81:e132–e138

18. Pfaeffli M, Vock P, Dirhofer R, Braun M, Bollinger SA, Thali MJ (2007) Post-mortem radiological CT identification based on classical ante-mortem X-ray examinations. Forensic Sci Int 171:111–117

19. Sidlerr m, Jackowski C, Dirnhoefer R, Vock P, Thali M (2007) Use of multislice computed tomography in disaster victim identification—advantages and limitations. Forensic Sci Int 169:118–128

20. Thomsen AH, Jurik AG, Uhurenholt L, Vesterby A (2009) An alternative approach to computerized tomography in forensic pathology. Forensic Sci Int 183:87–90

21. Kasahara S, Makino Y, Hayakawa M, Yajima Y (2012) Diagnosable and non-diagnosable causes of death by postmortem computed tomography: a review of 339 forensic cases. Legal Med 14:239–245

22. Roberts IAS, Benamore RE, Benbow EW, Lee SH, Harris JN, Jackson A, Mallett S, Patankar T, Peebles C, Roobottom C, Traill ZC (2012) Post-mortem imaging as an alternative to autopsy in the diagnosis of adults deaths: a validation study. Lancet 379:136–142

23. Filograna L, Tartaglione T, Filograna E, Cittadini F, Oliva A, Paascali V (2010) Computed tomography (CT) virtual autopsy and classical autopsy discrepancies: Radiologist's error or a demonstration of post-mortem multi-detector computed tomography (MDCT) limitation? Forensic Sci Int 195:e13–e17

24. Kaneko T, Hibi M, Nakatsuka A, Omori Y, Hatada T, Takei Y, Takeda K (2010) Postmortem computed tomography is an informative approach for prevention of sudden unexpected natural death in the elderly. Risk Manag Healthc Policy 3:13–20

25. Flach PM, Gascho D, Schweitzer W, Ruder TD, Berger N, Ross SG, Thali MJ, Ampanozi G (2014) Imaging in forensic radiology: an illustrated guide for postmortem computed tomography technique and protocols. Forensic Sci Med Pathol 10:583–606. https://doi.org/10.1007/s12024-014-9555-6

26. Grabherr S, Djonov V, Thali MJ, Dirnhofer R (2007) Postmortem angiography—review of former and current methods. AJR 188:832–838

27. Vogel B, Heinemann A, Gehl A, Hasegawa I, Hopker W-W, Poodendaen C, Tzikas A, Gulbins H, Reichenspurner H, Puschel K, Vogel H (2013) Postmortem computed tomography (PMCT) and PMCT-angiography after transvascular cardiac interventions. ARCH MED SĄD KRYMINOL LXIII:255–266

28. Grabher S, Grimm J, Dominguez A, Vanhaebost J, Mangin P (2014) Advances in post-mortem CT-angiography. Br J Radiol 87:20130488

29. Germerott T, Flach PM, Preiss US, Ross SG, Thali MJ (2012) Post-mortem ventilation a new method for improved detection of pulmonary pathologies in forensic imaging. Legal Med 14:223–228

30. Christe A, Flach P, Ross S, Spendlove D, Bollinger S, Vock P, Thali MJ (2010) Clinical radiology and postmortem imaging (Virtopsy) are not the same: specific and unspecific postmortem signs. Legal Med 12:215–222

31. Jackowski C, Thali M, Aghayev E, Yen K, Sonnenschein M, Zwygart K, Dirnhofer R, Vock P (2006) Postmortem imaging of blood and its characteristics using MSCT and MRI. Int J Legal Med 120:233–240

32. Shiotani S, Kohno M, Ohashi N, Yamazali K, Nakayama H, Ko W, Oyake Y, Itai Y (2004) Nontraumatic postmortem computer tomographic (PMCT) findings of the lung. Forensic Sci Int 139:39–48

33. Berger N, Ampanozi G, Schweitzer W, Ross SG, Gascho D, Ruder TD, Thali MJ, Flach PM (2015) Racking the brain: detection of cerebral edema on postmortem computed tomography compared with forensic autopsy. Eur J Radiol 84:643–651

34. Flach PM, Egli TC, Bollinger SA, Berger N, Ampanozi G, Thali MJ, Schweitzer W (2014) "Blind spots" in forensic autopsy: improved detection of retrobulbar hemorrhage and orbital lesions by postmortem computed tomography (PMCT). Legal Med 16:274–282

35. Persson A, Falk J, Berge J, Jackowski C (2013) Atlanto-axial rotatory subluxations in post-mortem CT: radiologists be aware of a common pitfall. Forensic Sci Int 225:9–14

36. Ebert LC, Ruder TD, Martinez RM, Flach PM, Schweitzer W, Thali MJ, Ampanozi G (2015) Computer assisted virtual autopsy using surgical navigation techniques. AJR 204:W58–W62

37. Ampanozi G, Zimmermann D, Hatch GM, Ruder TD, Ross S, Flach PM, Thali MJ, Ebert LC (2012) Format preferences of district attorneys for postmortem medical imaging reports: understandability, cost effectiveness, and suitability for the courtroom: a questionnaire based study. Legal Med 14:116–120

第21章

法医死亡学中的影像

玛格迪·哈罗莎（Magdy Kharoshah）

达莉亚·阿尔塞夫（Dalia Alsaif）

马尔瓦·阿尔－巴亚特（Marwa Al Bayat）

加达·阿尔－沙姆西（Ghada Al Shamsi）

霍卢德·艾尔瓦伊（Kholoud Alsowayigh）

21.1 引 言

　　成像技术是法医分析人员如医学检验人员、法医病理学家和人类学家广泛使用的高效手段。它们可用于帮助解释法医案例中的结果。通常情况下，放射科医生已经获得了成像程序方面的专业知识，而法医调查小组在进行法医咨询时也会利用这些极其重要的技能。因此，放射学检查在检测异物（如子弹或气体栓塞）以及提供骨折和其他与机械性创伤有关的证据方面发挥着重要作用。虚拟尸检是传统尸体解剖的虚拟替代品，它采用了一种新的方法，目前可以使用全身 CT、MRI 检查来产生 2D 影像和 3D 影像。它为那些不愿进行尸检的家庭提供了另一种选择，并可与常规的尸检程序并行工作，以增强尸检结果的可视化。在全球范围内，法医实验室通常会比较生前和死后的射线摄影，以确定不明死者的身份。此外，现在大多数医院广泛使用电子数据库，大大缩短了检索特定 X 线平片所需的时间。这导致法医病理学家和人类学家经常依靠放射片的比较分析来确认不明死者的身份。此外，在常规鉴定过程中和发生大规模死亡事件时，这已成为一种成熟的做法。在死后检查中，射线摄影是一种快速、高效和比较直接的工具——用来确定一个人的身份。对活着或死去的人进行法医年龄评估，这主要取决于将射线摄影与牙齿和骨骼的生长发育阶段相联系起来。本章的主要目的是概述放射学在特定情况下用于死亡调查的有效方式[1]。

21.2 识 别

　　对于身份不明的尸体，特别是在无法进行尸检的情况下，可以利用骨骼闭合的影像学

M. Kharoshah (✉) · D. Alsaif · M. Al Bayat · G. Al Shamsi
Dammam Forensic Medicine Center, Dammam, Kingdom of Saudi Arabia

K. Alsowayigh
Jeddah Forensic Medicine Center, Jeddah, Kingdom of Saudi Arabia

分析来确定死亡时的年龄(图21.1)。

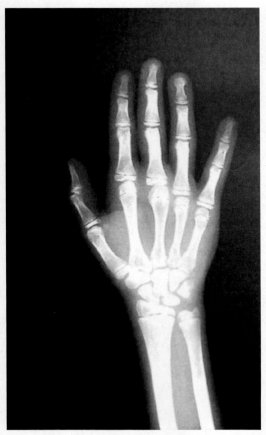

图21.1   未融合的掌骨、桡骨远端和尺骨(小于18岁的男性)

对生前和死后的射线摄影进行比较分析,一般会产生有效的识别结果(图21.2和图21.3)。这可以通过匹配以前和现在的影像学指标来实现,如任何曾经进行过骨科或普通手术的历史证据。

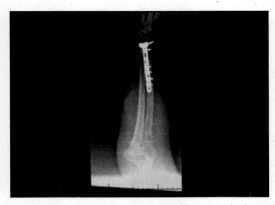

桡骨骨折固定的骨科手术对其尸体辅助进行有效识别。

图21.2   身份不明的女性受害者右前臂的X线平片

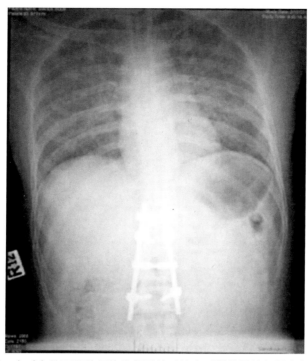

图 21.3 在对身份不明的尸体进行尸检时注意到脊椎骨的钉子和钢板固定

牙齿是非常有弹性的,因为它们由极其耐用的物质组成,如牙釉质。牙科中使用的修复材料有能力承受巨大的物理作用和化学作用。因此,法医牙科是一种非常有益和强大的技术,因为牙齿可以发生无数的变化,使每个人的牙齿都有独有的特征。这些变化包括牙齿缺失、牙冠或牙根腐烂、补牙、永久或可移动的假牙,以及牙冠和牙根的形状和结构的差异(图 21.4)。

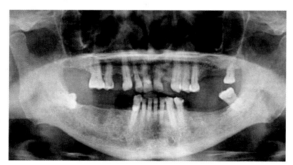

图 21.4 多颗牙齿缺失,多颗牙齿腐烂,多颗牙齿为有缺陷的修复体

21.3 窒 息

在大多数窒息死亡的案例中,放射学发现很少。死后放射学成像的目的是评估颈部结构的发现,以便在尸检时指导检查者。其主要的目的是发现异物(图 21.5)和骨骼断裂,以及识别可能导致窒息死亡的先天或自然疾病。使用这种成像技术,对软组织的检查

是有限的,通常需要进行尸检和实验室检查。在一些窒息性死亡案例中,即使通过尸检和组织学检查也无法确定死因[2]。

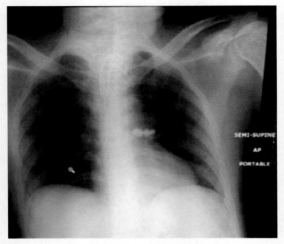

图 21.5   吞下的异物(人工牙),并压在左支气管内

21.3.1 闷死

在异物阻塞上呼吸道的情况下,可以使用 X 线平片、MSCT 和 MRI 来帮助确定异物的类型和位置。在进行任何干预之前对气道进行成像是非常有用的,因为在解剖器官时,异物会被清除,并且在器官移除过程中位置会发生变化。在窒息和化学性窒息的诊断中,没有特定的发现时可以通过使用这种成像技术来检测[2,3]。

21.3.2 压迫颈部

死后 MSCT 和 MRI 可能有助于检测勒死和绞死案例尸检中可能漏诊的骨折。主要的发现是舌骨大角、甲状软骨上角的骨折,较少发现下角及其椎板和环状软骨弓骨折,很少发现椎板骨折。软组织病变如皮下、肌肉内和淋巴结出血可以通过 MSCT 和 MRI 检查出来[4,5]。

MSCT 在司法绞刑中主要显示第 2 颈椎(the second cervical vertebra,C_2)的骨折,这被称为绞刑的骨折。它是 C_2 椎体的神经弓骨折,C_2 与 C_3 椎体的骨折脱位。C_2 骨折变异时也可能发生其他颈椎、甲状软骨、舌骨和齿状突的骨折。MSCT 也可显示前、后纵韧带中断,骨折脱位或完全离断,以及脊髓横断。韧带和脊髓损伤最好用 MRI 显示。这些发现在常规尸检中可能会被漏诊[6]。

21.4   机动车事故

对机动车事故后的死者进行尸检,主要是为了确定乘员、确定死因,并排除其他可能导致车辆失控的因素。然而,确定乘员的位置和谁在控制车辆(如果有多人在场)可能是调查当局的全部要求。对事件的重建可以解决许多仅靠尸检无法回答的问题。

虽然尸体的外部检查只能显示四肢的畸形,但是在没有常规解剖的尸检中,PMCT 可以显示骨折的细节,可以表明力的方向,从而有助于重建事件。例如,梅塞雷尔楔形骨是一段断裂的长骨,其顶端移位,指示力的方向(图 21.6)。这一发现可以用来确定受害者被车辆撞到时的位置[7]。

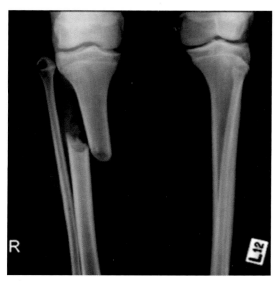

图 21.6　道路交通事故导致的胫骨骨折

在摩托车事故中,PMCT 结合尸检对发现颅底骨折(枕骨髁骨折、环状骨折和局部环状骨折)、脊柱棘突骨折和侧突骨折具有重要意义。这两种情况都可以提供关于死因和死亡机制的补充信息,而且这些信息仅靠尸检是不易被发现的。另外,CT 在检查锁骨肩部骨折、下肢骨折和气胸方面具有重要意义。所有这些都被用于事故的重建,因此,在条件允许的情况下,在所有的摩托车死亡事故案例中,CT 被认为是一项强制性的技术[8]。PMCT 在检查简明损伤评分(abbreviation injury score, AIS)为 3 分及以上的严重损伤方面优于常规尸检,尤其是涉及骨骼损伤时,而在检测软组织损伤方面则不太敏感[9]。

在小型飞机的航空事故中,拍摄前位、后位和侧位的 X 线平片对检测上、下肢的损伤很有用,可以用来确定飞行员的位置。研究发现,较多的右手损伤和左脚骨折可以表明该人处于控制位。对这种发现的解释需要充分了解飞机的控制,以便与发现相关联[10]。CT 可以提供更多的骨折和移位的细节,可以用来确定受力的方向。CT 影像的 3D 重建有助于更好地了解事件,并有助于重建事故[11]。

21.5　疑似虐待儿童的案例

虐待儿童案例中的尸检主要是为了确定死因。尽管法律诉讼需要死亡原因,但在疑似虐待儿童的案例中,虐待的证据更为重要。通过在不同部位发生的多重创伤来提供证据证明虐待行为的发生是非常重要的。这可以通过身体外部检查来证明,即检查不同类型和不同时间的皮肤损伤。然而,在某些情况下,需要进行放射学评估,以发现在尸检或外部检查中不可见的伤害,这些伤害可以有力地表明儿童受到了虐待。用于疑似致命性虐待儿童案例的成像方式包括 X 射线检查、CT 和 MRI。

发现不同部位、不同愈合阶段的多发性骨折与儿童虐待密切相关[12]。骨折愈合表现为骨折部位周围的骨痂,可在创伤后 14 天左右发现。X 线平片可以显示骨痂,但 CT 可以检测到骨折部位边缘的早期愈合阶段,以骨质硬化的形式显示不同时期的创伤[13]。

提示虐待儿童的骨折包括典型的干骺端骨折。干骺端骨折愈合很快,没有骨膜下新骨形成,4—8 周后就可无法检测到。需要对长骨干骺端的锥形视图来检测此类骨折。与经典的干骺端骨折相混淆的发现包括营养不良导致的病变,其表现为维生素 C 缺乏病的骨样基质形成和胶原成熟缺陷的营养不良引起的损伤。这包括干骺端骨刺和透明的致密的不规则干骺端边缘[12]。

不同时期的多发性肋骨骨折与虐待性创伤密切相关,它常见于锁骨的外侧或后部,靠近其与脊柱的衔接处。骨骼检查应包括胸部斜向的 X 射线检查,以显示肋骨骨折[14]。枕骨骨折也有虐待的嫌疑,因此需要前位、后位和侧位颅骨 X 线平片来显示此类骨折。

应该注意的是,出生时的创伤可能导致骨折,而这些骨折后来在放射线检查中被发现,并可能与加害性创伤相混淆。产伤导致的骨折包括锁骨骨折、肱骨干骨折、股骨近端螺旋形骨折或中段骨折[12]。

CT 和 MRI 可发现儿童虐待中常见的内脏损伤,如弥漫性水肿和灰白质对比度丧失提示的头部外伤,以及创伤性肠穿孔和肝裂伤后腹腔内气体和液体渗出[13]。然而,这些器官的损伤在例行的常规尸检时更为明显。

为了得出虐待儿童的诊断,需要从事件的细节以及尸检、放射学成像和实验室结果中获得信息。

21.6　体内藏匿人员

人体藏毒的定义是指在人体中隐藏预先包装好的毒品,目的是将毒品从一个国家(或地区)运到另一个国家(或地区)。虽然体内充填也是在人体内藏匿毒品,但通常是数量较少的毒品包,目的是在突然的随机搜查中匆忙躲避警方的检查[15,16]。

毒品由避孕套、乳胶手套或乳胶气球制成小药包或者甚至可能用玻璃纸包裹,然后藏在身体的任何地方,如包括口腔和肛门在内的胃肠道,或者阴道,甚至有时藏在耳朵里[17,18]。在毒品被塞入直肠或阴道的情况下,它被称为体内充填式藏毒[16,19]。以这种方式走私的最常见毒品是可卡因(无论其形式如何)、海洛因、甲基苯丙胺和大麻,而致幻剂、合成毒品和摇头丸则不常遇到[17-19]。

如果药包破裂,可导致急性中毒或所谓的"体内携毒"综合征。人体藏毒现象可能导致严重的医疗紧急情况。根据药包中药物的类型和泄漏到患者体内的药物量,中毒的迹象可能有所不同。这种体征和症状可能包括瞳孔大小的变化、呕吐、便秘、腹痛、癫痫发作,甚至失去意识[17,18]。人体藏毒也可能导致肠道阻塞和穿孔,甚至腹膜炎,这本身就是一种紧急医疗情况。这就是为什么为了治疗患者,恰当的成像对于人体藏毒的检测非常重要。在致命的毒品走私案例中,放射科医生在检测药包的确切位置和数量方面也发挥着重要作用,以便在尸检时方便取出。

腹部 X 线平片因其容易获得且成本低而成为检测体内藏匿人员的常用方法。在标准的腹部 X 线平片中,药包通常被看作多个异质密集的、形状一致的椭圆形或长方形物体,在消化道内发现一排或一簇,这一发现被称为"井字征"。其他常见的征象包括"双套征",当用于包装药物的多层乳胶材料之间有空气滞留时,就会出现这种征象。当包装材料打结的地方有空气滞留时,就会出现"玫瑰花结征"[17,18,20]。这些征象的清晰度受咽下的包装数量、所用包装材料的辐射密度和药物本身的辐射密度的影响(液体可卡因的密度与粪便相似,海洛因的密度低于粪便,而大麻的密度高于粪便)[19,20]。

与标准的腹部 X 线平片相比,非增强 CT 具有更高的敏感性和特异性,这是因为它具有更好的螺旋形分辨率和更好的对比度[19]。这就是为什么非增强 CT 能更好、更准确地提供有关药包的确切位置和数量的信息[21]。这对于一些法医中心来说特别有用。这些中心在常规解剖案例中只打开胃、十二指肠和直肠,而不打开整个肠道。在这种情况下,PMCT 将提供足够的理由来解剖肠道,并进一步准确定位药包。人体藏毒的并发症之一是包装容易泄漏甚至破裂,导致肠道阻塞甚至肠穿孔。在这种情况下,PMCT 可以帮助法医在尸检前确定死因,正确识别完整和破裂的包装或穿孔的肠道[22]。重要的是要记住,造影增强型 CT 对于确定药包的数量和位置没有用。相反,它可以用来确定穿孔是一种并发症还是死亡原因[17,19,23]。

21.7 火器损伤

使用枪支造成的损伤是一个日益严重的公共卫生问题,也是美国人死亡的一个主要原因[24]。这就是为什么枪伤被认为是死后法医放射学的一个主要研究领域的众多原因之一。死后法医放射学技术是一种有用的非侵入性工具,用于帮助确定弹丸在体内的确切位置,确定弹丸的轨迹,并帮助确定弹丸的类型以及可能使用的武器。当然,在确定严重腐烂的尸体上是否存在枪伤方面,死后射线摄影也非常重要[25]。

在枪支致死的案件中,死后平片是一个非常有用的工具,它通常是帮助识别体内弹丸的第一步(图21.7 和图21.8)。死后射线摄影主要用来帮助法医检索子弹。它通过提供弹丸的位置来节省时间,而不是在尸检时盲目地在体内寻找子弹,因为弹丸会在离射入点有一定距离的地方被发现,这一点众所周知,特别是当弹丸沿途与骨骼相撞时。回收这些弹丸算得上是一个重要的证据,因为回收后可以进一步检查是否存在膛线类特征,以帮助识别所使用的武器。这些射线摄影还有助于确定在尸体内发现的弹丸数量;将射入口和射出口的数量以及在尸体内发现的弹丸数量与在死亡现场发现的弹丸数量联系起来是非常重要的[25-27]。尽管如此,死后平片仍处于劣势,因为它将 3D 人体简化为了 2D 影像[25,28]。

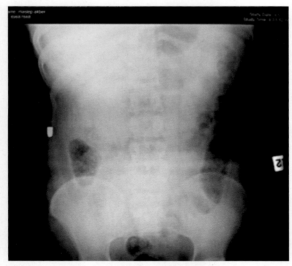

图 21.7　腹部残留的子弹

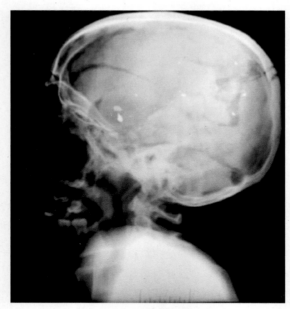

图 21.8　颅腔内的子弹碎片

　　死后平片提供的是简单的 2D 图像,而尸检 CT 提供的是更准确的人体 3D 图像,因此可以更好地解释弹丸的轨迹,更好地区分射入创和射出创,最重要的是有助于重建犯罪现场[25,28]。PMCT 被认为是一种高效的模式,可以确定子弹和子弹碎片的准确位置[27]。PMCT 有利于全面审查施加在内部器官上的损害,特别是在尸检时难以触及的区域,如后颈部区域和面部;PMCT 也有利于重建骨骼损伤的影像[28,29]。

21.8 潜水事故

潜水事故造成的死亡很少出现在法医检查人员面前。根据 2006 年潜水员警报网络的数据,每 4 万次潜水中就有 1 次死亡。死亡原因主要是溺水。然而,溺水可能只是死亡的直接原因,其他因素为溺水的诱因。法医的作用是排除暴力,确定死因,并发现导致溺死的诱因[30]。

在潜水死亡的原因中,与压力有关的死亡事件包括气压伤和动脉气体栓塞。气体在身体某些部位的存在是致命的,它进入身体的方式由压力的两个物理规律来解释。波义耳定律是对气压伤的最好解释。该定律指出,当温度不变时,气体的体积与压力成反比。因此,在从深水中快速上升的过程中,肺部的空气体积随着压力的降低而增加。因疾病或憋气而滞留在肺部的空气将导致肺泡破裂和肺组织受损,空气逃到周围间隙造成气胸和皮下气肿。空气可通过肺静脉进入左心和体循环,引起动脉气体栓塞。脑卒中或气体栓塞引发的心肌缺血可能导致死亡[30,31]。

另一个与压力有关的死亡是由于减压病,它发生在 21—30 m 的水深。亨利定律解释了这一点,即在一定温度和平衡状态下,气体在液体里的溶解度和该气体的平衡分压成正比。潜水的时间越长、越深,溶解的惰性气体就越多。随着压力的降低,气体将以气泡的形式出现在液体中[30]。在快速上升过程中,由于没有时间逐渐呼出空气,血管和组织中就会出现气泡。由于耳朵和关节出现空气而引起的疼痛,虽然不致命,但是会导致溺死事故。另外,这些部位的空气表明体内发生了气体减压[31]。血管中出现气泡会导致动脉气体栓塞,若到达重要器官则会导致死亡。空气在心室中的聚集会导致泵血障碍和死亡。必须承认,体内的气体可以由其他原因导致,如插管复苏、静脉插管、腐烂和脱气(死后减压)。

调查与压力有关的死亡事件需要警察、检查潜水器的技术专家和法医病理学家的团队工作。虽然在解剖过程中需要特殊的程序来检测血管或体腔中的气体,但特别是在没有法医病理学家或无法进行特殊解剖程序的情况下,放射成像可以提供很大帮助。可以采用的放射成像方式包括 X 射线检查和 CT 检查。

X 射线检查是检测体内空气的最有用的成像方式,应在尸检前常规使用[31]。气管创伤病例的胸部 X 线平片显示气胸和弥漫性肺泡阴影。X 射线检查在主动脉、下腔静脉和动脉血管中检测到气体,包括肱动脉、左颈总动脉、腋动脉、髂总动脉和髂外动脉、股深和股浅动脉、椎动脉、基底动脉和 Willis 环。在肝血管和门静脉系统,以及膀胱底部周围的静脉丛中也有报道。小肠、大肠和胃的气体膨胀以及腹壁和腿部肌肉内的气体也有报道[32]。

研究发现,CT 在检测气体和小至 $0.5~cm^3$ 的脑内气体方面更加敏感[32],但是这种敏感性可能是这种方法的一个缺点,因为它可能导致与腐烂后在体内形成的气体相混淆。腐败气体最早可在死后 26 小时在体内形成,但只有少量。据报道,腐败气体在心脏里是一个小气泡,在肝脏血管里的量是微不足道的。在将这些发现作为死因之前,检查者应该谨慎地解释这些发现。尽管澳大利亚皇家病理学院推荐 CT[33],但一些调查人员认为 X 射线检查比 CT 优越,因为 CT 的灵敏度太高。如果可能的话,建议做胸部、颈部和头部的 CT 检查。CT 结合 MRI 对脑膜血管和脊髓动脉的气体检查优于 MRI[34]。CT 发现包括心脑血管、胸膜腔、冠状动脉、肝脏和肾脏血管中的气体。

在潜水事故中,常规的放射学影像应该与尸检一起成为调查过程的一部分。放射学成像可能是检测体内气体的唯一方法,而气体是导致死亡的原因。

21.9 溺 死

溺死者的 CT 可能显示鼻旁窦、上颌窦、蝶窦、鼻咽、口咽、气管中存在过量的液体以及肺部磨玻璃样不透明、胸腔积液、食管积液、胃积液和心包积液等。CT 比尸检更能发现器官内的液体,因为尸检时对尸体的处理会导致液体的流动[35]。这些发现可能由溺死以外的不同机制引起,在某些情况下可能不存在。溺死的诊断很困难,需要排除其他原因[36]。

用 PMCT 的鼻窦液密度来区分海水溺死和淡水溺死,比用鼻窦液体积更好。同时发现,在海水溺死中,密度的差异比体积的差异明显得多,密度较高[37]。

1. Thali MJ, Vock P (2003) Role and techniques in forensic imaging. In: Payne- James J, Busutil A, Smock W (eds) Forensic medicine: clinical and pathological aspect. Greenwich Medical Media, London, pp 731–746

2. Rutty GN, Jeffery AJ, Raj V, Morgan B (2010) The use of postmortem computed tomography in the investigation of intentional neonatal upper airway obstruction: an illustrated case. Int J Legal Med 124:641–645

3. Iino M, O'Donnell C (2010) Postmortem computed tomography findings of upper airway obstruction by food. J Forensic Sci 55:1251–1258

4. Kempter M, Ross S, Spendlove D, Flach PM, Preiss U, Thali MJ, Bolliger SA (2009) Post-mortem imaging of laryngohyoid fracture in strangulation incidents: first results. Legal Med 11:267–271

5. Yen K, Thali MJ, Aghayev E, Jackowski C, Schweitzer W, Boesch C, Vock P, Dirnhofer R, Sonnenschein M (2005) Strangulation signs: initial correlation of MRI, MSCT, and forensic neck findings. J Magn Reson Imaging 22:501–510

6. Hayashi T, Hartwig S, Tsokos M, Oesterhelweg L (2014) Postmortem multislice computed tomography (pmMSCT) imaging of hangman's fracture. Forensic Sci Med Pathol 10:3–8

7. Benali L, Gromb S, Bou C (2013) Post-mortem imaging in traffic fatalities: from autopsy to reconstruction of the scene using freely available software. Int J Legal Med 127:1045–1049

8. Moskała A, Woźniak K, Kluza P, Romaszko K, Lopatin O (2016) The importance of post-mortem computed tomography (PMCT) in confrontation with conventional forensic autopsy of victims of motorcycle accidents. Legal Med 18:25–30

9. Sochor MR, Trowbridge MJ, Boscak A, Maino JC, Maio RF (2008) Postmortem computed tomography as an adjunct to autopsy for analyzing fatal motor vehicle crash injuries: results of a pilot study. J Trauma 65:659–665

10. Kubat B, Korthout T, van Ingen G, Rietveld LAC, de Bakker HM (2014) Radiological analysis of hand and foot injuries after small aircraft crashes. Forensic Sci Med Pathol 10:351–356

11. Folio RL, Harcke HT, Luzi SA (2009) Aircraft mishap investigation with radiology-assisted autopsy: helicopter crash with control injury. Aviat Space Environ Med 80(4):400–404

12. Ross AH, Juarez CA (2016) Skeletal and radiological manifestations of child abuse: implications for study in past populations. Clin Anat 29:844–853

13. Dedouit F, Mallinger B, Guilbeau-Frugier C, Rougé D, Rousseau H, Telmon N (2011) Lethal visceral traumatic injuries secondary to child abuse: a case of practical application of autopsy, radiological and microscopic studies. Forensic Sci Int 206: e62–e66

14. Kempa AM, Butlerb A, Morrisb S, Mannc M, Kempa KW, Rolfea K, Siberta JR, Maguire S (2006) Which

radiological investigations should be performed to identify fractures in suspected child abuse? Clin Radiol 61:723–736

15. Dolinak D, Matches E, Lew E (2005) Forensic pathology: principles and practice. Elsevier/Academic Press, Burlington, MA. ISBN: 0-12-219951-0

16. Flach PM, Ross SG, Ampanozi G, Ebert L, Germerott T, Hatch GM, Thali MJ, Patak MA (2012) "Drug mules" as a radiological challenge: sensitivity and specificity in identifying internal cocaine in body packers, body pushers and body stuffers by computed tomography, plain radiography and Lodox. Eur J Radiol 81:2518–2526

17. Reginelli A, Russo A, Urraro F, Maresca D, Martiniello C, D'Andrea A, Brunese L, Pinto A (2015) Imaging of body packing: errors and medicolegal issues. Abdom Imaging 40:2127–2142

18. Lee K, Koehn M, Rastegar RF, van Hoorn F, Roy E, Berger FH, Nicolaou S (2012) Body packers: the ins and outs of imaging. Can Assoc Radiol J 63:318–322

19. Berger FH, Nieboer KH, Goh GS, Pinto A, Scaglione M (2015) Body packing: a review of general background, clinical and imaging aspects. Radiol Med 120:118–132

20. Niewiarowski S, Gogbashian A, Afaq A, Kantor R, Win Z (2010) Abdominal X-ray signs of intraintestinal drug smuggling. J Forensic Legal Med 17:198–202

21. Schulz B, Grossbach A, Gruber-Rouh T, Zangos S, Vogl TJ, Eichler K (2014) Body packers on your examination table: how helpful are plain X-ray images? A definitive low-dose CT protocol as a diagnosis tool for body packers. Clin Radiol 69:525–530

22. Bin Abdul Rashid SN, Rahim ASA, Thali MJ, Flach PM (2013) Death by 'ice': fatal methamphetamine intoxication of a body packer case detected by post mortem computed tomography (PMCT) and validated by autopsy. Forensic Sci Med Pathol 9:82–87

23. Shahnazi M, Sanei Taheri M, Pourghorban R (2011) Body packing and its radiologic manifestations: a review article. Iran J Radiol 8(4):205–210

24. Cherry D, Runyan C, Butts J (2001) A population based study of unintentional firearm fatalities. Inj Prev 7:62–65

25. Andenmatten MA, Thali MJ, Kneubuehl BP, Oesterhelweg L, Ross S, Spendlove D, Bolliger SA (2008) Gunshot injuries detected by post-mortem multislice computed tomography (MSCT): a feasibil

ity study. Legal Med 10:287–292

26. Brogdan BG (1998) Forensic radiology. CRC Press, Boca Raton. isbn:0-8493-8105-3

27. Kirchhoff SM, Scaparra EF, Grimm J, Scherr M, Graw M, Reiser MF, Peschel O (2016) Postmortem computed tomography (PMCT) and autopsy in deadly gunshot wounds—a comparative study. Int J Legal Med 130:819–826

28. Maiese A, Gitto L, De Matteis A, Panebianco V, Bolino G (2014) Post mortem computed tomography: useful or unnecessary in gunshot wounds deaths? Two case reports. Legal Med 16:357–363

29. Jeffery AJ, Rutty GN, Robinson C, Morgan B (2008) Computed tomography of projectile injuries. Clin Radiol 63(10):1160–1166

30. Lü Derwald S, Zinka B (2008) Fatal diving accidents: two case reports and an overview of the role of forensic examinations. Forensic Sci Int 180:e1–e5

31. Carson WK, Mecklenburg B (2005) The role of radiology in dive-related disorders. Mil Med 170(1):57–62

32. Wheen LC, Williams MP (2009) Post-mortems in recreational scuba diver deaths: the utility of radiology. J Forensic Legal Med 16:273–276

33. Oliver J, Lyons TJ, Harle R (1999) The role of computed tomography in the diagnosis of arterial gas embolism in fatal diving accidents in Tasmania. Australas Radiol 43:37–40

34. Ozdoba C, Weis J, Plattner T, Dirnhofer R, Yen K (2005) Fatal scuba diving incident with massive gas embolism in cerebral and spinal arteries. Neuroradiology 47:411–416

35. Plaetsen SV, De Letter E, Piette M, Van Parys G, Casselman JW, Verstraete K (2015) Post-mortem evaluation of drowning with whole body CT. Forensic Sci Int 249:35–41

36. Kawasumi Y, Kawabata T, Sugai Y, Usui A, Hosokai Y, Sato M, Saito H, Ishibashi T, Hayashizaki Y, Funayama M (2012) Assessment of the relationship between drowning and fluid accumulation in the paranasal sinuses on post-mortem computed tomography. Eur J Radiol 81:3953–3955

37. Kawasumi Y, Usui A, Sato Y, Sato Y, Daigaku N, Hosokai Y, Hayashizaki Y, Funayama M, Ishibashi T (2016) Distinction between salt water drowning and freshwater drowning by assessment of sinus fluid on postmortem computed tomography. Eur Soc Radiol 26:1186–1190

第22章

大规模灾难中的尸检成像

安东尼娜·阿尔戈（Antonina Argo）

萨尔瓦托雷·塞拉伊诺（Salvatore Serraino）

费代里科·米迪里（Federico Midiri）

朱塞佩·洛雷（Giuseppe Lo Re）

斯特凡尼娅·泽尔博（Stefania Zerbo）

安杰洛·约瓦内（Angelo Iovane）

罗伯托·拉加拉（Roberto Lagalla）

　　法医学领域的"大规模伤亡"一词是指涉及大量人员的突发性悲剧事件。这种事件决定了需要在短时间内进行大量的尸检。灾难类型可能是多种多样的,导致有必要对大量的尸体进行分析,而尸体有时是残缺不全的,特别难以识别。

　　准确地说,大规模灾难的这些特点使得放射科医生在界定个体尸体和残肢,以及确定有关个体的死因方面起到特别重要的作用。

　　各种不同的灾难都需要处理和识别多个受害者。铁路和飞机事故并不罕见,人们提及时也会即刻浮现在脑海。地震、洪水和飓风等自然灾害也是会反复出现的问题。例如,卡特里娜飓风和2004年的东南亚海啸时,放射学就是应对措施的关键组成部分。不幸的是,大规模伤亡并不局限于自然发生或意外的原因,恐怖袭击(1995年的俄克拉荷马城;2001年的9·11事件;2005年的伦敦)是最近的例子,放射学在识别受害者和调查事故中都发挥了重要作用。

　　大规模伤亡往往涉及突发事件,并导致紧张的局面,此时即使那些没有兴趣或缺乏经验的人也可能被召唤来帮助进行救援。放射学与多学科小组合作——通常由法医学专家领导,这有助于识别受害者身份。

A. Argo (✉) · S. Zerbo · A. Iovane
Department of Sciences for the Promotion of Health and Maternal and Child Care "G. D'Alessandro", University of Palermo, Palermo, Italy
e-mail: antonella.argo@unipa.it; stefania.zerbo@unipa.it; angelo.iovane@unipa.it

S. Serraino · G. Lo Re · R. Lagalla
Department of Biopathology and Medical Biotechnologies, University of Palermo, Palermo, Italy
e-mail: roberto.lagalla@unipa.it

F. Midiri
University of Palermo, Palermo, Italy
e-mail: radpa@unipa.it

识别大规模伤亡的受害者身份很重要。通常,人们会知道某些群体的人是事件的受害者,但是也不准确,即使是在封闭的人群中,如在乘客名单和入住名单中,也会发现其混乱程度往往令人惊讶。

此外,人道主义和心理原因促使人们努力将遗体归还给亲属,但必须在高度准确的身份确认之后。法律和保险对精确识别的要求是明确的。准确的个体识别在科学上的重要性并不那么明显,但可能会变得非常重要。科学研究在这些事故中的作用在于需要回到导致死亡的伤害机制,以及悲剧发生时它与环境的关系,特别是通过改进工程和安全程序,以及了解不常见的死亡机制,努力防止未来发生此类事件(图22.1)。

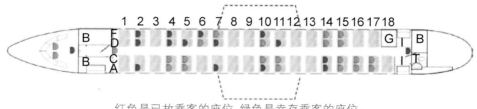

红色是已故乘客的座位,绿色是幸存乘客的座位。

图22.1 ATR-72型突尼西亚航空1153号班机坠落在西西里海岸前(乌斯蒂卡,巴勒莫,2005年)的平面图

然而,任何将放射学及其应用作为大规模灾难后法医程序的完整、持续和有效步骤的指导方针都尚未获得批准。

在发生大规模伤亡后,需要进行一些有组织的程序,尽可能地列出和识别尸体残留物,以便界定和增加识别受害者的可能性。

22.1 大规模灾难受害者的识别

在有大量不明身份受害者和可能幸存者的大规模灾难中,识别是主要目标,这成为急救人员、警察及法医学科面临的最大挑战之一。大规模死亡事件发生后的一项任务是准确识别受害者,目前已经开发出了不同的识别方法,如法医尸检、牙科技术和指纹鉴定等。

与此同时,人们认识到建立永久性大型灾难遇难者个体识别协作组织的必要性,因此几个国家成立了大型灾难遇难者个体识别协作组团队,其中包括法医病理学家、法医牙科学家、法医人类学家、法医分子生物学家、指纹鉴定专家及其他领域的专家。这些团队为识别过程制订了自己的有效方案,这些方案可能因国家而异(历史和政治结构、事件的性质等)。

大规模死亡事件可以用不同的方式进行分类。一种是将地震、洪水或丛林火灾等自然灾害与交通(航空、火车)事故、恐怖袭击和战争等人为事件区分开来。

从更积极的角度来看,"开放式"和"封闭式"灾难之间有一个重要区别(表22.1);在开放式灾难中,存在与报告失踪的人有关的困难(个人可能被错误地报告为失踪;家人和朋友用不同的名字报告同一个人;诸如此类)。或者,有些人没有任何社会或家庭联系,根本不会被报告失踪。根据找到的遗体数量来估计受害者人数可能会导致高估。这意味

着,在一场公开的灾难之后,最初庞大的报告失踪名单必须得到纠正。根据具体情况,失踪人数和真正的死亡人数之间的差异可能非常大。

表 22.1 大规模死亡事故分类

封闭式灾难是一种大规模死亡事件,通常具有预定数量的潜在受害者(如航空事故)。封闭式灾难后的遇难者个体识别协作组流程中的优势是可以更迅速地获得生前数据,这通常会缩短识别时间。

除了灾害类型外,大型灾难遇难者个体识别协作组的工作还受到遗体的破坏程度和开始识别作业前的验尸间隔的严重影响;遗体的极端破碎和混合,为几乎完全基于 DNA 的识别开辟了道路。但是,在某些情况下,如尸体完全碳化的情况,甚至 DNA 图谱方法也不可行。

受害者来自多个国家的大规模死亡事件需要当地法医学专家及国家和国际机构的国际合作(1994 年在瑞士发生的太阳神庙邪教悲剧,48 名受害者属于 5 个不同的国家;在芬兰的渡轮 MS 爱沙尼亚号的灾难中,来自 17 个国家的 852 名遇难者丧生;等等);2004 年海啸后,普吉岛(Phuket)上有 30 多个国际团队参与识别工作。

在所有情况下,成功的识别工作取决于一致的命名和标签、充分的文件和标准化的结果。来自不同国家的大型灾难遇难者个体识别协作组团队之间的不同方法通常会导致某种混淆。因此,必须事先说明所有文件中必须使用的术语。

在确认战争罪行受害者身份方面,大型灾难遇难者个体识别协作组的工作必须遵守严格的法医标准,并致力于保存证据,以便在可能对战争罪犯进行的审判中使用。国际大型灾难遇难者个体识别协作组的标准化工作可追溯到 1981 年,当时国际刑警组织秘书长在大规模灾难后成立了一个受害者身份识别常设委员会[1,2],也因此建议对所有不明尸体(即使只有一名受害者)使用标准化的身份识别表,从而改善信息和通信的流动。一个标准化的表格也可以被认为是一个检查表,其中记录了一系列标准化的数据。这些表格带来的另一个好处是,对于突然参与的没有经验的人员来说,培训更快、更简单。

现有的尸检数据的质量对于准确及时地识别失踪者至关重要。因此,家庭援助中心的结构和人员配置是准备计划的重要组成部分[3]。

为了便于不同国籍之间的大型灾难遇难者个体识别协作组进行协作,协作组还创建了数字化、标准化的国际刑警表格,便于进行生前和死后信息的对比,并不断更新。

22.2 大型灾难遇难者个体识别协作组团队结构

只有在集中数据处理和有效信息流动的情况下,大规模死亡识别工作才会成功。

受害者识别小组的结构可能因国家差异而不同。按照国际刑警组织的标准,在大多数国家,应对大规模死亡主要是警方的职能。在这里,法医病理学家和牙科医师参与了大型灾难遇难者个体识别协作组团队。人们认为,大型灾难遇难者个体识别协作组团队中不可缺少的是指纹鉴定专家、法医牙科学家、法医分子生物学家、法医病理学家和法医人类学家。

在大型灾难遇难者个体识别协作组团队中,如有必要,可以涉及心理、信息技术基础设施、刑事调查和危险材料(如化学、生物、辐射、核和爆炸,或简称 CBRNE)等专业领域人员。

在某些情况下,还需要大量后勤支持,为第一反应人员和大型灾难遇难者个体识别协作组团队提供电力、淡水、食物、帐篷等。

所有专家在团队中都有明确的角色:

(1)①指纹鉴定专家负责使用不同方法收集和比较指纹,包括搜集死后指纹,这可能需要专门的技术[4]。

(2)法医牙科学家检查尸体以记录现有的牙齿状况。此外,他们还要将失踪者的牙齿略图加入生前的数据收集中。最后,任务包括对收集到的生前和死后的调查结果进行比较,以发现可能的识别匹配。

(3)法医分子生物学家(DNA 专家)就样本收集提供建议,并接收 DNA 样本进行分型。DNA 样本必须来自被调查的尸体、个人物品和(或)死者亲属。法医分子生物学家将使用电子表格或专门的软件来比较所有的 DNA 图谱,并识别或重新绑定身体部位,同时进行生物统计学评估。

(4)法医病理学家负责对失踪人员进行尸检并记录收集的数据。在尸检过程中,他们将收集死后的 DNA 样本。法医病理学家将签发死亡证明,因此必须成为识别过程的一部分。如果可能的话,建议将法医病理学家纳入遗体回收小组[5]。

(5)法医人类学家可以协助处理尸体高度破碎的事件,抑或是涉及骨骼残骸的情况。追踪身体部位的重新绑定是至关重要的,人类学家拥有的专业知识,要求在公布尸体身份之前检查数据的一致性[6]。

国际刑警组织大型灾难遇难者个体识别(disaster victim identification,DVI)协作组委员会为身份识别过程的各个方面制定指南[2]。该委员会包括法医牙科学、法医病理学和警察三个工作组,每个工作组都有几个小组。

法医牙科技术、指纹鉴定和法医分子生物学技术是主要的识别方法,其他都是次要的识别方法。

法医病理学家的作用是多方面的,因此需要参与识别鉴定过程的不同部分。法医病

---

① 原版此处为"1.",现调整为"(1)",其他顺序依次调整。

理学家首先必须遵循国际刑警组织的尸检表,记录调查结果,以及收集体液用于进行毒理学调查或作为 DNA 样本。在可能的情况下,法医病理学家应被纳入回收团队(有时病理学家将能够提供有关灾难情况的重要信息)。

使用标准化的编号形式记录所有收集的信息,包括生前和死后的信息,是识别过程中非常重要的组成部分。

要遵循为国际事件而建议的规则,所有文件必须严格区分生前和死后的信息。每组信息都必须贴上特定国家的标识符(通常对应于国际电话国家代码)。

每一组未与另一个更大部分连接且明确为同一个体的人类遗骸将收纳到一个单独编号的验尸袋中。

摄影是记录的关键部分,因为它能客观地捕捉到人类遗体、特征标记和个人物品。高质量的照片,加上尺寸的参考比例,可以对生前和死后的数据进行比较(图 22.2)。

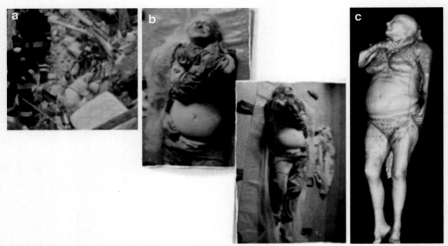

倒塌建筑的废墟,研究和复原现场,可以看到部分尸体残块(a);临时停尸房中的部分尸体残块(b);同一具尸体在 CT – 虚拟尸检后的 3D VR 重建(c)。

图 22.2　2012 年 12 月,巴勒莫一栋建筑倒塌,造成大量人员伤亡,尸体复原的三个主要程序

与法医学的其他领域一样,质量管理是 DVI 工作的重要组成部分。标准化的操作程序将确保一致的方法和对新团队成员的快速培训或在每次调用团队时快速重新组合。同样,数据验证和案例一致性检查可以防止样本混淆和错误[6]。

22.3　放射学在"大规模伤亡"或"灾难"中的作用

大规模灾难往往需要临时停尸房和简易的现场 X 射线(或 CT)操作,因为现有的永久性放射科设施并不总是可用的。其他要求包括使用隔离衣或净化服,而在后勤上将遗体带入工作场所有困难,所以在这种规划中,必须咨询放射科医生和放射技师,以确保最佳的组织结果。这通常需要警察或军事人员。卡特里娜飓风(2005 年 8 月,美国)也造成了类似的危急情况,当时中央法医(ME)设施被洪水完全摧毁(图 22.3a)。于是,在一个

废弃的停尸房里建立了一个临时的 ME 办公室,没有 X 射线检查。因此,所有尸体首先都是通过灾难停尸房行动响应小组(Disaster Mortuary Operational Response Team,DMORT)进行处理的。DMORT 是一个联邦项目工作组,由三个完整的大规模伤亡处理设施组成,包括工作人员生活区,并可提供出色的放射服务(图 22.3b—d)。其部署需要大约十天的时间,任何病理学家都可以在当地法医的许可下自愿提供服务,并对不当行为享有豁免权。他们自己不必在该州获得许可证。法医检查设备主要用于在 ME 办公室进行尸检时的身份识别和信息存储。很显然,在"大规模伤亡"情况下,放射团队有望在多学科医疗团队(图 22.4a—c)中发挥重要作用。

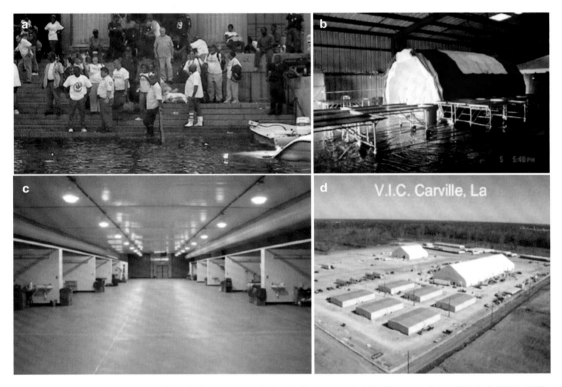

图 22.3 卡特里娜灾难期间,被淹市中心 ME 办公室(史蒂文·B.卡奇提供)(a);卡特里娜灾难期间,新奥尔良的尸体救援和法医检查设备(由史蒂文·B.卡奇提供)(b);工作环境(c);建筑区,俯视图(d)

不同的影像程序已被纳入法医病理学的标准,因此在 DVI 中具有重要作用。最初,唯一使用的方法是 X 射线检查,但随着 CT 或 MRI 等新技术的不断发展和引入,生前参考影像越来越多地基于这些格式。这意味着同样的技术在尸检中也越来越重要。

尸检 CT(又称为 CT – 虚拟尸检或所谓的数字挖掘)在以下情况中占主导地位:由于灾难的特点无法进行尸检;因宗教反对或伦理问题而禁止进行尸检。若在大规模死亡事件中预计应该提供放射性设备,则可能需要将设备运送到响应地点。

可提供控制区、报告室、车载发电机和冷却系统的移动拖车式 CT 扫描仪,因为它几乎可以被带到任何地方,被视为"大规模伤亡"的黄金选择[7,8]。然而,要想持续拥有如此昂贵的资源,需要进行相当大的经济和后勤规划,有时是出于人道主义原因由机构/外部机构提供的(图22.4a)。

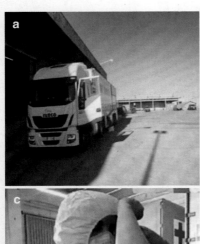
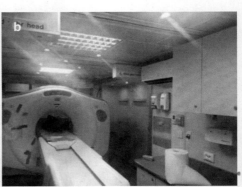
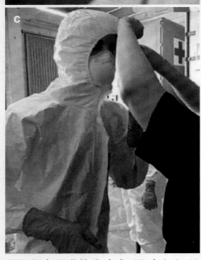

图22.4   西西里岛军港的移动式 CT 车(a);2016 年,西西里岛梅利利人道主义任务手术室的移动 CT 扫描室内景(b);大规模灾难中的法医放射科医生团队(移民救援船 PMCT,意大利西西里岛梅利利)(c)

在临时的放射场所,必须高度重视辐射暴露。工人,特别是经常在场的工人,必须在受控区域内尽可能地暴露于最小的辐射剂量,并要有充分的防护。牙科 X 线平片通常用于牙科治疗,根据来源国的不同,对受害者来说,X 线平片可能是一个很好的生前数据来源。死后的 X 射线检查可以捕捉到隐形治疗,如根管治疗,现在已经成为标准。

CT 或 MRI 等设备已被确立为法医病理学成像工具,尤其是 CT,非常适合于尸检诊断。在支持受害者识别方面,它能产生一套完整的发现,包括支架、陈旧性骨折或其他解剖学畸变,无须额外准备即可存储和可视化。CT 的主要限制可能是由金属填充物引起的潜在"光束硬化"伪影。尽管目前视觉检查还不能被取代,但 CT 是一项可以进行客观记录的技术[9,10]。2007 年,泰利(Thali)小组讨论了大型灾难遇难者个体识别协作组项目中

CT 的优缺点[11]。特别是在这些需要检测的材料不能用其他方法检测的情况下,现代成像技术提供了一种仍然可以产生结果的选择[12,13]。

X 射线检查或 CT 也是在战争或恐怖袭击情况下筛查人体遗骸是否有隐藏爆炸装置的重要工具。自杀式炸弹袭击者身上可能存在隐藏爆炸装置。

CT 的另一个优点是,法医病理学家或牙科学家在搜索特定发现时,每次都可以重新检查影像。

到目前为止,主要经验是使用常规的放射学仪器研究具有较高内在对比度分辨率的组织(骨骼、肺、外部物体等)时表现出色;随着移动式 CT 的出现和使用,在数据收集质量(尤其是软组织)和身体检查速度方面都将会有很大的改进。

然而,放射性技术的使用,可能会出现一些复杂的后勤困难,如机械运输昂贵且笨重,需要创建适当的结构以尽可能减少放射性环境影响。更重要的是,专业人士的参与,首先是放射科医生和放射技师,其次是通常没有任何特定的经验和培训的辅助医务人员。

在与其他专业人员合作进行"连锁"工作时,更需要一个标准化的程序方案,以便在尽可能短的时间内提供更多的对调查有用的信息,使其他专业人员的工作更快且不妨碍他们。

必须就放射学的作用做出重要决定,以使合作工作尽可能有效:

—何时使用放射性技术(适用于所有机构或仅在选定的情况下,如被认为对事件负责的机构或其他机构;在所有类型的灾难中或仅在关闭/打开的情况下)。

—在发生大规模灾难的情况下,放射学家需要什么样的信息:通过对死者的尸检影像可以提供关键信息,死亡原因通常可以得到确认和验证;收集尽可能多的线索和有助于识别受害者的特征,如性别、年龄、身高、体内组织状况、病理学改变或形态改变,以及关于外部条件的信息,如剖宫产、佩戴物品和以前的医疗干预。

22.4　放射学检查的方法

对"大规模伤亡"进行医学调查的主要目的是识别受害者,而不是确定之前已知的死因。应该根据事故的性质采取更适当的法医方案,并且需要与验尸官、法医、放射科医生和其他相关专家协商。

随着时间的推移,人们认为处理这种情况的最佳方法与处理重大创伤的方法相同。一些学者报道了一个由初级调查、二级调查和三级检查三个步骤组成的方案。由于其固有的局限性,这种方法在 X 射线检查是首选放射学技术的情况下是有效的。如今,随着 CT - 虚拟尸检和移动式 CT 的出现,只需一次检查就足以迅速提供有用的信息,为病理学家提出进一步检查的正确方法。

我们认为在任何其他研究之前,必须实现放射学检查的主要目标(图 22.5 和图 22.6):

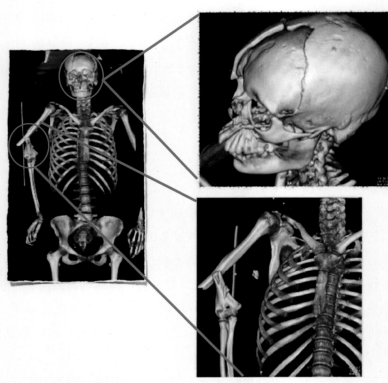

图像显示出已腐烂的肱骨骨折,尤其是嵌入的多碎片的额叶骨折,被认为是最可能的死因。

图 22.5　空难事故(ATR－72 型突尼西亚航空 1153 号班机坠落,乌斯蒂卡,巴勒莫,2005 年 8 月)
　　　　受害者的 3D VR 重建

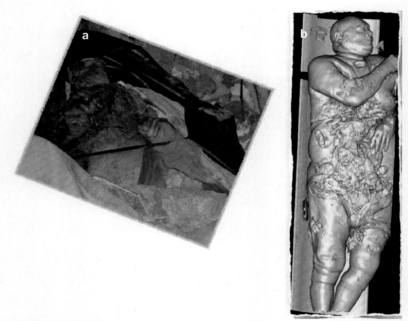

图 22.6　2012 年 12 月,在意大利巴勒莫一栋倒塌建筑的回收现场,一具被掏空的尸体(a);同一尸体
　　　　全身 CT 检查的 3D VR 重建(b)

- 识别可用于鉴定的身体部位,特别是在躯体破碎和分解的情况下。

- 显示一个尸袋内是否有多具尸体。

- 确定任何危险物质(未爆炸装置;金属尖锐碎片等)的位置,如果可能的话,确定其性质。

- 评估骨骼损伤和伴随出现的穿孔物体(射弹或碎片等)。

- 随身携带的个人物品,注意混杂的可能性。

- 是否存在仅与少数受害者有关的识别特征(假关节置换、假牙、陈旧性手术痕迹等)。

所有这些信息都应体现在放射学报告上。它们很可能与临床实践不同,因此最好根据多学科小组的意见进行编辑,以便立即关注这些有用且重要的发现。

此外,根据观察到的解剖碎块对图像和发现进行分类和归档,可以在进一步检查时快速检索,或与生前数据进行比较。

一个可能的混淆因素是尸体在回收和连续的放射检查时非自然和随机位置姿势。这个问题很麻烦,如今,CT 的使用减少了这种错误的可能性。

在特定情况下,其他专家在调查后可以要求对某些发现进行更准确的复查。由于数字技术的出现,可以对检查进行快速、集中的重新评估,记录放射检查成为可能,这使复查变得容易。

如上所述,这种类型的方法使多学科团队的工作更容易、更快,因为它有助于在大型灾难遇难者个体识别协作组中放射学专家的加入,并立即集中其他成员的方法,以发掘对识别至关重要的发现。

例如,当由于个人物品或身体部位混杂而难以进行视觉识别时,或者当尸体遭受严重创伤如毁容或肢解时,放射学就起了主要作用。

与上述情况相关的是,不能低估生前放射检查的存在,这可以与死后的图像进行直接比较,成为身份识别的一个关键点。

最终,如果不经过详细和准确的排除过程,就不能进行最终和精确的识别,特别是在检查零碎和混合的身体部位时。必须准备一个完整的生物统计系统,由一个广泛和更准确的数据库支持,以达到目标。此外,必须指出,积极识别所需的匹配特征数量取决于受害者人数。

在进行 CT - 虚拟尸检时,应尽量减少对尸体的变动,这意味着尸体自发现起,其所有的衣服和个人物品都要原封不动,并处于回收时的相同位置。这种方法虽然可以保留证据,但可能会影响扫描而出现伪影。必要时,可以在移除干扰物后的即刻进行进一步检查。

一般是通过体积采集、软组织或骨骼过滤、各向同性体素(0.625 mm 或 1 mm)进行全身扫描。这使得任何后处理方案的空间分辨率更准确,如 3D MPR 或 3D VR 重建。所有的检查都记录在 CT 扫描仪上,所有的原始或处理过的影像都被发送到工作站的 PACS 上并记录下来。

如前所述,CT 的主要局限性是存在由高衰减金属物体(假体、射弹、戒指、项链等)引起的"光束硬化"伪影。这些伪影在常规的 X 射线中都被最小化或不存在。从这个意义上说,射线摄影可以被视为 CT 检查的补充。此外,在尸检室里还可以配备移动式 C 型臂透视装置,以方便检索这些物体。

放射科医生必须识别并在报告中传达的最重要发现是以下改变:

—死后变化和降解;

—爆炸伤;

—投射物伤;

—钝器伤;

—热损伤;

—溺死。

法医领域近期的跨学科讨论中提出的另一个重要焦点是,在尸检研究中,CT – 虚拟尸检和一般的放射学实践作为独立和充分的死后尸检研究已经成为一个备受争议但也非常有趣的问题。然而,根据我们的经验,答案是经典的开膛尸检不能完全被 CT 或一般的放射学技术所取代,在死后评估中,尤其是在"大规模灾难"中,大量的人体组织和遗体必须被检查时,后者应该是一个不可错过的和有用的完成工具。

总之,可以这样说,在这些死亡事故中,CT(事实上,常规放射学,如前面所述,无法提供所需的所有细节,而 CT 可以提供)是在可以考虑以及紧急情况下首选的放射学技术。

一些学者指出,放射科医生应该在太平间建立一个临时工作站〔鲁蒂(Rutty)等人〕,用于检查放射影像并与其他调查人员保持即时联系。为了确保一个有效的工作组,有必要引入一个完整的多学科法医部门,在这个部门中,不同的专家可以根据标准化的方案和程序不断工作。

1. Interpol (1985) Resolution AGN/50/RES/3, 50th General Assembly, Nice. www.interpol.int (last accessed 26 March 2013). https://doi.org/10.17226/9984

2. Interpol (2009) Disaster victim identification guide. http://www.interpol.int/INTERPOL-expertise/Forensics/DVI (last accessed 26 March 2013)

3. Donkervoort S, Dolan SM, Beckwith M, Northrup TP, Sozer A (2008) Enhancing accurate data collection in mass fatality kinship identifications: lessons learned from Hurricane Katrina. Forensic Sci Int Genet 2:354–362. https://doi.org/10.1016/j.fsigen.2008.05.008

4. Kahana T, Grande A, Penalver J, Hiss J, Tancredi DM (2001) Fingerprinting the deceased: traditional and new techniques. J Forensic Sci 46:908–912

5. Lessig R, Rothschild M (2012) International standards in cases of mass disaster victim identification (DVI). Forensic Sci Med Pathol 8:197–199. https://doi.org/10.1007/s12024-011-9272-3

6. Budimlija ZM, Prinz MK, Zelson-Mundorff A et al (2003) World Trade Center Human Identification project: experiences with individual identification cases. Croat Med J 44(3):259–263

7. Rutty GN, Robinson CE, BouHaidar R, Jeffrey AJ, Morgan B (2007a) The role of mobile computed tomography in mass fatality incidents. J Forensic Sci 52(6):1343–1349

8. Rutty GN, Robinson C, Jeffrey A, Morgan B (2007b) Mobile computed tomography for mass fatality investigations. J Forensic Sci 3(2):138–145

9. Kirchhoff S, Fischer F, Lindemaier G et al (2008) Is post-mortem CT of the dentition adequate for correct forensic identification? Comparison of dental computed tomography and visual dental record. Int J Leg Med 122(6):471–479. https://doi.org/10.1007/s00414-008-0274-y

10. Thali MJ, Markwalder T, Jackowski C, Sonnenschein M, Dirnhofer R (2006) Dental CT imaging as a

screening tool for dental profiling: advantages and limitations. J Forensic Sci 51(1):113–119. https://doi.org/10.1111/j.1556-4029.2005.00019.x

11. Sidler M, Jackowski C, Dirnhofer R, Vock P, Thali M (2007) Use of multislice computed tomography in disaster victim identification—advantages and limitations. Forensic Sci Int 169(2/3):118–128

12. Cordner SM, Woodford N, Bassed R (2011) Forensic aspects of the 2009 Victorian Bushfires Disaster. Forensic Sci Int 205(1–3):2–7

13. Leditschke J, Collett S, Ellen R (2011) Mortuary operations in the aftermath of the 2009 Victorian bushfires. Forensic Sci Int 205(1–3):8–14

Adams NS (2007) My life as a forensic radiographer. J Radiol Nurs 22(2):56–59

Blau S, Robertson S, Johnstone M (2008) Disaster victim identification: new applications for post-mortem computed tomography. J Forensic Sci 53(4):956–961. https://doi.org/10.1111/j.1556-4029.2008.00742.x

Bogen KT, Jones ED (2006) Risks of mortality and morbidity from worldwide terrorism: 1968–2004. Risk Anal 26(1):45–59. https://doi.org/10.1111/j.1539-6924.2006.00706.x

Bolster F, Linnau K, Mitchell S, Roberge E, Nguyen Q, Robinson J, Lehnert B, Gross J (2017) Emergency radiology and mass casualty incidents—report of a mass casualty incident at a level 1 trauma center. Emerg Radiol 24:47–53. https://doi.org/10.1007/s10140-016-1441-y

Brondolo E, Wellington R, Brady BAN, Libby BAD, Brondolo TJ (2008) Mechanism and strategies for preventing post-traumatic stress disorder in forensic workers responding to mass fatality incidents. J Forensic Leg Med 15:78–88. https://doi.org/10.1016/j.jflm.2007.04.007

Dawidson I (2007) Identification of the Swedish Tsunami victims in Thailand. Forensic Sci Int 169(1):S47–S48

Ferreira STG, Kuser HH, Garrido RG et al (2011) Floods and mudslides in the State of Rio de Janeiro and a plane crash in the Brazilian Amazon rain forest: a study of two different experiences in disaster victim identification (DVI). Forensic Sci Int Genet Suppl Ser 3:e156–e117

Fuhrmann A, Schreiner U, Lockemann U, Püschel K, Rother U (2001) Identifikation unbekannter Toter durch odontologische Untersuchungen. Dent Rec 11:37–41

Gill J (2006) 9/11 and the New York City Office of Chief Medical Examiner. Forensic Science and Medical Pathology 2:29–32

Harcke HT, Bifano JA, Koeller KK (2002) Forensic Radiology, response to the Pentagon attack on September 11, 2001. Radiology 223(1):7–8. https://doi.org/10.1148/radiol.2231011850

Interpol AFIS Expert Group (2010) Fingerprint standards. http://www.interpol.int/INTERPOL-expertise/Forensics/DVI (last accessed 26 March 2013). https://doi.org/10.3768/rtipress.2010.pb.0001.1005

Interpol Tsunami Evaluation Working Group (2010) The DVI response to the South East Asian Tsunami between December 2004 and February 2006. http://www.interpol.int/INTERPOL-expertise/Forensics/DVI (last accessed 26 March 2013). https://doi.org/10.3768/rtipress.2010.pb.0001.1005

James H, Ball J, Benthaus S et al (2005) Thai tsunami victim identification—overview to date. J Forensic Odontostomatol 23:1–18

Körner M, Geyer LL, Wirth S, Reiser MF, Linsenmaier U (2011) 64-MDCT in mass casualty incidents: volume image reading boosts radiological workflow. AJR 197(September):W399–W404

Krompecher T, Brandt-Casadevall C, Horisberger B, Perrier M, Zollinger U (2000) The challenge of identification following the tragedy of the Solar Temple (Cheiry/Salvan, Switzerland). Forensic Sci Int 110(3):215–226. https://doi.org/10.1016/S0379-0738(00)00176-6

Lessig R, Benthaus S (2003) Forensische Odonto-Stomatologie. Dent Rec 13:161–169

Lessig R, Prinz M. Mass disaster victim identification. In: Madea B (ed) Handbook of forensic medicine, 1st edn. https://doi.org/10.1364/OE.26.029769

Lessig R, Aspinall L, Bratzke H (2009) Identifizierungstätigkeit bei Massenunfällen und Katastrophen—Aktuelle Standards. Dent Rec 19:209–211

Levy AD, Harcke HT, Mallak CT (2010) Postmortem imaging MDCT features of postmortem change and decomposition. Am J Forensic Med Pathol 31:12–17. https://doi.org/10.1097/PAF.0b013e3181c65e1a

Lichtenstein JE, Madewell JE (1982) Role of radiology in the study and identification of casualty victims. Der Radiol 22:352

Meyer HJ (2003) The Kaprun cable car fire disaster—aspects of forensic organisation following a mass fatality with 155 victims. Forensic Sci Int 138:1–7. https://doi.org/10.1016/S0379-0738(03)00352-9

Morgan B, Adlam D, Phil D, Robinson C, Pakkal M, Rutty GN (2014) Adult post-mortem imaging in traumatic and cardiorespiratory death and its relation to clinical radiological imaging. Br J Radiol April 87(1036):20130662. https://doi.org/10.1259/bjr.20130662

Nye PJ, Tytle TL, Jarman RN, Eaton BG (1996) The role of radiology in the Oklahoma City bombing. Radiology 200:541. https://doi.org/10.1148/radiology.200.2.8685354

Peschel O, Lessig R, Grundmann C, Peter J, Tsokos M (2005) Tsunami 2004—Rechtsmedizinsche Erfahrungen aus dem Einsatz der Identifizierungskommission in den ersten Tagen in Thailand. Dent Rec 15:430–437

Prinz M, Carracedo A, Mayr WR et al (2007) ISFG: Recommendations regarding the role of forensic genetics for disaster victim identification (DVI). Forensic

Sci Int Genet 1:3–12. https://doi.org/10.1016/j.fsigen. 2006.10.003

Püschel K (2007) Schöne neue Welt von Virtopsy®, Autopsy Imaging, Radiosektion und Nekroradiologie. Dent Rec 17:5–6

Soomer H, Ranta H, Penttilä A (2001) Identification of victims from the M/S Estonia. Int J Leg Med 114(4–5):259–262

Thali MJ, Viner MD, Brogdon BG (2011) Brogdon's forensic radiology, 2nd edn. CRC Press, Boca Raton, FL. https://doi.org/10.1016/j.chom.2011.12.001

Tsokos M, Lessig R, Grundmann C, Benthaus S, Peschel O (2006) Experiences in tsunami victim identification. Int J Leg Med 120:185–187. https://doi.org/10.1007/ s00414-005-0031-4

Viner MD, Rock C, Hunt N, Martin AW, MacKinnon G (2006) Forensic radiography, response to London suicide bombing on 7th July 2005. Proceedings of the American Academy of Forensic Sciences 58th Scientific Meetings, Seattle, WA, p 176

Virtopsy Team, Oesterhelweg L (2007) Atmosphere of departure in forensic medicine? Dent Rec 17:40–43

Walsh M, Reeves P, Scott S (2004) When disaster strikes; the role of the forensic radiographer. Radiography 10:33e43

Williamson HM (2011) Disaster management mobile protocols: a technology that will save lives. Am J Disaster Med 6(1):55–64

第23章

溺死的尸检成像

费代里卡·韦尔努乔（Federica Vernuccio）

斯特凡尼娅·泽尔博（Stefania Zerbo）

多纳泰拉·皮西奥尼里（Donatella Piscionieri）

费代里科·米迪里（Federico Midiri）

朱塞佩·洛雷（Giuseppe Lo Re）

马西莫·米迪里（Massimo Midiri）

安东尼娜·阿尔戈（Antonina Argo）

23.1　引　言

溺死的诊断是法医学领域中最困难的问题之一,因为尸检发现往往不具体,而实验室检查也受到科学界的争议。这一领域的主要目标是确定受害者是否死于"真正的"溺水。关于死亡原因,这可能是无意的、自然的、由自杀或他杀引起的,也可能是不确定的[1-3]。

对于从水中打捞出来的尸体,我们首先需要确定死者是生前溺死还是死后入水。如果死亡发生在浸入水中后,可能是暴露于水中低温致死,也可能是入水后发生的损伤或者是由于水被吸入肺部而导致真正溺死。

为了充分了解溺水者死亡的时间和原因,必须考虑到许多特征,包括评估溺水者生前的疾病(如缺血性心脏病、脑血管病、癫痫、心律失常等)、尸检结果、化学和生物试验(即硅藻试验),以及尸体中发现的损伤,因为致命性骨折可能是导致和解释一些死后溺水者的原因。

由于这些因素,从水中发现尸体的研究包含了许多常规尸检和生物/死亡化学方法难以解决的法医学问题。在常规尸检之前进行的尸检成像可能是诊断溺死的有用工具[4]。

F. Vernuccio (✉) G. Lo Re·M. Midiri

Dipartimento di Biomedicina, Neuroscienze, Diagnostica Avanzata(BIND), University of Palermo, Palermo, Italy

e-mail: massimo.midiri@unipa.it

S.Zerbo·D.Piscionieri·A.Argo

Department of Sciences for the Promotion of Health and Maternal and China Care "G.D'Alessandro",University of Palermo,Italy

e-mail: sefania.zerbo@unipa.it; antonella.argo@unipa.it

F.Midiri

Dipartimento di Biomedicina, Neuroscienze, Diagnostica Avanzata(BIND), University of Palermo, Palermo, Italy

Department of Sciences for the Promotion of Health and Maternal and Child Care"G.D'Alessandro", University of Palermo, Italy

23.2　溺死对呼吸系统影响的病理生理学

在充分了解溺死的病理生理学机制后,可以充分理解成像结果。

溺死是一种窒息的形式,由于口鼻被吸入呼吸道的液体阻塞而妨碍了呼吸作用。在突然浸入冷水的情况下,受害者可能会因皮肤受到刺激而产生条件反射,深吸一口气而吸入水。另一种可能的情况是,血液中的二氧化碳含量增加,刺激呼吸中枢,导致液体吸入呼吸道,并进入肺泡[5]。肺泡壁上有毛细血管,这使得进入肺泡的液体与血液进行交换。

考虑到血液通常含有 0.9% P/V 的氯化钠,当溺死发生在淡水(0.6% 氯化钠)中时,水从肺部进入血液(几分钟后进入血液的水甚至超过吸入水的 30%—50%)导致其体积增加、血液稀释,从而导致溶血[6,7]。此外,淡水会使肺泡膜变性,导致肺泡塌陷[8,9]。这些血容量过载和肺泡氧交换减少将导致缺氧性脑损伤和心脏缺氧、室性心动过速/纤维性颤动和死亡[9]。

相反,一方面,当溺死发生在海水中(约 3.5% 氯化钠)时,水会从血液中进入肺泡,引起肺泡/肺间质水肿和血液浓缩,血容量不足,并由此引起缺氧;另一方面,钠盐会从肺泡进入血液,引起高钠血症。此外,海水淹溺时,水会稀释肺泡表面活性物质[6,7]。由于这些原因,海水淹溺时肺部通常比淡水淹溺时重,而且海水淹溺与淡水淹溺相比,左心血中的 Ca^{2+}、Cl^-、Mg^{2+} 和 Na^+ 水平会增加[10]。

生前溺死时肺泡膜的变化是理解著名的硅藻试验的重要生理病理关键:在生前溺死(活体入水)实验中,由于受害人在水中呼吸,硅藻会随水进入肺部,在肺泡膜破裂(变性/稀释)后,硅藻可能被推入肺静脉和右心,并被泵入外周器官和体液中。在死后入水实验中,由于受害者没有呼吸,肺泡膜没有破裂,硅藻留在肺部,在周围器官或体液中没有显示。在外周组织(尤其是骨髓)中发现大量硅藻,表明受害人是生前溺死[11,12]。

应首先检查肺部,因为如果肺部没有硅藻,其他器官也很可能没有硅藻。

因为获得合适的样本至关重要,所以尸检和进行硅藻试验的实验室之间需要密切合作和沟通[13]。此外,数据解释并不总是有结论性的。其目的是将发现尸体所在水域的硅藻剖面与组织样本中类似硅藻的存在(如有)进行比较。由于在对照组和溺死案例之间缺乏标准化的方案和可靠的硅藻分界值,法庭上不能接受硅藻试验对溺水进行的最终诊断,但它是诊断溺死的有用辅助工具[1]。

溺死后呼吸道的肉眼检查结果包括:

——在上呼吸道,溺水液与水肿液、支气管分泌物和肺表面活性剂的混合物会产生泡沫状液体,由于溺水时呼吸困难,这种液体可能会到达鼻孔和口腔,呈现"蕈样"泡沫[1]。然而,这一发现在心源性肺水肿、癫痫、药物中毒和电击中也可以检测到[1]。

——关于肺部,在大体检查时发现肺水肿和过度扩张,也称之为"水性肺气肿",它们的表面苍白、斑驳,有红色和灰色区域,填满胸腔,在胸膜表面留下肋骨印记;在 5%—60% 的溺死案例中,会出现胸膜下出血,也称为 Paltauf 斑/溺死斑(Paltauf's spots)(图 23.1)[1]。

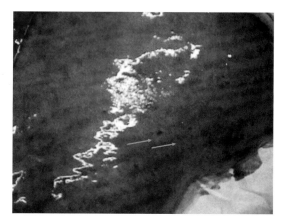

图 23.1　溺水者死后肺部检查时的 Paltauf 斑(箭头)

除 HE 常规检查外,免疫组织化学染色可显著提高诊断水平[14-17](图 23.2 和图 23.3)。

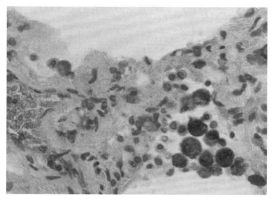

一名 37 岁男子意外溺死的组织学标本(放大倍数 40 ×);可以观察到肺泡组织过度充气。

图 23.2　肺组织 CD68 染色显示肺泡间隔处有巨噬细胞(棕色)

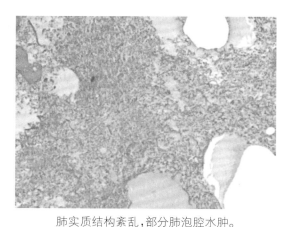

肺实质结构紊乱,部分肺泡腔水肿。

图 23.3　组织学标本(放大倍数 ×20,HE)显示肺水肿
图 23.2 的同一案例。

23.3　干性溺水与湿性溺水的区别

为了充分理解溺水的病理生理学,我们需要区分干性溺水和湿性溺水。

干性溺水占所有溺水事件的15%,当肺部无法从空气中提取氧气时就会发生。这是由于水流入喉部导致喉痉挛,使受害者呼吸更深,试图迫使空气进入痉挛的喉部。因此,在干性溺水中,肺部没有明显的液体存在[10]。

湿性溺水或典型溺水的特点是吸入大量液体而进入肺部,上述后果取决于吸入液体的类型。

其他不太常见的溺水类型有以下两种[10]:

—继发性溺水(占所有溺水事件的2%—5%),一般是在溺水(因浸水而窒息的最初存活时间至少超过24小时)之后的一段时间的相对安宁的生活后发生的。

—水中毒或浸没综合征(占所有溺水者的1%—2%),死亡原因是浸没在冷液体中后,由于刺激身体表面或黏膜表面的神经而导致迷走神经抑制,心搏骤停。

23.3.1 溺水死亡的身体变化:除了肺部还有什么

溺水的诊断不仅需要评估肺部,还需要考虑其他特征。

23.3.2 皮肤变化:尸体的腐败

根据尸体在水中停留的时间长短,尸体可能有不同程度的变化。若死者在水中的时间超过1—2小时,则手和脚底通常会呈现"洗衣妇"外观(图23.4)[1]。

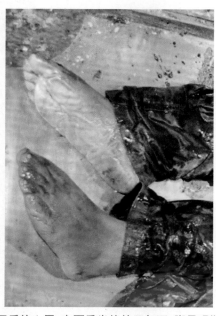

图23.4　溺死后约1周,在夏季炎热的天气下,脚呈现"洗衣妇"外观

当尸体漂浮时,暴露在空气中的组织可能会遭到破坏和木乃伊化,而浸泡在水中的身体部分则会发生尸蜡化现象,这是由于细菌分解和脂肪组织氢化而产生的蜡样腐烂[18]。海洋清道夫生物的存在可能会加速尸体的分解和白骨化,而藻类的定居和暴露可能会导致绿色或黑色的变色(图 23.5)[1,19-22]。

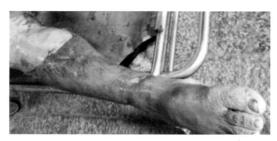

图 23.5　溺死后约 1 周,在夏季炎热天气下,从海水中打捞出的尸体出现红黑皮肤变色

在尸体严重腐败的情况下,通过 CT 的尸检成像可能有助于识别和局部评估内脏(图 23.6)。

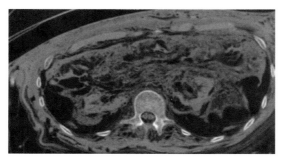

图 23.6　轴位 CT 影像显示,在海难数月后找到的遇难者尸体后部皮肤被浸软,主要可见于右侧,躯干处尸蜡化;尽管随着腐烂程度的加深,但两者都可以检测到

关于心血管系统,吸入液体会导致肺循环阻塞,从而导致右心和大静脉扩张[23]。另外,急性低氧血症会导致儿茶酚胺释放,因此会首先出现心动过速和高血压,然后出现心动过缓和低血压[1,24]。最后,对溺死的尸体血液中浮游细菌的研究似乎反映了吸入液体的类型[25]。有报道称,在 PMCT 的引导下进行同轴切割针活检,可用于采集体内组织样本进行浮游细菌聚合酶链反应(polymerase chain reaction,PCR)研究[26]。

关于胃肠道,3/4 的案例在胃中都检测到了液体和异物,如沙子、泥土或杂草,而 1/4 的案例在肠道中发现液体和异物[10]。然而,考虑到受害者生前摄入液体的可能性,对消化道内存在的液体评估应该包括比较这种液体的性质。

关于中枢神经系统,当大脑缺氧超过 3 分钟时,可能会发生缺血性损伤,而在发生不可逆的神经元损伤之前,估计有 4—6 分钟的窗口期[1,27]。

23.4　溺水诊断中的法医放射学:一个系统的方法

CT 评估方法是一种系统且带有强制性的方法,用来发现可能得出正确诊断的多种不同特征[28]:一方面,它可以评估是否存在可能导致死后入水的致命身体损伤;另一方面,通过区分淡水和海水,它可以评估许多可能有助于诊断生前溺死的特征(图23.7)。下面将就以下特征对生前溺死进行讨论。

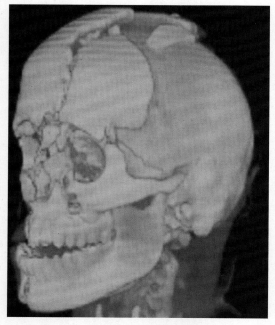

图 23.7 在溺水者中发现致死性的颅骨骨折

23.4.1 头部 – 呼吸系统

溺水者上颌窦、蝶窦、筛窦和额窦均有液体,尽管这一发现可能仅被认为是溺死的指示性而非诊断性特征[29-31]。正如川澄(Kawasumi)等人[32]所阐明的那样,溺死者的窦液量明显大于非溺死者,窦液密度明显低于非溺死者。此外,虽然海水淹溺和淡水淹溺的鼻窦液体体积没有显著差异,但海水淹溺的鼻窦液体密度明显高于淡水淹溺,候选截断值为37.77 UH(敏感性77%,特异性72%)[33]。然而,在考虑湿溺、干溺与非溺尸体的区分时,已证实两者鼻窦内流体密度没有显著差异,尽管湿溺尸体的平均密度略低于干溺尸体和非溺尸体[34]。

关于颞骨,50%的案例会出现中耳黏膜和乳突小房的出血,一般为双侧出血。这是由于气压伤和吸入液体通过咽鼓管进入中耳造成的[1]。然而,这些颞骨出血并不是溺死的特例,因为在上吊、勒死、一氧化碳中毒、药物过量和头部受伤的情况下也会出现这种情况[10]。

在大多数溺死尸体中,从鼻腔到二阶支气管的所有上呼吸道中也会发现液体(图23.8至图23.10)。此外,有时会在气道中发现贝壳碎片,而在外周支气管中也会遇到。后一项发现可能表明,死者主动吸入水和贝壳碎片,从而得出生前溺死的结论[35,36]。

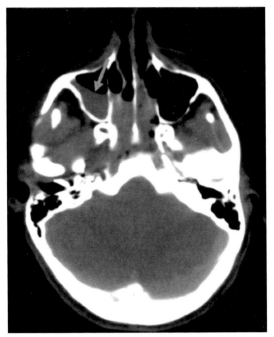

一具溺死尸体的右上颌窦内的气-液平面(箭头)。

图 23.8　带有软组织窗口的头部轴位 CT 影像

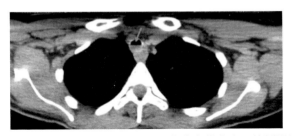

气管内有气-液平面(箭头);在溺死尸体的食管内也可检测到液体。

图 23.9　轴位 CT 影像

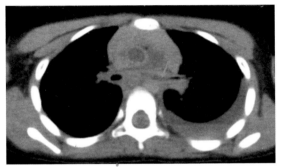

左主支气管(箭头)内有液体。

图 23.10　胸部轴位 CT 影像

　　评估呼吸系统的下一步是研究溺水时观察到的实质器官变化。可见的实质器官改变可分为两类：磨玻璃样混浊和实变。磨玻璃样混浊在溺死尸体中更常见，表现为肺混浊程度增加，并可观察到支气管和血管边缘[37]。典型的镶嵌图案是灌注与通气不匹配造成的：磨玻璃样混浊区对应高灌注区，镶嵌外观为高灌注区和低灌注区交替出现，较透亮区对应肺气肿[38]。不常观察到的器官实变，表现为在血管和气道壁边缘未保留的情况下，实质衰减均匀增加。一个可以评估的参数是支气管动脉系数，它是计算出的支气管直径与肺动脉直径之间的分数。由于支气管痉挛，该参数在溺水尸体中明显较低[38]。

　　因此，在胸部 CT 中，经典的放射学发现包括全鼻窦液、乳突小房液、声门下气管和支气管液，以及肺内带有间隔线的磨玻璃样混浊，肺尖和肺门周围有广泛的"绒毛状"不透明区域增加，且有融合的趋势（图 23.11）[4,29,39,40]。由于尸体自然的死后变化，经过一段时间后，肺充血和水肿的出现和进展会发生变化[41]。

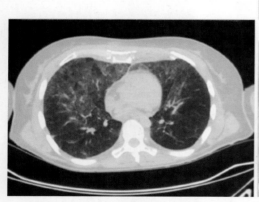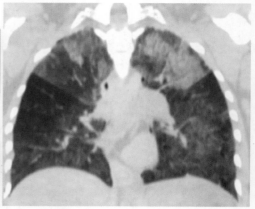

空难后溺水，肺实质内有双侧斑块状的磨玻璃样混浊区域。

图 23.11　对一名空难受害妇女进行的轴位和冠状位 CT 影像

　　最后，溺死时常有胸腔积液，与淡水淹溺相比，在海水淹溺中会更常见[37]。胸腔积液的电解质分析，主要是 Na^+、K^+ 和 Cl^- 的分析，可作为判断溺死是发生在海水还是淡水里的指标[29,42,43]。

23.4.2　呼吸系统以外的胸腔

　　肺部过度膨胀可能会导致膈膜位置降低，这主要用膈膜圆顶的肋骨水平来评估，主要参考右半膈，因为其位置相较左半膈更为固定[37]。考虑到血管结构，上述淡水淹溺后的血液稀释导致下腔静脉和右心房的平均密度降低，右心房的血液密度低于 55 就表明是血液稀释[37,38]。最后，在淡水淹溺的受害者中发现过多的心包液（主要位于前部）[37]。

23.4.3 消化系统

溺水经常导致受害者主动吞咽或偶尔被动地让水流入上消化道,尽管后者极为罕见。与非溺水死亡者相比,溺水死亡者食管、胃和十二指肠中的液体更常见[37,38]。消化道中没有水可能意味着溺水导致的死亡很快速或死于溺水前[26],这应该引起对可能的死后入水的调查。

使用 CT 评估胃内液体内容物时,可能会遇到病理学家熟知的 Wydler 征:将整个胃内容物收集在烧杯中放置 1 小时,内容物分为 3 层,上层为泡沫,中层为液体,底部为固体成分[10]。这些多层胃内容物,具有不同的 CT 外观和密度,在某些溺水案例的 CT 上也会遇到。特别是,CT 可以识别顶部的空气、第二层的泡沫、第三层的流体和底部的固体碎片(图 23.12)[37]。

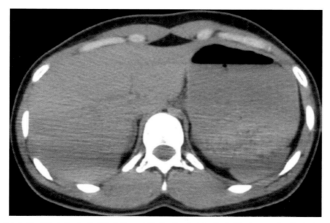

胃内的多层内容物呈现不同的密度:胃底密度较高,顶部有空气。

图 23.12　腹部轴位 CT 影像

最后,作为血液稀释的另一个标志,与非溺水者相比,溺水者的脾脏尺寸和密度明显降低,尽管尚未确定临界值[37]。

23.5　生前与死后损伤

从水中打捞出的尸体可能会显示出不同的生前或死后损伤,对它们的识别和区分可能对确定死亡原因和方式具有决定性意义[44]。

因落水(由于直接撞击水面或撞击岩石、悬崖、桥梁或船只等物体)而造成的生前损伤可能是独立的,也可能与受害者到达水面之前的溺死是一致的。这些类型的损伤可能包括严重的头颈部损伤、皮肤损伤、肌肉撕裂、骨折(图 23.13)或内脏破裂[1]。一旦受害者落入水中或在水中有一会儿时,发生的就是死后损伤,其范围包括从因撞击任何材料或船底而造成的损伤到因海洋捕食者的攻击而造成的损伤[1]。

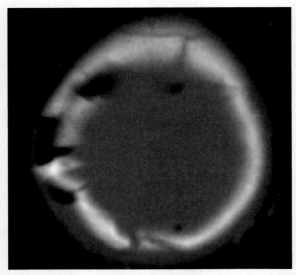

骨窗可以识别多处头部骨折,并将其与正常的颅骨缝区分开来;脑积水也很明显。

图 23.13　空难儿童遇难者的头部轴位 CT 影像

23.6　结　论

　　2003 年,一组国际专家就统一溺水相关定义和尸检报告的指南达成一致[45]。从那时起,法医放射学在 PMCT 诊断和评估溺死方面的应用越来越广泛。然而,尸检结果必须与溺死的可能病理生理机制有关,必须采用多学科方法来比较、统一尸检和 CT 的结果。

1. Tsokos M (2005) Forensic pathology reviews, vol 3. Humana Press, Totowa. (Macroscopical, Microscopical, and Laboratory Findings in Drowning Victims. A Comprehensive Review. Philippe Lunetta, MD and Jerome H. Modell, MD, DSc (Hon) Forensic Pathology Reviews, Vol. 3 Edited by: M. Tsokos © Humana Press Inc., Totowa, NJ)

2. Asl N, Taftachi F, Memarian A, Kordrostami R, Zavareh F, Mehrpisheh S (2016) A 37-year-old woman found dead in a Jacuzzi: a case report. Med Leg J 84(3):159–161

3. Murayama M, Takahashi Y, R S, Watanabe K, Takahashi K, Kubo R, Kuninaka H, Kominato Y (2015) Characterization of five cases of suspected bathtub suicide. Leg Med (Tokyo) 17(6):576–578

4. Levy AD, Harcke HT, Getz JM, Mallak CT, Caruso JL, Pearse L, Frazier AA, Galvin JR (2007) Virtual autopsy: two- and three-dimensional multidetector CT findings in drowning with autopsy comparison. Radiology 243(3):862–868

5. Pearn J (1985) Pathophysiology of drowning. Med J Australia 142:586–588

6. Swann HG, Brucer M, Moore C, Vezien BL (1947) Fresh water and sea water drowning: a study of the terminal cardiac and biochemical events. Tex Rep Biol Med 5:423–437

7. Swann HG, Brucer M (1949) The cardiorespiratory and biochemical events during rapid anoxic death. VI. Fresh water and sea water drowning. Tex Rep Biol Med 7:604–618

8. Lawler W (1992) J Clin Pathol 45:654–659

9. Prahlow JA, Byard RW (2012) Atlas of forensic pathology: for police. Forensic Scientists, Attorneys, and Death Investigators

10. Aggrawal A (2016) APC forensic medicine and toxicology for MBBS. Avichal, New Delhi. ISBN: 978-81-7739-491-7

11. Zhao J, Ma Y, Liu C, Wen J, Hu S, Shi H, Zhu L (2016) A quantitative comparison analysis of diatoms in the lung tissues and the drowning medium as an indicator of drowning. J Forensic Legal Med 42:75–78

12. Rácz E, Könczöl F, Tóth D, Patonai Z, Porpáczy Z, Kozma Z, Poór VS, Sipos K (2016) PCR-based identification of drowning: four case reports. Int J Legal

Med 130(5):1303–1307

13. Sheaff MY, Hopster DJ (2005) Post mortem technique handbook, 2nd edn. Springer, London

14. Du Chesne A, Cecchi Mureani R, Puschel K, Brinkmann B (1996) Macrophage subtype patterns in protracted asphyxiation. Int J Legal Med 109:163e6

15. Vacchiano G, D'Armiento F, Torino R (2001) Is the appearance of macrophages in pulmonary tissue related to time of asphyxia? Forensic Sci Int 115:9–14

16. Strunk T, Homaker D, Schulz R, Brinkmann B (2010) Reaction patterns of pulmonary macrophages in protracted asphyxiation. Int J Legal Med 124:559e68

17. Dettmeyer RB (2011) Forensic histopathology: fundamentals and perspectives. Springer, Berlin

18. Byard RW (2016) Adipocere-the fat of graveyards. Am J Forensic Med Pathol 37(3):208–210

19. Gotouda H, Takatori T, Terazawa K, Nagao M, Tarao H (1988) The mechanism of experimental adipocere formation: hydration and dehydrogenation in microbial synthesis of hydroxy and oxo fatty acids. Forensic Sci Int 37:249–257

20. Sorg MH, Dearborn JH, Monahan EI, Ryan HF, Sweeney KG, David E (1997) Forensic taphonomy in a marine context. In: Haglund WD, Sorg MH (eds) Forensic taphonomy. The postmortem fate of human remains. CRC Press, Boca Raton, FL, pp 567–604

21. Haglund WD, Sorg MH (2002) Human remains in aquatic environment. In: Haglund WD, Sorg MH (eds) Advances in forensic taphonomy. Method, theory, and archeological perspectives. CRC Press, Boca Raton, pp 201–218

22. Takatori T (2001) The mechanism of human adipocere formation. Legal Med (Tokyo) 3:193–204

23. Vij K. Textbook of forensic medicine & toxicology: principles & practice, 5th Ebook. ISBN: 9788131236239. Imprint: Elsevier India

24. Omar HR, Mirsaeidi M, Bosco G, Morgan K, Dalvi P, Helal E, Mangar D, Camporesi EM (2017) Cardiovascular complications and mortality determinants in near drowning victims: a 5-year retrospective analysis. J Crit Care 37:237–239

25. Kakizaki E, Kozawa S, Imamura N, Uchiyama T, Nishida S, Sakai M, Yukawa N (2011) Detection of marine and freshwater bacterioplankton in immersed victims: post-mortem bacterial invasion does not readily occur. Forensic Sci Int 211(1–3):9–18

26. Rutty GN, Johnson C, Amoroso J, Robinson C, Bradley CJ, Morgan B (2017) Post-mortem computed tomography coaxial cutting needle biopsy to facilitate the detection of bacterioplankton using PCR probes as a diagnostic indicator for drowning. Int J Legal Med 131(1):211–216

27. Nucci MP, Lukasova K, Sato JR, Amaro E (2017) Brain injury after moderate drowning: subtle alterations detected by functional magnetic resonance imaging. Brain Imaging Behav 11(5):1412–1421

28. Iino M, Aoki Y (2016) The use of radiology in the Japanese tsunami DVI process. JFRI 4:20–26

29. Lo Re G, Vernuccio F, Galfano MC, Picone D, Milone L, La Tona G, Argo A, Zerbo S, Salerno S, Procaccianti P, Midiri M, Lagalla R (2015) Role of virtopsy in the post-mortem diagnosis of drowning. Radiol Med 120:304–308

30. Kawasumi Y, Kawabata T, Sugai Y, Usui A, Hosokai Y, Sato M, Saito H, Ishibashi T, Hayashizaki Y, Funayama M (2012) Assessment of the relationship between drowning and fluid accumulation in the paranasal sinuses on post-mortem computed tomography. Eur J Radiol 81(12):3953–3955

31. Biljardta S, Brummela A, Tijhuisa R, Sieswerda-Hoogendoornb T, Beenenb LF, van Rijnb RR (2015) Post-mortem fluid stasis in the sinus, trachea and mainstem bronchi; a computed tomography study in adults and children. J Forensic Radiol Imaging 3:162–166

32. Kawasumi Y, Kawabata T, Sugai Y, Usui A, Hosokai Y, Sato M, Saito H, Ishibashi T, Hayashizaki Y, Funayama M (2013) Diagnosis of drowning using post-mortem computed tomography based on the volume and density of fluid accumulation in the maxillary and sphenoid sinuses. Eur J Radiol 82(10):e562–e566

33. Kawasumi Y, Usui A, Sato Y, Sato Y, Daigaku N, Hosokai Y, Hayashizaki Y, Funayama M, Ishibashi T (2016) Distinction between saltwater drowning and freshwater drowning by assessment of sinus fluid on post-mortem computed tomography. Eur Radiol 26(4):1186–1190

34. Lundermose SB, Jacobsen C, Jakobsen LS, Lynnerup N (2015) Exact volumetric determination of fluid in the paranasal sinuses after drowning. J Forensic Radiol Imaging 3:111–116

35. Bolliger S, Ross S, Marino L, Thali MJ, Schweitzer W (2015) Shell fragment aspiration seen at post-mortem computed tomography indicating drowning. J Forensic Radiol Imaging 3:87–90

36. Arun Babu T, Ananthakrishnan S (2013) Unusual presentation of sand aspiration in a 14-mo-old child. Indian J Pediatr 80(9):786–788

37. Vander Plaetsen S, De Letter E, Piette M, Van Parys G, Casselman JW, Verstraete K (2015) Post-mortem evaluation of drowning with whole body CT. Forensic Sci Int 249:35–41

38. Christe A, Aghayev E, Jackowski C, Thali MJ, Vock P (2008) Drowning—post-mortem imaging findings by computed tomography. Eur Radiol 18(2):283–290

39. Hyodoh H, Terashima R, Rokukawa M, Shimizu J, Okazaki S, Mizuo K, Watanabe S (2016) Experimental drowning lung images on postmortem CT—difference between sea water and fresh water. Leg Med (Tokyo) 19:11–15

40. Usui A, Kawasumi Y, Funayama M, Saito H (2014) Postmortem lung features in drowning cases on computed tomography. Jpn J Radiol 32(7):414–420

41. Shiotani S, Kobayashi T, Hayakawa H, Kikuchi K, Kohno M (2011) Postmortem pulmonary edema: a comparison between immediate and delayed postmortem computed tomography. Leg Med (Tokyo) 13(3):151–155

42. Usumoto Y, Sameshima N, Hikiji W, Tsuji A, Kudo K, Inoue H, Ikeda N (2009) Electrolyte analysis of pleural effusion as an indicator of drowning in seawater and freshwater. J Forensic Legal Med 16(6):321–324

43. Yajima D, Saito H, Sato K, Hayakawa M, Iwase H (2013) Diagnosis of drowning by summation of sodium, potassium and chloride ion levels in pleural effusion: differentiating between freshwater and seawater drowning and application to bathtub deaths.

Forensic Sci Int 233(1–3):167–173

44. Szeremeta M, Janica JR, Niemcunowicz-Janica A, Pepinski W (2013) Fatal drowning as a result of an airplane crash—case report. Forensic Sci Int 226(1–3):e12–e15

45. Idris AH, Berg RA, Bierens J, Bossaert L, Branche CM, Gabrielli A, Graves SA, Handley AJ, Hoelle R, Morley PT, Papa L, Pepe PE, Quan L, Szpilman D, Wigginton JG, Modell JH (2003) American Heart Association. Recommended guidelines for uniform reporting of data from drowning: the "Utstein style". Circulation 108(20):2565–2574

成人猝死的尸检成像

斯特凡尼娅 · 泽尔博（Stefania Zerbo）

安布拉 · 迪 · 皮亚扎（Ambra Di Piazza）

安东尼奥 · 平托（Antonio Pinto）

安东尼奥 · 瓜亚纳（Antonio Guajana）

安东涅塔 · 兰扎罗内（Antonietta Lanzarone）

埃尔薇拉 · 文图拉 · 斯帕尼奥洛（Elvira Ventura Spagnolo）

安东尼娜 · 阿尔戈（Antonina Argo）

马西莫 · 米迪里（Massimo Midiri）

24.1 冠状动脉病理学

在健康人群中，有 1% 的人患有冠状动脉异常[1]。

最常见的异常包括：冠状动脉起源于 Valsalva 对侧窦或对侧冠状动脉，并沿主动脉后、动脉间、肺前、壁内或跨间隔走行；从主动脉起具有高起点的冠状动脉；冠状动脉瘘和冠状动脉重复畸形。虽然这些异常是年轻人猝死的第二常见原因[1-4]，但血流动力学上的意义并不常见。

常见导致猝死的异常是冠状动脉起源于肺动脉、Valsalva 对侧窦或具有壁内或动脉间走行的对侧冠状动脉和瘘管。

活体计算机断层扫描血管造影（computed tomography angiography，CTA）是一种有用的成像技术，可以对冠状动脉的形态和走形进行最佳评估。

S. Zerbo (✉) · A. Di Piazza · A. Lanzarone · E. Ventura Spagnolo · A. Argo
Department of Sciences for the Promotion of Health and Maternal and Child Care "G. D'Alessandro", University of Palermo, Palermo, Italy
e-mail: stefania.zerbo@unipa.it; elvira.ventura@unipa.it; antonella.argo@unipa.it

A. Pinto
Department of Radiology, Cardarelli Hospital, Naples, Italy

A. Guajana
Department of Radiology, Policlinic Hospital, Palermo, Italy

M. Midiri
Department of Biopathology and Medical Biotechnologies, University of Palermo, Palermo, Italy
e-mail: massimo.midiri@unipa.it

成人猝死的最常见原因与心血管疾病有关。常规尸检和尸检成像都提供了关于组织形态的静态信息,也可以使用 PMCTA 对冠状动脉进行管腔检查,已证明这样做相当于尸检[5-8]。

然而,PMCTA 并没有提供任何关斑块内病理如破裂或出血的信息[9]。

此外,考虑到心律失常可能是直接原因,即使存在狭窄或血栓[10],在尸检过程中也很难将死亡原因归于冠状动脉疾病。

当怀疑冠状动脉综合征是死亡原因时,进行 PMCTA 是有用的,因为在压力下注射造影剂可以显示钙化区域的管腔通畅情况。在尸检时,同一部位可被定义为严重狭窄[6]。

此外,如果与活体相比,狭窄的定性评估不能与临床意义相关[11],严重的冠状动脉疾病也并不总是伴随着冠状动脉阻塞[12]。

最近,可以通过直接测量狭窄处的压力变化来了解其是否显著。这是通过使用"压力导丝"来实现的,它有助于定义血流储备分数[13]。

有文献报道,通过将导管插入尸体冠状动脉,包括测量腔内压力的"压力导丝"和提供高分辨率"虚拟组织学"影像的光学相干断层扫描(optical coherence tomography,OCT)的导管,也有可能获得相同类型的分析[14]。

当需要纯血管信息时,PMCTA 非常有用,但要重点关注两个很重要的相关问题。第一个问题是泵入造影剂在所需的时间内在身体周围发生分散,这会降低影像的对比度。第二个问题与间隙的渗透压变化有关,这可能导致水肿和组织学变化,从而影响尸检结果[10]。

在 PMMRI 中,无须血管造影即可获得冠状动脉信息,仅使用没有"化学位移"伪影作为血管狭窄的标志[15]。

然而,诊断必须通过视觉和(或)组织学的确认,以排除死后伪影[9]。

24.2　局部缺血性心脏病

在最近发表的一项研究中,范哈博斯特(Vanhaebost)等人在一系列案例中取 40 例证明,从多阶段 PMCTA 获得的影像可以识别心肌梗死区域;然而在法医病理学中,心肌梗死的识别是基于形态学的发现(通过尸检、组织学和免疫组织化学获得)和生化检测的结果。如前所述,PMCTA 在冠状动脉成像和管腔狭窄的评估中非常有用,但在本研究中,学者证明心肌内以造影剂增强为特征的心肌区域(造影剂的射线不透性增加超过 95 HU)可能提示心肌梗死。在这项研究中,40 名患者中有 37 名患者的心肌增强与局部缺血相关。在其他 3 名患者中,心肌的增强与肌钙蛋白 T 和肌钙蛋白 I 水平升高以及心肌缺血相关,但在这些病例中,心肌增强与其他死亡原因相关,如感染性休克、肺栓塞和严重冠状动脉疾病患者的创伤[16]。

由于其固有的特点,PMMRI 在心肌缺血评估中的应用非常有用。

正如杰科夫斯基(Jackowski)等人报道的那样,在一项针对 8 例心肌梗死死亡案例的研究中,非增强 PMMRI 方法有助于对心肌梗死进行分类[17]。

导致死亡的超急性缺血并未让心肌组织发生改变,因此只能识别新发生的冠状动脉闭塞。此外,由于冠状动脉闭塞和死亡之间的时间较短,尸检和非增强 PMMRI 可能都无法识别心肌变化。

一方面,急性心肌缺血组织学上的特点是中央坏死、外周水肿和细胞变性,这会导致不同的信号行为。坏死的特征是 T_2W、STIR 和 FLAIR 序列呈低信号。另一方面,梗死后出血在 T_1W 序列上呈高信号。通过 T_2W、STIR 和 FLAIR 序列中信号增强可以识别心外膜下受累,而在 T_1W 序列中则不显著。这种效应是由于周围区域的水肿和细胞变性造成的。

亚急性心肌缺血在 T_2W、STIR 和 FLAIR 序列上表现为高信号,而在 T_1W 序列上信号不改变。

慢性心肌梗死的所有序列均表现为信号丢失,其特征是从 T_2 降到 STIR 序列,从 FLAIR 序列降到 T_1。

当导致急性心功能不全或产生致命的室性心动过速时,亚急性梗死和慢性梗死可被视为死亡原因[17]。

PMCTA 和 PMMRI 均伴有血栓转移的风险。此外,他们无法区分血栓是生前就有的还是死后人为造成的[9]。

24.3 肺血栓栓塞症

区别真正的肺血栓栓塞症(pulmonary thromboembolism,PTE)与死后血凝块非常具有挑战性。为了了解血凝块的真实性质,始终需要进行微创手术,例如基于 PMCT 和 PMCTA 发现的死后活检[18]。

文献中也报道了通过 PMMRI 检测肺血栓栓塞症的可能性[19]。

在最近的一项研究中,有报道称,在 12 例肺血栓栓塞症患者中,有 11 例发现了肺动脉主干的特征性形态,而在病例对照组中没有描述。特别是,在 11/12 确诊的肺血栓栓塞症病例中,有证据表明肺动脉中存在不规则形状的充盈缺损,没有血液颗粒沉积,肺动脉主干和动脉内仅可检测到血浆[20]。

血管充血的存在虽然是右心衰竭的标志,却无法区分肺血栓栓塞症和心肌梗死[21]。

此外,PMCT 影像上的右心室持续充盈缺损可能提示有死后血凝[22]。

24.4 流血和出血

对于法医病理学家来说,确定急性出血和致命性出血中的出血源可能非常具有挑战性。

无论是创伤性或非创伤性的出血原因,PMCT 和 PMCTA 都能帮助病理学家确定真正死亡和出血的原因。

24.5 心包积血

心包积血(心包填塞)是最常见的自然死亡原因之一。通常,在 PMCT 上诊断心包积血并不困难,其特征是心包腔扩张并伴有高密度液体。这可能是由心肌梗死或主动脉夹层动脉瘤破裂引起的。另外,它可能来源于创伤,如钝性创伤、穿透性创伤或对胸腔进行的医源性操作。心包积血通常会导致猝死和意外死亡。

正如渡边(Watanabe)等人所报道的,含血心包呈现出双带、单带和水平3种形态[23]。

心脏运动选择性地诱导心外膜表面的凝血;此外,外带归因于去纤维化[24]。

双带的出现是由于凝固的血液被未凝固的出血所包围。因此,双带(与盔甲心一致)是心包填塞导致死亡的诊断标志。

据报道,血胸的存在是由于在尝试复苏时心包腔医源性破裂所致,而报道称心肺复苏会导致心肺损伤[25]。

单带心包积血与双带心包积血的变化有关;事实上,由于心肺复苏或其他操作,外部等密度带漏入胸膜腔。

水平面没有显示心脏死亡。事实上,这可能与血液中高水平的应激因子有关,在猝死的情况中经常出现这种情况。心包内的液位是血液受到的重力和沉淀作用所致,仅代表死亡后的变化,不适合心包填塞的诊断[26]。

正如渡边等人的研究报告所述,与尸检相比,PMCT测量心包液的体积较小。这种现象是由于解剖时出现的渗漏,尸体解剖时凝结的血液没有完全清除。在其他情况下,心包液可在其他胸腔重新分布,如胸膜腔或纵隔,与PMCT值相比,常规尸检时心包容积可减少。此外,在本研究中,PMCT容积测量和尸检测量结果之间的胸膜腔液体体积没有显著差异[23]。

24.6　主动脉破裂

在临床实践中,CT和MRI技术(无论是否使用对比剂)被广泛用作评估主动脉病变的横断面成像,因为它们具有较高的诊断准确性,有助于识别动脉瘤,并确定器官和主动脉分支的大小和关系[27,28]。

同时,这两种技术在诊断动脉瘤破裂导致心包积液的案例时非常有用,就像尸检成像一样。

在PMCT上,可以识别动脉瘤的存在、大小、不对称心包和左胸膜高密度积液,并高度提示有凝血。

PMMRI可以通过显示心包缺损、确认动脉瘤、纵隔血肿、心包增大和左侧胸腔积液来增加重要的诊断价值[29]。

在这些案例中,鉴别诊断包括医源性心包破裂或创伤性心包破裂,但这些必须跟肋骨骨折或先天性来源有关。

24.7　心肌病

24.7.1 肥厚型心肌病

肥厚型心肌病的特征是左心室心肌肥厚,随后左心室腔减小[30]。

鉴别诊断包括高血压性心脏病和运动员的生理重塑。

在 MRI 检查中,其定义为存在 15 mm 或以上原因不明的左心室肥厚。然而,在病理学的初始阶段可以看到 12—14 mm 的肥厚[31]。

非对称性心肌肥厚是最常见的发现,定义为室间隔与下外侧壁厚度之比为 1.3 或以上的肥厚。其他形式包括心尖部肥厚、局灶性团块状肥厚和右心室肥厚。

在 2D 稳态自由进动(steady state free precession,SSFP)影像上,二尖瓣收缩期前向运动(systolic anterior motion,SAM)、动态左心室流出道(left ventricular outflow tract,LVOT)梗阻和二尖瓣反流的喷射都可以很好地看到。

肥厚型心肌病的另一个重要特征是迟发性的心肌硬化,见于 50%—80% 的患者。此外,如果存在心尖动脉瘤,可能会增加心源性猝死的风险[32]。

目前尚无肥厚型心肌病(hyper trophic cardiomyopathy,HCM)的死后放射学观察结果,但应考虑单独使用 PMMRI 或与 PMCTA 联合使用,就像杰科夫斯基(Jackowski)等人先前所建议的那样。[33]

24.7.2 致心律失常型右心室心肌病

致心律失常型右心室心肌病(arrhythmogenic right ventricular cardiomyopathy,ARVC)的病理学特征为结构和功能异常,主要发生在右心室。从心外膜开始的右心室心肌进行性被纤维或脂肪组织所替代是导致室壁变薄和动脉瘤形成的生理病理机制。病变以右心为主,主要累及右心室前壁漏斗部、心尖部和后下壁,病变通常定位于流入道、右心室流出道、右心室心尖,即所谓的发育不良三角[32]。

不同的诊断标准可以将其病理定义为右心室功能和结构改变、心电图去极化和复极化异常、室性心律失常、心肌纤维脂肪替代和阳性家族史。

MRI 可以检测与心肌纤维化相关的局部心室功能障碍和舒张性心室功能障碍。

鉴别诊断包括冠状动脉疾病[34]。

PMCTA 上也可见脂肪浸润和右心室扩张[9]。

正如杰科夫斯基(Jackowski)等人所报道的,在比较研究中,还没有对致心律失常型右心室心肌病的死后放射学方面进行评估。然而,有报道称,PMMRI 显示游离右心室壁有脂肪浸润,右心室心尖壁变薄,提示致心律失常型右心室心肌病[33]。

24.7.3 扩张型心肌病

年轻人充血性心力衰竭最常见的原因是扩张型心肌病。它可以是特发性的或由于心肌损伤造成,如冠状动脉疾病,病毒性心肌炎,全身性疾病,营养缺乏,抑或与酒精相关的[32]。

其病理特征包括心室扩张、心室壁厚度减少、心肌质量增加,以及左心室或双心室收缩功能障碍。此外,二尖瓣或三尖瓣反流、心房扩大和心腔内血栓可以在成像时突出显示。

在某些情况下,室壁内线性延迟强化区可表示室壁心肌纤维化[35]。

鉴别诊断包括冠状动脉疾病、心肌炎和结节性心肌病[32]。

作为个人经验,我们处理了一因先天性心脏畸形(法洛四联症)而在童年接受心脏手术患者突然死亡的案例。PMCT影像(图24.1)显示心脏大血管外科治疗的迹象和扩张型心肌病的表现。这种方法(常规尸检前的PMCT)提供了自然疾病的"数字证据",对60岁男性死亡方式的解释有显著贡献。

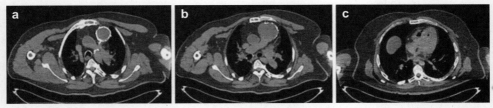

图24.1 在常规尸检前,疑似非自然死亡的法洛四联症患者在PMCT(死亡后18小时)检查中发现既往外科治疗的表现(a—c)

24.7.4 致密化不全型心肌病

致密化不全型心肌病是一种罕见的先天性心肌疾病,胚胎样心肌会一直存在。

致密化不全型心肌病主要影响左心室,41%的案例同时累及右心室,心室舒张和收缩功能均受损[36]。

致密化不全型心肌病可以从心尖部沿着侧壁和下壁延伸到室壁的中部。患者通常无症状。

致密化不全型心肌病的影像学特征是整体心肌厚度增加并呈现两层外观。它由薄的紧实心外膜下层(致密化心肌层)和厚的心内膜下层(非致密化心肌层)组成。

舒张末期NC/C比值大于2.3是诊断致密化不全型心肌病的阈值[32]。

1. Yildiz A, Okcun B, Peker T, Arslan C, Olcay A, Bulent Vatan M (2010) Prevalence of coronary artery anomalies in 12,457 adult patients who underwent coronary angiography. Clin Cardiol 33(12):E60–E64

2. Van der Werf C, Van Langen IM, Wilde AA (2010) Sudden death in the young: what do we know about it and how to prevent? Circ Arrhythm Electrophysiol 3:96–104

3. Eckart RE, Scoville SL, Campbell CL, Shry EA, Stajduhar KC, Potter RN, Pearse LA, Virmani R (2004) Sudden death in young adults: a 25-year review of autopsies in military recruits. Ann Intern Med 141:829–834

4. Doolan A, Langlois N, Semsarian C (2004) Causes of sudden cardiac death in young Australians. Med J Aust 180:110–112

5. Michaud K, Grabherr S, Doenz F, Mangin P (2012) Evaluation of postmortem MDCT and MDCT-angiography for the investigation of sudden cardiac death related to atherosclerotic coronary artery disease. Int J Cardiovasc Imaging 28:1807–1822

6. Morgan B, Biggs MJ, Barber J, Raj V, Amoroso J, Hollingbury FE et al (2013) Accuracy of targeted post-mortem computed tomography coronary angiography compared to assessment of serial histological sections. Int J Legal Med 127:809–817

7. Roberts IS, Benamore RE, Peebles C, Roobottom C, Traill ZC (2011) Diagnosis of coronary artery disease using minimally invasive autopsy: evaluation of a novel method of post-mortem coronary CT angiogra-

phy. Clin Radiol 66(7):645–650

8. Saunders SL, Morgan B, Raj V, Robinson CE, Rutty GN (2011) Targeted post-mortem computed tomography cardiac angiography: proof of concept. Int J Legal Med 125(4):609–616

9. Michaud K, Grabherr S, Jackowski C, Bollmann MD, Doenz F, Mangin P (Jan 2014) Postmortem imaging of sudden cardiac death. Int J Legal Med 128(1):127–137

10. Morgan B, Adlam D, Robinson C, Pakkal M, Rutty GN (2014) Adult post-mortem imaging in traumatic and cardiorespiratory death and its relation to clinical radiological imaging. Br J Radiol 87:20130662

11. Topol EJ, Nissen SE (1995) Our preoccupation with coronary luminology. The dissociation between clinical and angiographic findings in ischemic heart disease. Circulation 92:2333–2342

12. Moise A, Lesperance J, Theroux P, Taeymans Y, Goulet C, Bourassa MG (1984) Clinical and angiographic predictors of new total coronary occlusion in coronary artery disease: analysis of 313 nonoperated patients. Am J Cardiol 54:1176–1181

13. Tonino PA, Fearon WF, De BB, Oldroyd KG, Leesar MA, Ver Lee PN et al (2010) Angiographic versus functional severity of coronary artery stenoses in the FAME study fractional flow reserve versus angiography in multivessel evaluation. J Am Coll Cardiol 55:2816–2821

14. Adlam D, Joseph S, Robinson C, Rousseau C, Barber J, Biggs M et al (2013) Coronary optical coherence tomography: minimally invasive virtual histology as part of targeted post-mortem computed tomography angiography. Int J Legal Med 127:991–996

15. Ruder TD, Bauer-Kreutz R, Ampanozi G, Rosskopf AB, Pilgrim TM, Weber OM et al (2012) Assessment of coronary artery disease by post-mortem cardiac MR. Eur J Radiol 81:2208–2214

16. Vanhaebost J, Ducrot K, de Froidmont S, Scarpelli MP, Egger C, Baumann P, Schmit G, Grabherr S, Palmiere C (2017) Diagnosis of myocardial ischemia combining multiphase postmortem CT-angiography, histology, and postmortem biochemistry. Radiol Med 122:95–105

17. Jackowski C, Christe A, Sonnenschein M, Aghayev A, Thali MJ (2006) Postmortem unenhanced magnetic resonance imaging of myocardial infarction in correlation to histological infarction age characterization. Eur Heart J 27:2459–2467

18. Ross SG, Thali MJ, Bolliger S, Germerott T, Ruder TD, Flach PM (2012) Sudden death after chest pain: feasibility of virtual autopsy with postmortem CT angiography and biopsy. Radiology 264(1):250–259

19. Jackowski C, Grabherr S, Schwendener N (2013) Pulmonary thromboembolism as cause of death on unenhanced postmortem 3T MRI. Eur Radiol 23(5):1266–1270

20. Ampanozi G, Held U, Ruder TD, Ross SG, Schweitzer W, Fornaro J, Franckenberg S, Thali MJ, Flach PM (2016) Pulmonary thromboembolism on unenhanced postmortem computed tomography: feasibility and findings. Legal Med 20:68–74

21. Mueller Y, Thali GA et al (2015) Distended diameter of the inferior vena cava is suggestive of pulmonary thromboembolism on unenhanced post-mortem CT. J Forensic Radiol Imaging 3(1):38–42

22. Burke MP, Bedford P, Baber Y (2014) Can forensic pathologists diagnose pulmonary thromboembolism on postmortem computed tomography pulmonary angiography? Am J Forensic Med Pathol 35:124–131

23. Watanabe S, Hyodoh H, Shimizu J, Okazaki S, Mizuo K, Rokukawa M (2015) Classification of hemopericardium on postmortem CT. Legal Med 17:376–380

24. Shiotani S, Watanabe K, Kohno M, Ohashi N, Yamazaki K, Nakayama H (2004) Postmortem computed tomographic (PMCT) findings of pericardial effusion due to acute aortic dissection. Radiat Med 22:405–407

25. Miller AC, Rosati SF, Suffredini AF, Schrump DS (2014) A systematic review and pooled analysis of CPR-associated cardiovascular and thoracic injuries. Resuscitation 85:724–731

26. Jackowski C, Thali M, Aghayev E, Yen K, Sonnenschein M, Zwygart K et al (2006) Postmortem imaging of blood and its characteristics using MSCT and MRI. Int J Legal Med 120:233–240

27. Gurney JW, Part II (2006) Section 2, Aorta and great vessels. In: Gurney JW, Stern EJ (eds) Diagnostic imaging: chest. Amirsys, Salt Lake City, pp 40–43

28. Rousseau H, Chabbert V, Maracher MA, El Aassar O, Auriol J, Massabuau P, Morenol R (2009) The importance of imaging assessment before endovascular repair of thoracic aorta. Eur J Vasc Endovasc Surg 38:408–421

29. Filograna L, Hatch G, Ruder T, Ross SG, Bolliger SA, Thali MJ (2013) The role of post-mortem imaging in a case of sudden death due to ascending aorta aneurysm rupture. Forensic Sci Int 228:76–80

30. Chun EJ, Choi SI, Jin KN et al (2010) Hypertrophic cardiomyopathy: assessment with MR imaging and multidetector CT. Radiographics 30(5):1309–1328

31. Gersh BJ, Maron BJ, Bonow RO et al (2011) ACCF/AHA guideline for the diagnosis and treatment of hypertrophic cardiomyopathy: executive summary—a report of the American College of Cardiology Foundation/American Heart Association Task Force on Practice Guidelines. Circulation 124(24):2761–2796

32. Stojanovska F, Garg A, Patel S, Melville DM, Kazerooni EA, Mueller GC (2013) Congenital and hereditary causes of sudden cardiac death in young adults: diagnosis, differential diagnosis and risk stratification. Radiographics 33:1977–2001

33. Jackowski C, Schweitzer W, Thali M, Yen K, Aghayev E, Sonnenschein M, Vock P, Dirnhofer R (2005) Virtopsy: postmortem imaging of the human heart in situ using MSCT and MRI. Forensic Sci Int 149(1):11–23

34. Zidan M, Nicoll R, Schmermund A, Henein M (2009) Cardiac multi-detector CT: its unique contribution to cardiology practice. Int J Cardiol 132(1):25–29

35. Assomull RG, Prasad SK, Lyne J et al (2006) Cardiovascular magnetic resonance, brosis, and prognosis in dilated cardiomyopathy. J Am Coll Cardiol 48(10):1977–1985

36. Weiford BC, Subbarao VD, Mulhern KM (2004) Noncompaction of the ventricular myocardium. Circulation 109(24):2965–2971

第 25 章

胎儿尸检成像

塞尔焦·萨莱诺（Sergio Salerno）

菲利波·阿尔伯格希纳（Filippo Alberghina）

玛丽亚·基娅拉·泰拉诺瓦（Maria Chiara Terranova）

朱塞佩·洛雷（Giuseppe Lo Re）

埃米利亚诺·马雷西（Emiliano Maresi）

罗伯托·拉加拉（Roberto Lagalla）

25.1 引　言

众所周知,胎儿死亡诊断的黄金标准是尸检,有时辅以染色体和(或)遗传研究[1-4]。

尸检结果对遗传咨询的实施也有很大的价值,用以预防未来怀孕中不必要的风险,但目前胎儿死亡的尸检率正在不断下降[5]。

尸检数量下降的原因是众多且复杂的[6,7]。公众、临床医生和病理学家对尸检的认知和接受的影响是显著的。

据观察,较低的公众同意率是下降的最重要原因之一。同意率似乎取决于宗教、种族血统、文化态度和公众认知[8]。

此外,在没有福尔马林固定的情况下对中枢神经系统结构进行尸检还伴随着一些重大的实际问题。即使有足够的固定,即使在死后处理较快,胎儿或死产的大脑也难以处理[9,10]。部分原因是,与成年人大脑相比,未成熟大脑的含水量较高[8]。

父母对器官保留的关注导致他们要求不切除大脑进行固定(这可能需要数周时间)。因此,许多脑部研究都是在非固定组织上进行的[9,10]。

脊髓也存在类似问题,但由于脊髓尺寸小和解剖造成的结构破坏,这些问题更加复

S. Salerno (✉) · M. C. Terranova · G. Lo Re · R. Lagalla
Department of Biopathology and Medical Biotechnologies, University of Palermo, Palermo, Italy
e-mail: sergio.salerno@unipa.it; roberto.lagalla@unipa.it

F. Alberghina
Ospedale "R.Guzzardi" Vittoria—ASP RAGUSA, Palermo, Italy

E. Maresi
Department of Sciences for the Promotion of Health and Maternal and Child Care "G. D'Alessandro", University of Palermo, Palermo, Italy
e-mail: emiliano.maresi@unipa.it

杂。在处理未固定的组织时,这些问题是主要的[11]。

胎儿死亡和尸检之间有相当长的延迟,这可能导致大脑处理困难,因为自溶使脑组织液化。

此外,细胞自溶现象是死胎宫内滞留后尸检的主要问题之一。自溶通常对宫内死亡胎儿或死产婴儿影响最严重,但也见于因胎儿畸形终止妊娠(因为胎儿通常死于分娩前)[11]。

因此,探索和发展其他可替代的死后诊断技术是非常重要的。

如今,尸检成像在已故胎儿和已故新生儿的检查中已经变得越来越重要。几项研究表明,成像技术能够提供与常规尸检相当的诊断指征[11-14]。在某些情况下,MRI 显示优于对不固定的大脑进行解剖;对大脑进行原位成像的能力也是一个特别的优势[11,12]。

2015 年在奥地利(Austria)格拉茨(Graz)举行的欧洲儿科放射学会(European Society of Paediatric Radiology,ESPR)年会上,成立了一个新的尸检成像工作组。该工作组的主要工作重点是指导和对非放射性的尸检成像进行标准化,特别是 PMCT 和 PMMRI;确定应该使用尸检成像的案例、最佳成像方式和最佳成像时机、根据临床场景进行最佳和最合适的成像调查[15]。

大多数中心都提供一些尸检成像服务,其中大部分是在影像科内进行的,并由儿科放射科医生报告。然而,成像的人群以及所提供服务的细节在机构之间存在很大差异,并且缺乏标准化。尸检成像,包括骨骼射线照相、CT 和 MRI 的使用正在增加,为常规尸检技术提供了一种微创替代方法。目前正在鼓励制定临床指南和国家标准,尤其是横断面技术[16]。

25.2 胎儿死亡

胎儿死亡的原因有多种,但最常见的原因被归纳为母体的、胎盘的、胎儿的和外部的 4 种类型的疾病。原因不明的胎儿死亡被归类为宫内不明原因猝死(sudden intrauterine unexplained death,SIUD)[12]。

根据 2003 年修订的《ICD - 10 规定的胎儿死亡原因编码程序》(*Procedures for Coding Cause of Foetal Death Under ICD - 10*),国家卫生统计中心(National Centre for Health Statistics,NCHS)将胎儿死亡(表 25.1)定义为"胎儿在完全排出母体或从母体中取出之前死亡,不论妊娠时间长短,而且不是引产终止妊娠。这种死亡是指在排出或提取后,胎儿没有呼吸或显示任何其他生命迹象,如心脏跳动、脐带搏动、随意肌有明确的移动等。心跳应与短暂的心脏收缩区分开来;呼吸应与短暂的呼吸努力或喘息区分开来"。

表 25.1 儿科死亡的定义[14]

术语	定义
晚期胎儿死亡	怀孕 20—24 周分娩,没有生命迹象
死产	死胎怀孕 24 周后分娩时没有生命迹象
围生儿死亡	死产和早期新生儿死亡

续表

术语	定义
早期新生儿死亡	活产婴儿在分娩后 7 天内死亡
新生儿死亡	活产婴儿在出生后 28 天内死亡

改编自 O. J. Arthurs, et al. 儿科和围生期尸检成像:需要亚专业方法. 儿科放射学, 2015, 45(4): 483 – 490. https://doi.org/10.1007/s00247 – 014 – 3132 – 8.

全球死产率下降了 14.5%,从 1995 年的 22.1/1000 下降到 2009 年的 18.9/1000[17]。

25.3　成像技术与发现

2014 年 11 月 22 日,意大利卫生部(Italian Ministry of Health)批准了一项关于胎儿死亡的诊断方案。该方案不仅考虑了尸检,还考虑了其他非常规调查方法,如 CT 和遗传、细胞遗传学、传染病检测和毒理学调查[18]。目前有许多尸检成像技术可用。

显然,这必须获得父母的知情同意和(或)判决授权,同时要强调检查是非侵入性的,并且尊重身体的完整性。

父母应该被告知,尸检成像技术不能取代完整的尸检,但可以使得死后评估更加全面。

在妊娠中期的胎儿中,大多数异常都是发育性的,通常有明显的宏观表现,可以通过成像技术,特别是 MRI 轻松检测到。例如,肾脏、肝脏、肠道、腹壁和中枢神经系统的病理性异常[8]。

25.3.1 常规放射学

射线摄影(图 25.1 和图 25.2)由儿科放射科医生检查,重点放在骨骼发育方面,包括胎龄和异常情况,如骨骼发育不良[13]。

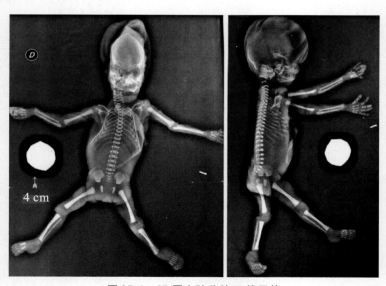

图 25.1　27 周大胎儿的 X 线平片

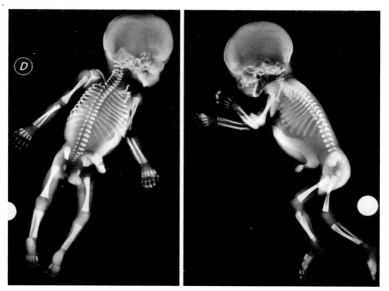

在乳房 X 线照相术系统上拍摄的高分辨率射线摄影显示了一正常骨骼的微小细节。

图 25.2　27 周大胎儿的 X 线平片（乳房 X 线照相术）

骨骼骨化从第 8 周开始。锁骨是最早骨化的骨骼，紧随其后的是枕骨底部、面部和长骨骨干。肋骨在第 10 周左右出现。脊椎骨化开始于第 11—12 周，神经弓从 C_1 向头尾部骨化，而椎体从胸腰椎交界处向颅骨和尾部骨化。后面的骨化标志物包括坐骨（出现在第 16—17 周）、耻骨、跟骨、齿状突和柄状体（出现在第 22—25 周）。在妊娠早期胎儿中，可能会将正常的骨化缺失误认为骨骼发育不良[19]。

然而，对于更高级的诊断，射线摄影是有限的，并且可能不具有好的成本-效益[15]。

25.3.2 US

到目前为止，US 在尸检成像中的应用受到限制[20,21]。由于（法医）病理学家对 US 的用处相对缺乏了解，使得实施受到阻碍。在没有 CT 和（或）MRI 的情况下，US 不仅可以作为一种廉价的成像方法，还可以用于指导微创尸检的活检程序。

25.3.3 CT

PMCT 是一种快速技术，可以隔着尸袋或棺材对周身进行成像。

与尸检相比，CT 在检测骨异常或病变方面更优越，非常有助于评估骨骼发育（图 25.3）以及检测出血和气体的存在[22]。

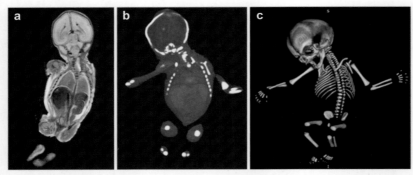

图 25.3   20 周大胎儿的 PMMRI 影像(a)和 PMCT 影像(b)对比;内脏器官在
PMCT 影像上看不清楚,而骨骼在 CT 重建影像上能清晰显示(c)

一些学者描述了使用显微 CT 评估心脏疾病的存在,并取得了令人鼓舞的结果[23]。
此外,可以进行 3D 重建(图 25.4 和图 25.5),这有助于显示异常。

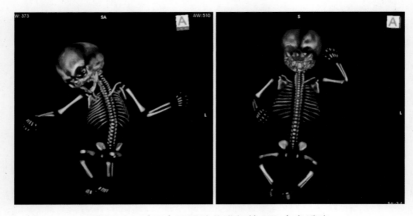

图 25.4   对两个不同胎儿进行的 VR 全身重建

与 X 线平片相比,使用 3D 重建非常具有说明性。

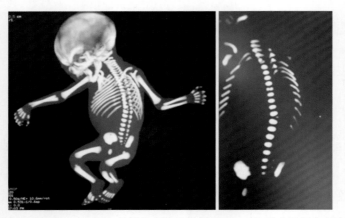

3/4 的 MIP 重建集中在一 20 周大的胎儿的躯干和脊柱上。CT 重建显示左侧有一与副骨
相容的小椎旁钙化。第 8 胸椎的矢状裂隙也可见(蝶形椎)。
图 25.5   CT 重建

非增强 PMCT 影像将提供极好的骨骼细节,并为疑似的骨骼发育不良提供高质量的诊断影像,3D 重建可能会带来额外的发现[24]。

与胎儿 PMMRI 影像相比,PMCT 影像的主要缺点是由于胎儿腹部和皮下脂肪少,导致软组织造影剂减少;较差的软组织对比也是评估脑实质时的问题[15]。

一些研究报告称,在血管造影中加入静脉造影剂(通过股动脉或脐血管,或直接注入心脏内),初步效果良好[24,25]。

25.3.4 MRI

由于组织变性,胎儿在死亡后,应尽快进行 MRI 检查。

最近的研究表明,PMMRI 还可用于执行通常在尸检期间进行的其他活动,如器官重量或体积估计。这项研究的局限性包括对单个器官系统的亚专科报告和冗长的综合 MRI 方案,这两项在临床实践中都很难实现[24]。

由于 1.5T 扫描仪的广泛使用,大多数 PMMRI 都是在 1.5T 扫描仪上进行的。线圈的选择取决于胎儿的大小。

MRI 方案分为两个独立的部分。首先,分别对脑颅、胸部和腹部进行成像。只有在特殊要求下,才能对四肢进行成像。

在大多数报道中,成像方案包括三个正交平面的快速自旋回波 T_2 序列。在一些报道中,建议增加 T_2 自旋密度加权序列来增加脑灰质和白质的对比度[8]。

有时,在特定的情况下,可以对大脑进行 DWI/DTI 检查(b 值 1000 s/mm^2)。

许多 PMMRI 专家认为,T_1W 序列添加的有价值信息很少,如此还是应该获得这些信息[26]。

一些研究表明,与尸检相比,MRI 提供了重要信息[27]。

25.3.4.1 中枢神经系统

MRI 是一种有用的检查工具,可以提供比常规尸检更多的脑部疾病细节[28,29]。

与成年人的大脑相比,胎儿或死胎大脑的主要区别在于髓磷脂几乎完全缺失。这意味着灰质和白质的含水量与脂质含量非常相似。在这种情况下,组织的对比度应该会很差。妊娠中期是神经元增殖和迁移异常活跃的时期。发育中的神经元位于室周生发基质中,其信号强度较低[30]。

死后胎儿大脑和宫内胎儿大脑的主要区别在于轴外间隙的大小。死后胎儿大脑中的轴外间隙较小,可能是因为脑脊液压力的丧失[11]。

MRI 对检测中枢神经系统异常特别有用,这是尸检中最难调查的领域之一。

另外,MRI 能够评估大脑的解剖结构(图 25.6),清楚地显示正常的大脑结构以及脑沟和脑回的发育[12]。

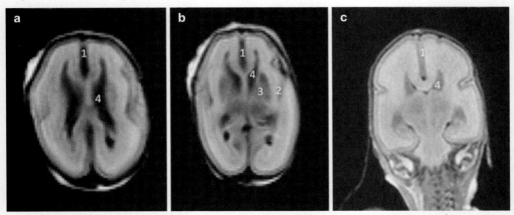

平面上可以清楚地看到纵裂池(1)、大脑外侧裂(2)、基底神经节(3)和侧脑室(4)。

图 25.6   20 周大胎儿的 PMMRI 轴位(a、b)和冠状位(c)T_2W 快速自旋回波

与周围健康的脑组织相比,由于信号的改变,MRI 在识别脑实质内血液成分方面更有效,这种情况在胎儿中非常常见,但在浸渍的情况下非常罕见[12]。

此外,MRI 检测到轴外隔室异常的频率比尸检要高得多[11]。

否则,评估肺部和心脏解剖结构就更加困难。

25.3.4.2 胸部

在纵隔结构方面,MRI 检查是可靠的,尤其是器官和心腔的异常位置,尽管对于某些心脏异常(如房间隔缺损或室间隔缺损)或感染性疾病(如心肌炎)有更明确的定义,与心脏相关的专用序列也是必需的[31-33]。

由于胎儿没有第一次呼吸,肺实质大部分已塌陷,死胎中不含空气,因此使用 MRI 进行肺成像很困难。双肺的塌陷外观阻碍了对最终肺炎或其他感染过程的准确评估。然而,肺部 MRI 可以诊断主要的结构性病变,如膈疝,并评估正常的解剖结构外观(图25.7)。MRI 通过使用 T_2W 序列来区分胸腔积液和死后现象,T_2W 序列是静态液体的信号[12]。

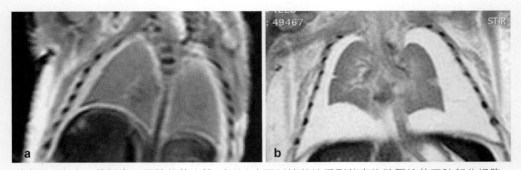

胸部(a)为中心的两个不同胎儿的比较,在(b)中可以清楚地看到伴有胸腔积液的双肺部分塌陷。

图 25.7   PMMRI 冠状位 T_2W 快速自旋回波

在大多数情况下,诊断肺发育不全是可能的,但准确评估肺分叶几乎是不可

能的[26]。

25.3.4.3 腹部

对于腹部区域(图 25.8),在异常和(或)严重腹部疾病的情况下,MRI 是一种可靠的检查方法(即使未指明),能更好地对疾病进行分类[34]。

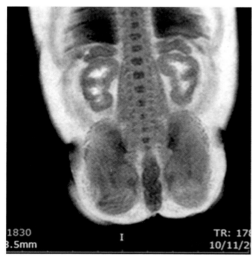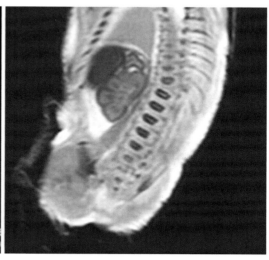

图 25.8 两个不同胎儿的 PMMRI 冠状位 T_2W 快速自旋回波显示正常肾脏、肾叶和肾上腺

MRI 可以准确地诊断膈疝和疝出的器官。

肾脏异常是常见的主要异常。在 T_2WI 上,正常肾脏表现为皮质低信号,髓质高信号。肾脏的囊性疾病可以根据囊肿的形态进行分类,尤其是常染色体隐性遗传性多囊肾病,其肾脏对称性增大,囊肿小而均匀,而发育不良的多囊肾脏有大小不等的大囊肿,肾脏不对称[35]。

MRI 还可以很好地评估肝脏、脾脏及相关疾病[8],以及可以很容易地检测到腹水。

对于年龄较大的胎儿,可以对胃肠道进行评估。异常扩张可能提示肠闭锁,即使闭锁的确切位置有时很难辨别[35]。

25.4 结 论

通过结合这些临床技能,并认识到每种成像及其他方式对最终诊断的贡献,可以为每个案例确定死亡后检查的最佳方法。

综合胎儿尸检成像服务组成一个多学科小组,实施人员包括产科医生、胎儿医学专家、儿科放射科医生、围生期病理学家和遗传学家等,他们可能会参与对失去亲人的父母的持续护理和咨询。如果有临床指征,应拍摄骨骼射线照片进行检查,然后对所有可能需要进行全面标准尸检或父母拒绝进行传统尸体解剖的案例进行 PMMRI 检查,也可使用 PMCT 和死后 US 来解决特定问题,并在所有成像(产前和死后)的基础上进行靶向活检或全面尸检[36]。

参考文献

1. Bonetti LR et al (2011) The role of fetal autopsy and placental examination in the causes of fetal death: a retrospective study of 132 cases of stillbirths. Arch Gynecol Obstet 283:231–241

2. Miller ES et al (2016) Stillbirth evaluation: a step-wise assessment of placental pathology and autopsy. Am J Obstet Gynecol 214:115e1–115e6

3. Heller DS, Faye-Petersen OM (2015) Pathology of the still-born infant for the general pathologist: part 1. Adv Anat Pathol 22:1–28

4. Gordijn SJ et al (2002) Value of the perinatal autopsy: critique. Pediatr Dev Pathol 5(5):480–488

5. Brodlie M et al (2002) Ten years of neonatal autopsies in tertiary referral Centre: retrospective study. BMJ 324(7340):761–763

6. Burton JL, Underwood J (2007) Clinical, educational, and epidemiological value of autopsy. Lancet 369(9571):1471–1480

7. Griffiths PD et al (2005) Post-mortem MRI as an adjunct to fetal or neonatal autopsy. Lancet 365(9466):1271–1273

8. Lequin MH, Huisman TA (2012) Postmortem MR imaging in the fetal and neonatal period. Magn Reson Imaging Clin N Am 20(1):129–143. https://doi.org/10.1016/j.mric.2011.08.008

9. Cartlidge PHT et al (1995) Value and quality of perinatal and infant post mortem examinations: cohort analysis of 400 consecutive cases. BMJ 310:155–158

10. Vujanic GM et al (1995) Perinatal and infant post-mortem examinations: how well are we doing? J Clin Pathol 48:998–1001

11. Griffiths PD et al (2003) Postmortem MR imaging of the fetal and stillborn central nervous system. AJNR Am J Neuroradiol 24(1):22–27

12. Vullo A et al (2016) Post-mortem magnetic resonance foetal imaging: a study of morphological correlation with conventional autopsy and histopathological findings. Radiol Med 121(11):847–856

13. Sieswerda-Hoogendoorn T and van Rijn RR(2010) Current techniques in postmortem imaging with specific attention to paediatric applications. Pediatr Radiol 40(2):141–152; quiz 259. https://doi.org/10.1007/s00247-009-1486-0

14. Arthurs OJ et al (2015) Paediatric and perinatal postmortem imaging: the need for a subspecialty approach. Pediatr Radiol 45(4):483–490. https://doi.org/10.1007/s00247-014-3132-8

15. Arthurs OJ et al (2016) ESPR postmortem imaging task force: where we begin. Pediatr Radiol 46(9):1363–1369. https://doi.org/10.1007/s00247-016-3639-2

16. Arthurs OJ et al (2014) Current status of paediatric post-mortem imaging: an ESPR questionnaire-based survey. Pediatr Radiol 44(3):244–251. https://doi.org/10.1007/s00247-013-2827-6

17. Cousens S et al (2011) National, regional, and worldwide estimates of stillbirth rates in 2009 with trends since 1995: a systematic analysis. Lancet 377(9774):1319–1330

18. Italian Ministry of Health (2014) Decree October 7. www.gazzettaufficiale.it/eli/id/2014/11/22/14A08847/sg

19. Calder AD, Offiah AC (2015) Foetal radiography for suspected skeletal dysplasia: technique, normal appearances, diagnostic approach. Pediatr Radiol 45(4):536–548. https://doi.org/10.1007/s00247-014-3130-x

20. Farina J et al (2002) Ultrasonographic autopsy (echopsy): a new autopsy technique. Virchows Arch 440:635–639

21. Uchigasaki S et al (2004) Application of compact ultrasound imaging device to postmortem diagnosis. Forensic Sci Int 140:33–41

22. Bolliger SA et al (2008) Virtual autopsy using imaging: bridging radiologic and forensic sciences. A review of the Virtopsy and similar projects. Eur Radiol 18:273–282

23. Lombardi CM et al (2014) Postmortem microcomputed tomography (micro-CT) of small fetuses and hearts. Ultrasound Obstet Gynecol 44(5):600–609. https://doi.org/10.1002/uog.13330

24. Sarda-Quarello L et al (2016) Whole-body perinatal postmortem CT angiography. Diagn Interv Imaging 97(1):121–124. https://doi.org/10.1016/j.diii.2014.11.002

25. Gorincour G et al (2015) The future of pediatric and perinatal postmortem imaging. Pediatr Radiol 45(4):509–516. https://doi.org/10.1007/s00247-014-3266-8

26. Breeze AC et al (2006) Use of a confidence scale in reporting postmortem fetal magnetic resonance imaging. Ultrasound Obstet Gynecol 28(7):918–924

27. Thayyil S et al (2011) Post mortem magnetic resonance imaging in the fetus, infant and child: a comparative study with conventional autopsy (MaRIAS Protocol). BMC Pediatr 11:120. https://doi.org/10.1186/1471-2431-11-120

28. Arthurs OJ et al (2015) Magnetic Resonance Imaging Autopsy Study (MARIAS) Collaborative Group. Diagnostic accuracy and limitations of post-mortem MRI for neurological abnormalities in fetuses and children. Clin Radiol 70:872–880

29. Orasanu E et al (2014) Brain volume estimation from post-mortem newborn and fetal MRI. Neuroimage Clin 6:438–444

30. Whitby E et al (2001) Ultrafast MR assessment of CNS abnormalities in third trimester pregnancy: methodology and early experience. Br J Obstet Gynaecol 108:519–526

31. Arthurs OJ et al (2014) Magnetic Resonance Imaging Autopsy Study (MARIAS) Collaborative Group (2014) Diagnostic accuracy of post-mortem MRI for thoracic abnormalities in fetuses and children. Eur Radiol 24:2876–2884

32. Thayyil S et al (2009) Post-mortem examination of human fetuses: a comparison of whole-body high-field MRI at 9.4 T with conventional MRI and invasive autopsy. Lancet 374:467–475

33. Sarikouch S et al (2008) Value of postmortem mag-

278

netic resonance imaging for fatal neonatal congenital heart disease: a case report. Pediatr Cardiol 29:667–669

34. Arthurs OJ et al (2015) Magnetic Resonance Imaging Autopsy Study (MaRIAS) Collaborative Group (2015) Diagnostic accuracy of post mortem MRI for abdominal abnormalities in foetuses and children. Eur J Radiol 84:474–481

35. Woodward PJ et al (1997) Postmortem fetal MR imaging: comparison with findings at autopsy. AJR Am J Roentgenol 168(1):41–46

36. Arthurs OJ, Taylor AM, Sebire NJ (2015) Indications, advantages and limitations of perinatal postmortem imaging in clinical practice. Pediatr Radiol 45(4):491–500. https://doi.org/10.1007/s00247-014-3165-z

第26章

死后放射学

斯特凡尼娅·泽尔博（Stefania Zerbo）

劳拉·斯科佩利蒂（Laura Scopelliti）

费代里卡·韦尔努乔（Federica Vernuccio）

朱塞佩·洛雷（Giuseppe Lo Re）

安东尼娜·阿尔戈（Antonina Argo）

玛格迪·哈罗莎（Magdy Kharoshah）

26.1 引 言

当心脏活动停止时，死亡后的早期迹象变得明显。早期的变化包括尸冷、尸僵和尸斑，晚期的死后变化包括软组织和器官的渐进性分解，包括自溶和腐败。这些正常的死后变化取决于内部因素和外部因素，如体温、原有条件、潜在疾病、药物（抗生素）和死后间隔时间。

放射学方法，如 CT 和 MRI，为探索身体内部开辟了新的视角，并可能有助于对死亡学的理解。

26.2 早期死后变化

26.2.1 坠积性充血或尸斑

坠积性充血为法医病理学家提供了重要信息，即死者的死因和死后尸体位置的指示性信息。

当循环停止，血浆和所有细胞成分在重力作用下沉积在血管系统内时，就会发生坠积性充血。这种现象会导致皮肤、所有肌肉和器官产生尸斑。

S. Zerbo (✉) · A. Argo
Department for Health Promotion, Maternal and Child Care, University of Palermo, Palermo, Italy
e-mail: stefania.zerbo@unipa.it; antonella.argo@unipa.it

L. Scopelliti · F. Vernuccio · G. Lo Re
Department of Radiology, Policlinic Hospital Palermo, Palermo, Italy

M. Kharoshah
Dammam Forensic Medicine Center, Dammam, Kingdom of Saudi Arabia
Jeddah Forensic Medicine Center, Jeddah, Kingdom of Saudi Arabia

尸斑通常表现为身体低下部位的皮肤呈紫红色或暗红色,这是由于真皮内的毛细血管积聚了血液,但压迫部位的皮肤除外。

这种变色是由于红细胞的血红蛋白的氧解离,以及心血管功能停止后最初存活的细胞的持续耗氧,导致了脱氧血红蛋白的形成。

尸斑的颜色取决于死亡时的氧合状态:身体暴露于低温,因一氧化碳和氰化物中毒而死亡时,其颜色呈樱桃红色;溺水或冷藏时会出现粉红色;在高铁血红蛋白中毒的情况下,由于摄入硝酸盐导致死亡时,坠积性充血可能呈现棕红色;由于血红蛋白转化为硫血红蛋白,在腐败过程的影响下,尸斑会扩散成绿色。

青灰色在深色皮肤的人身上很难辨认,在贫血的人身上也难以分辨[1]。

尸斑的分布取决于死后身体的姿势。如果尸体在死亡后仍处于仰卧或俯卧姿势,尸体背面或前面将分别出现尸斑;如果尸体发现时处于垂直位置(即悬挂),脚部、手臂和手的远端会出现明显的尸斑(图 26.1)。

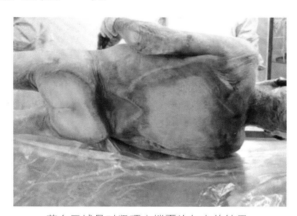

苍白区域是对坚硬支撑面施加力的结果。

图 26.1　背部的尸斑

根据梅迪亚(Madea)的说法,尸斑通常在死亡后 20—30 分钟内出现;2—6 小时出现完全移位,6—12 小时可能出现不完全移位;12 小时后,尸斑固定[2]。

假定尸斑转移的能力取决于血管系统中完整红细胞的普遍数量(血液沉淀);当自溶过程中红细胞对血红蛋白及其衍生物具有穿透性,伴随溶血血清通过血管壁扩散,引发红细胞膜破裂,导致尸斑固定。

了解这些现象对于区分常见的早期死亡迹象和生前病变很重要。不熟练的病理学家可能将左心室后壁的尸斑与早期梗死相混淆;肠祥中的尸斑可能类似于肠梗死时水肿、充血和出血的病变,但组织学检查有助于区分尸斑与潜在的生前疾病。

26.2.2 尸僵

尸僵指人死后由于身体肌肉中三磷酸腺苷(adenosine triphosphate,ATP)的丧失而导致的身体僵硬。这是一个众所周知的现象,在人死后2—4小时就会发生。

死后ATP的生成停止,肌动蛋白和肌凝蛋白排列在交叉的细丝中,形成一种松散的物理化学组合,称为肌动球蛋白。其分离停止,使肌肉保持收缩状态,形成尸僵。

尸僵并不会同时出现在所有肌肉上,而是遵循Nysten法则。

尸僵开始出现在下颌关节(最早约死后20分钟)、面部肌肉和颈部;死后12—24小时,躯干肌肉僵硬,随后上肢肌肉僵硬,并持续36—48小时。通常情况下,尸僵在死后72—80小时消失,消失顺序与出现顺序相同。文献[2]报道了尸僵变化的总体规律。

许多内在因素和外在因素都会影响尸僵的发展。一方面,加速发生尸僵的因素包括死前身体疲惫、死时暴露于高体温/发烧、死前抽搐,即上吊和窒息,以及环境温度高。另一方面,延迟发生尸僵的主要因素是衰竭性疾病、恶疾、暴露于低温环境(冷或是寒冷),以及短暂的痛苦期后死亡。

尸僵也见于内脏器官,如心肌、子宫、胆囊和膀胱。

在心脏,僵硬会导致心室收缩,这可能会被缺乏经验的病理学家误解为左心室肥厚。

26.3 晚期死后变化

分解是自溶和腐败的混合过程。自溶是细胞内酶通过无菌化学过程导致细胞和器官的分解。人体组织的腐败是由软组织的细菌降解引起的。

不同的尸体、不同的环境,甚至同一具尸体的不同部位的分解可能会有所不同。腐败的开始取决于两个主要因素:环境和尸体。一方面,腐败的过程可以加快,如高温可以加速这一过程;另一方面,低温则可以延缓或停止这一过程。

肥胖和身着厚重的衣服,以及死于传染病或穿透性损伤的尸体也会加速分解。在死亡前服用抗生素的情况下,穿紧身衣,以及在死亡前大量失血的个体,会延缓分解。

腐败的特点是一连串的事件。腐败的最早迹象通常在最初的24—36小时内,先是右下腹部的尸绿;后是头部、颈部和肩部的尸绿;接着是面部因细菌气体形成而导致的肿胀;随后是腹部肿胀,以及由于细菌增殖,皮下组织的静脉中有皮肤"大理石纹"的迹象。在腐败过程中,身体会出现全身性肿胀(60—72小时),随后出现囊泡形成、皮肤滑移和毛发滑脱。腐败的最后一个事件是尸体的白骨化。白骨化的时间取决于当地的环境,通常发生在几周到几年之间。

动物捕食者,如老鼠、狗、蛆与其他哺乳动物都可以参与尸体破坏的过程中。

此外,在不同的环境和气候下,甚至在同一具尸体上,分解的程度也会有很大的不同:头部和手臂可能已经白骨化,而腿部和躯干,也许有衣服或其他覆盖物的保护,可能是适度完整的(图26.2)。

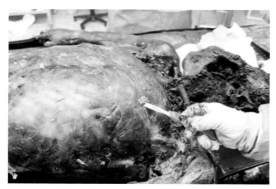

在案例中观察到食肉动物对颈部造成的死后损害。

图 26.2　死亡 3 个月后，尸体分解显示出面部部分骨骼、手臂和躯干的腐烂变化

26.3.1　浸软和尸蜡化

尸体在水中停留数小时后，手掌表面和足底表面的皮肤会发生浸软。皮肤的浸软条件取决于水温（图 26.3）。

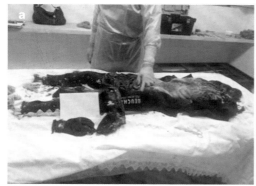

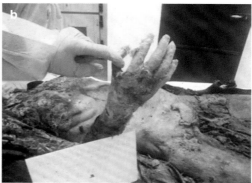

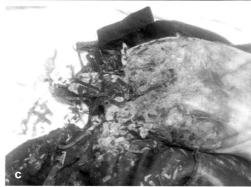

穿着水肺潜水服；躯干被保存，显示由于漂浮在海水中而浸软；头部、上肢和足部因为浸软和微动物群的活动而缺失。

图 26.3　身份不明的男性尸体（a—c）
2012 年冬季，特拉帕尼，西西里岛。

尸蜡是一种蜡状降解产物,由脂肪组织的细菌分解和氢化形成,通常发生在长期浸泡(长时间浸泡在水中或潮湿土壤中)和厌氧环境中的尸体中。

利用尸蜡的形成来准确测定死后间隔时间(postmortem interval,PMI)是非常复杂的。尸蜡化已被广泛研究。首先,由中性脂肪组成的甘油三酯被内源性脂肪酶降解,然后细菌的酶将中性脂肪转化为脂肪酸;再次,依次转化为羟基脂肪酸,油酸是 10 - 羟基硬脂酸的主要来源,10 - 羟基硬脂酸是脂肪的主要成分[3-6]。其形成取决于身体脂肪的数量以及身体所在水域的温度和深度。它可能会持续数月或数十年。适宜的温度、温和的碱性 pH 值和厌氧条件为细菌生长(产气荚膜梭菌)提供了一个肥沃的环境,从而加速了尸蜡化。多年后才会形成完整的尸蜡[7]。

尸蜡可以很好地保存组织和器官[8](图 26.4)。

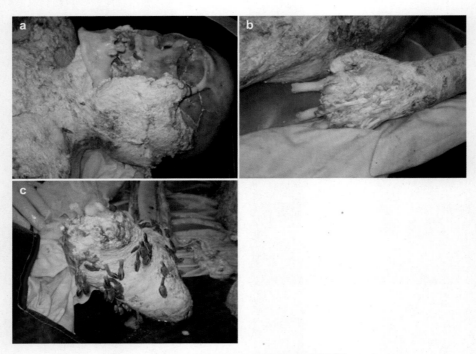

图 26.4　头部、手部和足部的尸蜡化,手指脱落(a—c)

男性,身份不明,2009 年。

26.4　法医死亡学中的尸检成像

尸检成像已被证实是常规尸检的合适替代方法,并已成为一种有用的工具,用于检测创伤案例、暴力或虐待行为中的潜在死因和死亡方式,以及对死者的身份识别[9-12]。

最近,CT 和 MRI 正在成为一种潜在的工具,用于检查内脏器官的早期和晚期死后变化,但它们不能用于死后间隔时间的评估[13-15]。

在早期死后变化中,尸斑是最早出现的,并且可以在成像中检测到,而尸僵和尸冷不会影响 CT 发现[9]。坠积性充血现象的出现机制取决于血液循环停止后的死后变化,如沉淀、死后血凝块和内部的尸斑[13]。

循环停止后,位置低下的身体部位会立即出现血液沉积,PMCT 和 PMMRI 可以很好地检测到这些现象(图 26.5 至图 26.7)。

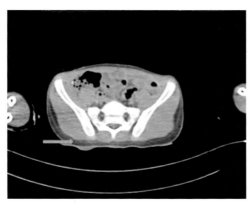

图 26.5　CT 影像显示背侧重力坠积性充血(箭头)和血液积聚

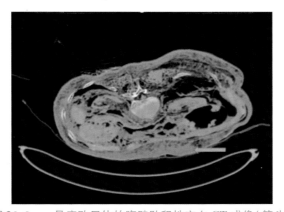

图 26.6　一具腐败尸体的腹壁坠积性充血 CT 成像(箭头)

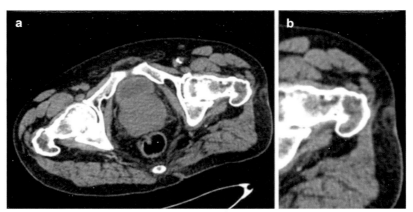

图 26.7　左侧皮下脂肪的死后血液坠积(a),CT 影像放大(b)

了解这些现象是尸检成像解释的一个重要组成部分,以便将死后的生理变化与潜在疾病和病理发现区分开来[13]。按照奥唐奈(O'Donnel)的建议,应该建立一个质量审核程序,以对比诊断影像中的主要错误,如未识别的发现和对发现的不正确解释[16]。

在 PMMRI 中,坠积性充血被检测为暗低信号层[17]。杰科夫斯基(Jackowski)等人在虚拟尸检项目中描述了 44 例死后早期改变的影像学表现,并得出结论,主要通过 MRI 在肺和心脏中可以很好地检测到血液沉淀、内部尸斑和死后血凝块,而在肝脏和脾脏中则不可见。MSCT 成像优于 MRI,因为它能够区分空气和血液积聚[13,14]。

典型的尸斑征象表现为肺后叶的磨玻璃样混浊与未受累的前肺呈水平分界,可解释气-液平面。肺部的尸斑可能与误吸或挫伤相混淆,但在这些案例中,局灶性气道疾病更为常见[18]。

自溶、腐败和动物捕食等导致尸体的分解在 PMCT 和 MRI 上产生外观上的巨大变化。

MSCT 是用于检查尸体中少量气体的最常用技术,而这些气体在常规尸检中无法检测到。它还可以使用对比法来区分早期分解过程中形成的气体和致命性空气栓塞。

在尸检成像中,由分解引起的最早变化通常发生在大脑中。在 MSCT 中,脑自溶被很好地检测为灰质-白质分解的消失、脑沟的减少及其清晰度的丧失[19](图 26.8)。

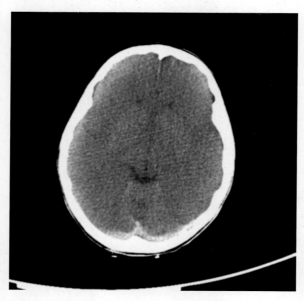

图 26.8   CT 影像上的脑自溶

随后颅内血管内出现气体,最后大脑液化[20]。

腹腔是第一个出现腐败分解变化的区域,肠壁、肠系膜血管和门静脉系统中有明显的气体,如山崎(Yamazaki)等人在 190 例非创伤性死亡案例中首次描述的那样,气体在死后平均间隔 2 小时开始出现[21](图 26.9)。

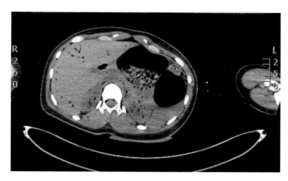

图 26.9　肝门静脉系统中的气泡

在后期,腐败会影响全身,我们可以在 MSCT 和 MRI 上观察到气泡的弥漫性分布[18,19]（图 26.10）。

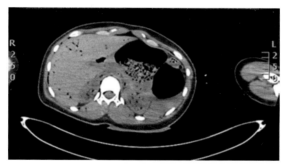

图 26.10　CT 影像中腹部软组织弥漫性腐败气泡

虽然气体是尸体腐败过程中的正常发现,但必须与病理发现区分开来,并且必须告知放射科医生死者生前和死后的情况。例如,尽管肠系膜静脉和肝静脉中可能发现气体,但是在感染性疾病死亡的案例中,肠系膜静脉和肝静脉中气体随处可见,气体聚集与复苏程序或肠黏膜损伤有关。在腐败的晚期,放射科医生在没有经验或对常见的死后变化（如栓塞、气腹和胆汁过多）的 CT 表现缺乏具体知识的情况下,可能会错误地理解为小肠和大肠中的气体聚集,此时,腐败气体在体内通常对称分布。

进一步的评估是必要的,这需要更长的死后时间进行 MSCT 检查,以确定典型的死后分解后期变化,并检测腐败气体在所有器官的分布。

文献中应用虚拟解剖技术鉴定尸蜡外观的案例较少。正如杰科夫斯基（Jackowski）等人所报道的,尸蜡化的分布可以使用 MSCT 数据记录,而 MRI 无法检测到尸蜡[22]。

1. Knight's (2016) Forensic pathology, 4th edn. CRC Press, Boca Raton

2. Madea B, Henssge C, Reibe S, Tsokos M, Kernbach-Wighton G (2014) Postmortem changes and time since death (Chapter 7). In: Madea B (ed) Handbook of forensic medicine. Wiley Blackwell, Hoboken, pp 77–98

3. Pfeiffer S, Milne S, Stevenson RM (1998) The natural decomposition of adipocere. J Forensic Sci 43:368–370

4. Cotton GE, Aufderheide AC, Goldschmidt VG (1987) Preservation of human issue immersed for five years in fresh water of known temperature. J Forensic Sci 32:1125–1130

5. Takatori T (1996) Investigations on the mechanism of adipocere formation and its relation to other biochemical reactions. Forensic Sci Int 80:49–61

6. Takatori T (2001) The mechanism of human adipocere formation. Legal Med 3:193–204

7. Kasuda S, Kudo R, Yuui K, Imai H, Nakata M, Hatake K (2016) An autopsy case of complete adipocere formation. A case report. Legal Med 18:49–51

8. Yan F, McNally R, Kontanis EJ, Sadik OA (2001) Preliminary quantitative investigation of postmortem adipocere formation. J Forensic Sci 46:609–614

9. Panda A, Kumar A, Gamanagatti S, Mishra B (2005) Virtopsy computed tomography in trauma: normal postmortem changes and pathologic spectrum of findings. Curr Probl Diagn Radiol 44:391–406

10. Daly B, Abboud S, Ali Z et al (2013) Comparison of whole-body post mortem 3D CT and autopsy evaluation in accidental blunt force traumatic death using the abbreviated injury scale classification. Forensic Sci Int 225:20–26

11. Jacobsen C, Lynnerup N (2010) Craniocerebral trauma—congruence between post-mortem computed tomography diagnoses and autopsy results: a 2-year retrospective study. Forensic Sci Int 194:9–14

12. Jalalzadeh H, Giannakopoulos GF, Berger FH, Fronczek J, Van de Goot FRW, Reijnders UJ, Zuidema WP (2015) Post-mortem imaging compared with autopsy in trauma victims—a systematic review. Forensic Sci Int 257:29–48

13. Jackowski C, Thali M, Aghayev E, Yen K, Sonnenschein M, Zwygart K, Dirnhofer R, Vock P (2006) Postmortem imaging of blood and its characteristics using MSCT and MRI. Int J Legal Med 120:233–240

14. Jackowsk C, Schweizer W, Thali M, Yen K, Aghayev E, Sonnenschein M, Vock P, Dirnhofer R (2005) Virtopsy: postmortem imaging of the human heart in situ using MSCT and MRI. Forensic Sci Int 149:11–23

15. Thali MJ, Yen K, Schweitzer W, Vock P, Ozdobac C, Dirnhofer R (2003) Into the decomposed body: forensic digital autopsy using multislice-computed tomography. Forensic Sci Int 134:109–114

16. O'Donnell C (2010) An image of sudden death: utility of routine post-mortem computed tomography scanning in medico-legal autopsy practice. Diagn Histopathol 16:552

17. Thali MJ, Yen K, Schweitzer W, Vock P, Boesch C, Ozdoba C (2003) Virtopsy, a new imaging horizon in forensic pathology: virtual autopsy by postmortem multislice computed tomography (MSCT) and magnetic resonance imaging (MRI)—a feasibility study. J Forensic Sci 48:386–403

18. Christe A, Flach P, Ross S, Spendlove D, Bolliger S, Vock P, Thali MJ (2010) Clinical radiology and postmortem imaging (Virtopsy) are not the same: specific and unspecific postmortem signs. Legal Med 12:215–222

19. Levy AD, Harck HT, Mallak CT (2010) Postmortem imaging: MDCT features of postmortem change and decomposition. Am J Forensic Med Pathol 31(1):12–17

20. Offiah CE, Dean J (2016) Post-mortem CT and MRI: appropriate post-mortem imaging appearances and changes related to cardiopulmonary resuscitation. Br J Radiol 89:20150851

21. Yamazaki K, Shiotani S, Ohashi N, Honda MDK (2003) Hepatic portal venous gas and hyperdense aortic wall as post-mortem computed tomography findings. Legal Med 5:338–341

22. Jackowski C, Thali MJ, Sonnenschein M, Aghayev E, Yen K, Dirnhofer R (2005) Adipocere in postmortem imaging using multislice computed tomography (MSCT) and magnetic resonance imaging (MRI). Case report. Am J Forensic Med Pathol 26:360–364

第27章

尸检成像的缺陷：对烧焦尸体进行传统尸检和虚拟尸检的必要性

朱塞佩·洛雷（Giuseppe Lo Re）

安东尼娜·阿尔戈（Antonina Argo）

萨尔瓦托雷·塞拉伊诺（Salvatore Serraino）

斯特凡尼娅·泽尔博（Stefania Zerbo）

埃尔薇拉·文图拉·斯帕尼奥洛（Elvira Ventura Spagnolo）

马西莫·米迪里（Massimo Midiri）

27.1 引　言

对刑事焚烧案件的鉴定往往是一个困难的挑战，原因包括焚烧犯罪案件中受害者伤口/骨折的错误判断，可供参考案件数量少，经验不足等。在协助法院进行此类案例的调查时，联合应用传统尸检和 CT – MRI 死后虚拟尸检可以帮助法医专家充分重建死亡原因、方式和方法，重要的是找到伤口/骨折的证据和相关解释。

27.2 人体骨骼的热相关变形和尸检成像

犯罪现场被焚烧的人类遗骸通常很难识别、回收和处理[1]。现场所有被烧毁的材料，包括身体组织，通常都会变成类似的外观。尽管骨头是最耐高温暴露的，但在 700 ℃ 以上的温度下，它呈现出有机物完全燃烧，无机物焚烧和重新结晶。这种现象被定义为"煅烧"。众所周知，烧焦或煅烧过的骨头比较脆弱。死时或死后的骨折、碎片和由恢复技术导致的骨质流失，增加了对烧伤人体遗骸进行尸检和实验室分析的难度。这对于骨损伤分析来说尤其是个难题，因为其最直接的目标是从死后改变中辨别出生前创伤，并从与热相关的改变中辨别出生前损伤的形状。关于燃烧相关的变化，如收缩，文献报道[2]了持续

G. Lo Re (✉) · S. Serraino · M. Midiri
Department of Biopathology and Medical Biotechnologies, University of Palermo, Palermo, Italy
e-mail: massimo.midiri@unipa.it

A. Argo · S. Zerbo · E. Ventura Spagnolo
Department of Sciences for the Promotion of Health and Maternal and Child Care "G. D'Alessandro", University of Palermo, Palermo, Italy
e-mail: antonella.argo@unipa.it; stefania.zerbo@unipa.it; elvira.ventura@unipa.it

时间最短的低温(低于800 ℃)产生最小收缩。同时,低至300 ℃的温度可能会导致人血清蛋白的流失。当只施加了最小的热量时,燃烧迹象可能是很难检测出来的。最终的骨骼效应不仅取决于施加的热量的温度,还取决于加热事件的持续时间、氧气供应以及与骨骼残骸接触的肌肉或其他保护材料的程度。保护材料的范围代表了一个重要因素,因为它们最大限度地扩大了热源温度和受影响骨骼遗骸温度的差异。由于热源的温度可能与骨骼温度有很大差异,因此热量的持续时间变得很重要。

厄比勒克(Ubelaker)报道的动物模型(绵羊肱骨)实验研究表明,150—1150 ℃的高温对骨结构的影响不明显。奥尔登(Holden)等人的记录表明,骨的有机成分在400 ℃的温度下可以保存下来。从600 ℃开始,骨矿物质再结晶。骨矿物的熔化发生在1600 ℃。煅烧与燃烧着的煤的接触密切相关。

死亡时骨创伤的准确解释对人类学[3]和病理学分析至关重要。在这一复杂的大体和微观人体骨骼结构评估方案中,传统方法X射线检查(通常是现场停尸房设施或携带便携式服装)有助于基本发现[4](图27.1);PMCT和PMMRI可以极大地帮助识别遗体以及

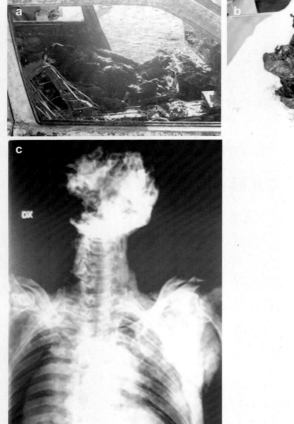
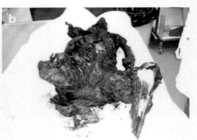

外观检查显示完全碳化,四肢均被热肢解,部分左侧残留(a);气管有烟灰痕迹,其他器官呈"熟肉"外观(b);全身X射线检查排除了碳化体内存在子弹或金属碎片的可能(c)。

图27.1 在一辆被烧毁的旧汽车中,驾驶员座椅上发现一具烧焦尸体

现场其他物理证据之间的关系,如具有潜在法医意义的异物和子弹[5]。前期有研究致力于评估CT、MRI检查在烧伤尸体的典型发现中的作用。

在法医实践中,骨折与严重热损伤的组织部位之间的关系通常是显而易见的,但骨折在解释时可能令人担忧。在极度暴露于火灾的情况下,烧伤的骨骼通常表现出严重的碎裂和破裂,这限制了对生前创伤的解释和区分。在实验性烧伤的骨骼中,热导致骨胶原脱水,导致骨骼收缩、变形、开裂、碎裂和毁坏[6,7]。这可能会模拟钝器伤,但不能模拟锐器伤(赫尔曼,1999)。热引起的骨折和创伤性骨折可能很难区分,甚至就不可能区分。据报道,扫描电子显微镜(scanning electron microscope,SEM)对此很有用(赫尔曼,1999)(图 27.2)。CT 分析可能有助于区分不同的锐利骨折[8],这与实验研究一致。实验研究表明,所有锐利创伤在焚烧后仍然可见和可识别[9]。最近,泰利(Thali)等人[10]还证明了利用 MSCT 和 MRI 进行虚拟尸检在烧焦尸体诊断结果中的作用,如尸检前寻找至关重要的特征。

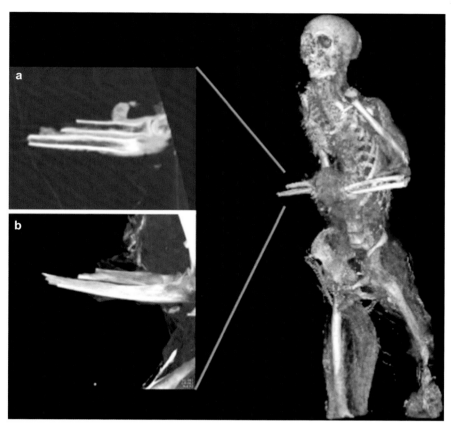

注意骨髓的缺失(a);MIP 重建显示锐利的骨边缘(b)。

图 27.2 上肢呈截断的焚烧尸体

烧伤骨骼的独有特征改变取决于温度和暴露时间,如下所示:

—皮质变薄和缺失;

—平滑锐利的边缘,尤其是已经暴露的骨折;

——骨髓密度的各种改变，与空气的存在相关。

文献中提到，直接被火烧毁的骨骼与骨骼原先有骨折然后暴露在火焰中，两者的主要区别是，后者在组织燃烧后总是伴随着尖锐的圆形边缘，骨髓几乎完全被空气替代（图27.2）。然而，我们对暴露在火中不同时间的尸体的文献进行分析，得出不同种类的骨头有不同的变化。

在某些情况下，胸廓受累是有记录的。尤其是当胸骨和肋骨大部分暴露在火中时，PMCT能够识别皮质变薄和侵蚀，从外表面到内表面，以及从对角线方向，伴有均匀的骨髓受累并呈线性进展。此外还检测到软骨完全燃烧。

与我们描述的颅骨和胸廓相似的发现也可以在其他扁平骨中发现。长时间烧伤累及长骨的主要特征是关节面未改变的关节脱落。此外，从暴露的骨表面识别远端碎片和骨髓缺失是必要的。

在我们的"案例报道"中，我们发现双侧尺骨和桡骨内侧骨干完全骨折。在本例中，我们能够检测到尖锐和圆形的边缘，以及从暴露表面到近端骨干的严重骨髓丢失，使骨骼出现"空化"现象（图27.2）。这些边缘整齐的外观表明，在燃烧前用锋利而沉重的刀片进行了截肢。此外，骨髓受累和圆形边缘的特征表明其长时间暴露于火中。在被害者遗体附近未发现远端碎片和手。我们可以假设这些已经被碳化，或者很可能是在焚烧之前就被移除和丢弃了。SEM的显微照片对这项研究做出了重大贡献（图27.3）。对于扁平骨，除了立体显微镜检查外，PMCT也有助于区分颅骨的生前和死后的变化（图27.4）。这一外观是由火焰直接作用在一个先前断裂的颅骨造成的。火会逐渐烧焦颅骨，从皮肤和骨膜表面到骨内膜，最终烧焦整个骨骼。死者生前骨折可以通过识别穿过整个骨骼的多条细微的骨折线来推断。

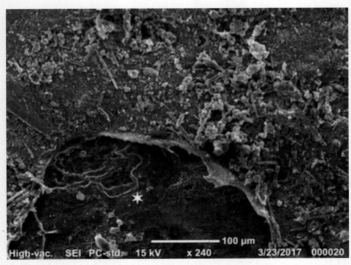

240×放大的烧焦人肱骨SEM图像，有骨膜（星形）分离和板层丢失造成的空洞表现。

图27.3 SEM的显微照片

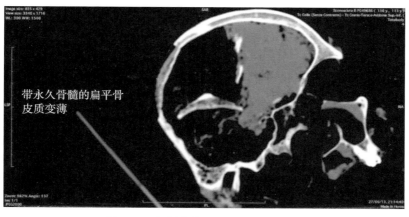

图 27.4　颅骨烧伤后,皮质变薄或消失

　　然而,我们必须声明,对于长时间暴露在火中的尸体,对残骸的描述是相当令人望而却步的,特别是在生前或死后不久但在燃烧之前发生的任何变化。

　　PMCT 可以提高焚烧尸体的死后发现,特别是暴露在火中时间不长的尸体,在烧尽前,通过描述每一处骨骼变化,不仅有助于身份识别,而且有助于了解死者在被焚烧前是否有任何骨骼改变。这些发现可能会改变法律诉讼的结果[12-29]。

1. Ubelaker D (2009) The forensic evaluation of burned skeletal remains: a synthesis. Forensic Sci Int 183:1–5
2. Thompson TJU (2005) Heat-induced dimensional changes in bone and their consequences for forensic anthropology. J Forensic Sci 50(5):1–8
3. Stuckert CM, Kricun ME (2011) A case of bilateral forefoot amputation from the Romano-British cemetery of Lankhills, Winchester, UK. Int J Paleopathol 1(2):111–116
4. Averna L, Argo A, Cascino FM, Nicosia A, D'Anna T, Procaccianti P (2012) Suspected child abuse: unusual death in western country. Suicide or homicide? EMBJ 7(11):52–54
5. Carcione P, Lo Re G, Argo A, Carcione G, Picone D, Zerbo S, Scopelliti L, Sortino C, Procaccianti P (2014) Role of MDCT virtopsy in valuation of burned bodies and its comparison with traditional autopsy Conference Paper, January 2014, European Society of Radiology, Wien
6. Fanton L, Jdeed K, Tilhet S, Malicier D (2006) Criminal burning. Forensic Sci Int 158:87–93
7. Grabherr S, Baumann P, Minoiu C, Fahrni S, Mangin P (2016) Post-mortem imaging in forensic investigations: current utility, limitations, and ongoing developments. Res Rep Forensic Med Sci 2016(6):25–37
8. Bohnert M, Rost T, Faller-Marquardt M, Ropohl D, Pollak S (1997) Fractures of the base of the skull in charred bodies: post-mortem heat injuries or signs of mechanical traumatization? Forensic Sci Int 87:55–62
9. Iwase H, Yamada Y, Ootani S, Sasaki Y, Nagao M, Iwadate K, Takatori T (1998) Evidence for an antemortem injury of a burned head dissected from a burned body. Forensic Sci Int 94:9–14
10. Thali M, Yen K, Plattner T, Schweitzer W, Vock P, Ozdoba C, Dirnhofer R (2002) Charred body: virtual autopsy with multi-slice computed tomography and magnetic resonance imaging. J Forensic Sci 47(6):1326–1331
11. Marella GL, Perfetti E, Arcudi G (2012) Differential diagnosis between cranial fractures of traumatic origin and explosion fractures in burned cadavers. J Forensic Legal Med 19:175–178
12. Adair TW, DeLong L, Dobersen MJ, Sanamo S, Young R, Oliver B, Rotter T (2003) Suicide by fire in a car trunk: a case with potential pitfalls. J Forensic Sci 48(5):1113–1116
13. Amadasi A, Borgonovo S, Brandone A, Di Giancamillo M, Cattaneo C (2014) A comparison between digital radiography, computed tomography, and magnetic resonance in the detection of gunshot residues in burnt tissues and bone. J Forensic Sci 59(3):712–717
14. Amadasi A, Brandone A, Rizzi A, Mazzarelli D, Cattaneo C (2012) The survival of metallic residues from gunshot wounds in cremated bone: a SEM-EDX study. Int J Legal Med 126(4):525–531
15. Bohnert M, Werner CR, Pollak S (2003) Problems associated with the diagnosis of vitality in burned bodies. Forensic Sci Int 135:197–205
16. Bohnert M, Schmidt U, Große Perdekamp M, Pollak

S (2002) Diagnosis of a captive-bolt injury in a skull extremely destroyed by fire. Forensic Sci Int 127:192–197

17. Nigel CP (2006) Burn injury. In: Rutty GN (ed) Essential of autopsy practice. Current methods and modern trends. Springer, London

18. de Gruchy S, Rogers TL (2002) Identifying chop marks on cremated bone: a preliminary study. J Forensic Sci 47(5):1–4

19. Eckert WG, James S, Katchis S (1988) Investigation of cremations and severely burned bodies. Am J Forensic Med Pathol 9(3):188–200

20. Glassmann DM, Crow RM (1996) Standardization model for describing the extent of burn injury to human remains. J Forensic Sci 41(1):152–154

21. Gruenthal A, Moffatt C, Simmons T (2012) Differential decomposition patterns in charred versus un-charred remains. J Forensic Sci 57:12–18

22. Holden JL, Phakey PP, Clement JG (1995) Scanning electron microscope observations of heat-treated human bone. Forensic Sci Int 74:29–45

23. Marciniak SA (2009) A preliminary assessment of the identification of saw marks on burned bone. J Forensic Sci 54(4):779–785

24. Peuntes K, Cardoso HFV (2013) Reliability of cut mark analysis in human cartilage: the effects of blade penetration angle and intra- and interindividual differences. Forensic Sci Int 231:244–248

25. Robbins SC, Fairgrieve SI, Oost TS (2015) Interpreting the effects of burning on pre-incineration saw marks in bone. J Forensic Sci 60:S1

26. Rotschild MA, Raatschen HJ, Schneider V (2001) Suicide by self-immolation in Berlin from 1990 to 2000. Forensic Sci Int 124:163–166

27. Quatrehomme G, Bolla M, Muller M, Rocca JP, Grevin G, Bailet P, Ollier A (1998) Experimental single controlled study of burned bones: contribution of scanning electron microscopy. J Forensic Sci 43(2):417–422

28. Saukko P, Knight B (2016) Knight's forensic pathology, 4th edn. CRC Press, Taylor and Francis Group, New York, pp 475–495

29. Shkrum MJ, Johnston KA (1992) Fire and suicide: a three-year study of self-immolation deaths. J Forensic Sci 37(1):208–221

第28章

脑成像在死后法医放射学中的应用

牧野洋介（Yohsuke Makino）

吉田舞子（Maiko Yoshida）

矢岛大辅（Daisuke Yajima）

岩濑博太郎（Hirotaro Iwase）

28.1 引 言

死后脑成像的重要性大致有两方面。

首先，死后脑成像可以帮助尸检确定死因、个人身份识别，以及各种其他法医任务。通过提前了解大脑信息，病理学家和助手可以在对尸体头部进行解剖等不可逆的和破坏性的研究前，通过成像以寻找提示的损伤。此外，有利的是，尸检成像提供了高度可重复的信息，即使在进行解剖、埋葬或火化后，也可以再次进行研究。

其次，尸检成像对尸检的"分诊"很有用。在过去的 20 年里（译者注：2001—2020），人们做了大量的研究来确定 CT 是否可以作为尸检的筛查工具[1-10]。通过这些努力，一些国家已经决定了基于 PMCT 进行尸检的必要性，并结合或不结合毒理学筛查。在颅内，有许多致命的病变和损伤可以使用尸检成像来评估，这有可能减少不必要的尸检。同时，由于尸检成像不能完美地替代尸体解剖，因此在基于尸检成像的死因调查中存在各种陷阱和局限性。

在这一章中，我们从这两点出发，介绍了脑尸检成像的要点。我们还介绍了推荐的方案和在 CT 中观察到的基本死后变化，以促进对成像结果的准确理解。遗憾的是，在许多

Y. Makino (✉) · H. Iwase
Department of Forensic Medicine, Graduate School of Medicine, The University of Tokyo, Tokyo, Japan
Department of Legal Medicine, Graduate School of Medicine, Chiba University, Chiba, Japan
e-mail: ymakino-tky@umin.ac.jp; iwase@faculty. chiba-u.jp

M. Yoshida
Department of Legal Medicine, Graduate School of Medicine, Chiba University, Chiba, Japan

D. Yajima
Department of Legal Medicine, Graduate School of Medicine, Chiba University, Chiba, Japan
Department of Forensic Medicine, School of Medicine, International University of Health and Welfare, Narita, Japan
e-mail: yajima.d@iuhw.ac.jp

领域,所获得的证据仍是不足的。在某种程度上,本章描述了学者基于经验的意见,这些意见来自与尸检结果的比较,以及应用临床放射学建立的影像学诊断方法。

28.2 死后颅脑 CT 方案

详细的 CT 成像原理在此处不再讨论。在这里,我们介绍了死后颅脑 CT 方案的例子。然而,从根本上说,每个方案都应与每个机构的法医病理学家、放射科医生和放射技师一起制订。

使用的探测器排数越多,需要的时间就越短,捕捉的影像范围就越广。在尸检成像中,没有必要像在临床上那样追求速度。然而,由于进行全身成像,在 CT 中使用少量的探测器排数,有可能会使显像管的负荷过大,工作人员的压力也会增加,因为需要更多的时间来冷却显像管以进行下一次扫描。

以螺旋扫描模式对颅脑进行扫描时,与颈部和躯干的扫描连续进行,似乎是有利的。这使得获得头部和躯干连续的 3D 影像成为可能(图 28.1),这可以用于一些法医任务,如犯罪现场的重建[11]。然而,这可能会造成一个问题,即头部的影像质量会下降,因为头部的扫描条件需要调整为用于躯干的扫描条件。至少对于头部区域,我们应该获得一个窄视野的重建影像,以提高成像质量。然而,仅靠重建不能改善颅脑螺旋扫描产生的螺旋形伪影。尽管很耗时,但我们建议增加头部的非螺旋扫描,方法是将机架沿听眦线(OM 线)或前连合-后连合线(AC - PC 线)倾斜。增加非螺旋扫描不仅可以消除螺旋形伪影,而且可以使用适合大脑的剂量设置再次进行扫描(图 28.2)。此外,增加一个非螺旋扫描可以改变牙齿的金属伪影的方向,原本隐藏的病变可能就会出现。

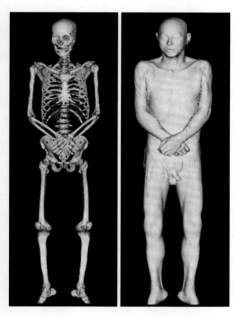

图 28.1　受害者死后的全身 3D 影像
这些影像可用于各种法医工作。

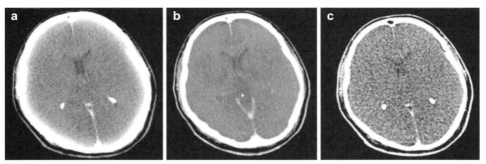

螺旋扫描模式,5 mm 的切片厚度,120 kV,200 mA,注意大脑周围的高密度区域,表明颅骨上有螺旋形伪影(a);非螺旋扫描模式,5 mm 的切片厚度,120 kV,270 mA,螺旋形伪影被去除,灰质/白质对比度增强(b);螺旋扫描模式,0.625 mm 的切片厚度,120 kV,200 mA,与(b)相比,影像变得嘈杂,对比度下降(c)。

图 28.2　同一受试者的死后脑部轴位 CT 影像,具有相似的截面级别

当然,也可以对头部和躯干进行单独扫描。在一个能够克服死后僵硬障碍的设备中,通常会抬起手臂以减少躯干成像中的手臂伪影,然后进行单独扫描。在进行单独扫描时需要注意的一点是,颈部区域往往被分成两半,部分颈部有时不会被扫描到。在颈部可以发现许多与死因有关的发现,因此,颈部是尸检成像的一个重要区域。当把头部和躯干分开扫描时,有必要构建一个扫描方案以确保对颈部的评估不会不足。

颅骨骨折的评估在法医学的颅骨领域中是不可或缺的。创建 3D 影像对于评估颅骨骨折是很有用的[12]。对于 3D 重建,最好是重建尽可能薄的切片(图 28.3)。然而,这样的薄影像不仅给解释者和软件带来负担,而且随着每个影像中剂量的减少,噪声也会随之增加(图 28.2)。建议仅在生成 3D 影像的 CT 控制台或工作站上使用薄层影像,并生成约 5 mm 厚的重建影像,以减少解释者和计算机的负载。

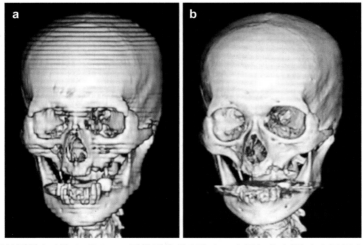

影像由 5 mm 厚的影像(a)和 0.625 mm 厚的影像(b)重建。由于切片太厚,(a)显示出阶梯状的线条。

图 28.3　同一受试者的颅骨 3D 影像

28.3 颅脑 CT 的死后变化

颅脑 CT 的典型死后变化包括以下内容。为了解释,有必要区分这些"正常"的死后变化和异常的发现。

28.3.1 ①灰质/白质对比度降低

在 PMCT 中,脑部灰质和白质的 CT 差值(灰质/白质对比度)低于生前,影像呈现"平坦"外观(图 28.4)[13,14]。高桥(Takahashi)等人研究了 41 名患者的生前颅脑 CT 影像和死后 70 分钟内 CT 影像[15]。在比较了 2 种颅脑 CT 后,他们报道说,死后灰质的 CT 值明显下降,灰质/白质对比度也明显下降。虽然没有统计学意义,但白质的 CT 值在死后有所增加。四郎太(Shirota)等研究了 36 例在生前和死后(死后 20 小时内)再次拍摄的颅脑 CT,发现白质的 CT 值明显增加,灰质/白质对比度明显下降[16]。然而,与高桥等人的研究结果相反,灰质的 CT 值也增加了。这些研究都表明,由于白质的 CT 值的增加和(或)灰质的 CT 值的降低,灰质/白质对比度从相对较早的死后时期开始下降。白质密度增加的原因尚不清楚,但四郎太等人推测,死后静脉充血可能是一个原因。无论如何,仅根据对 PMCT 中灰质/白质对比度降低的观察来诊断脑梗死或类似病症是不妥的。

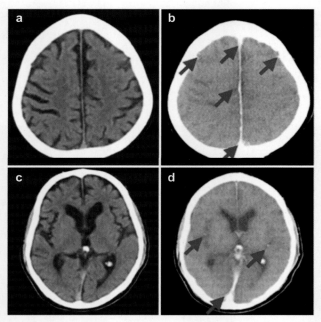

死后可见脑部灰质/白质对比度降低和脑肿胀。在 PMCT 影像上还可以看到高密度的静脉窦和皮质静脉,如箭头所示。

图 28.4　上吊死亡的同一受试者,其生前(a、c)和死后(b、d)颅脑 CT 在相近截面的影像

---

①　原版此处为"1.",现调整为"28.3.1",其他顺序依次调整。

28.3.2 脑肿胀

在死后的颅脑 CT 中,可以看到脑肿胀(图 28.4)。四郎太(Shirota)等人根据对上述同一死者生前 CT 和 PMCT 中的中央沟和脑室变窄的观察,认为 CT 影像上的脑肿胀是死后变化[16]。另外,根据高桥(Takahashi)等人的研究,未观察到明显的变窄[15]。四郎太(Shirota)等人认为,他们观察到的差异可能反映了与死亡相关的条件的差异。高桥(Takahashi)等人处理的是心搏骤停的案例,而四郎太(Shirota)等人描述的是血压下降比较缓慢的情况。尽管如此,由于死后变化,在 CT 上观察到死后脑肿胀,在解释这些发现时必须谨慎。

28.3.3 静脉窦或皮质静脉的密度增加

在死亡后的血管中,会出现红细胞沉淀和红细胞比容增加的情况,这在受重力影响的一侧更为明显。这种现象被称为坠积性充血。在死后颅脑 CT 中,这种现象表现为矢状窦、横窦、乙状窦或大脑皮质静脉 CT 值的增加(图 28.4)。高桥(Takahashi)等人指出,在同一患者生前 CT 和 PMCT 的比较中,矢状上静脉背侧的密度从生前平均 42 HU 增加到死后平均49 HU[17]。脑窦的高密度使其难以与周围的硬脑膜下血肿区分开来。此外,脑表面静脉的高密度也很难与蛛网膜下腔出血区分开来(图 28.4)。

与坠积性充血相似,假性蛛网膜下腔出血征象可能会给 PMCT 造成问题[18]。这不是严格意义上的死后变化,而是由于缺氧性脑病或脑死亡,无论是 PMCT 还是生前 CT,蛛网膜下隙的吸收变得与蛛网膜下腔出血一样高(图 28.5)。与"真正的"蛛网膜下腔出血相比,假性蛛网膜下腔出血中的高密度往往是对称的和较薄的,并且没有脑室内或实质出血的复杂性[19]。

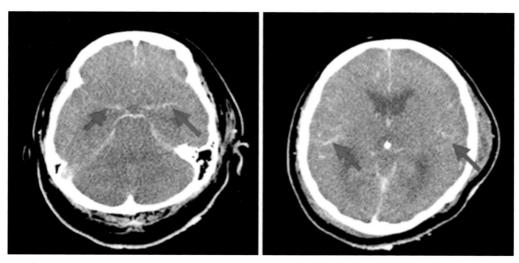

影像可观察到蛛网膜下隙相对较薄,双侧高密度影,提示有蛛网膜下腔出血,但尸检时未发现此类出血(假性蛛网膜下腔出血)。

图 28.5　缺氧缺血性脑损伤患者的死后轴位 CT 影像

28.3.4 颅内气体

若生前 CT 发现脑脊液腔内有气体,则说明有颅底骨折。颅脑血管内存在气体也是致命的,提示有气体栓塞。然而,即使在没有观察到这种创伤或气体栓塞的情况下,PMCT上也经常观察到颅内气体。在腐烂的尸体中,观察到大脑内部和外部的气体是很常见的。通常情况下,在脑实质中可以看到泡沫状的气体,在液化的大脑和因腐烂而形成的气体之间形成一个气-液层(图 28.6)。

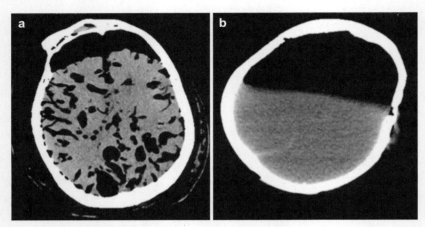

影像上可以观察到脑实质泡沫气层(a)和气-液层(b)。这些是腐败大脑的典型发现。

图 28.6　两例严重腐败尸体的轴位 CT 影像

然而,盐谷(Shiotani)等人报道,404 例中有 29 例在死后 2 小时内进行的 CT 检查中发现了颅内血管内气体,所有案例均进行了复苏操作[20]。此外观察到血管内气体积聚(图28.7)。因此推测,在复苏过程中,由于按压,气体从肺进入右心系统,而这种气体可能通过泵送效应被带入颅内。

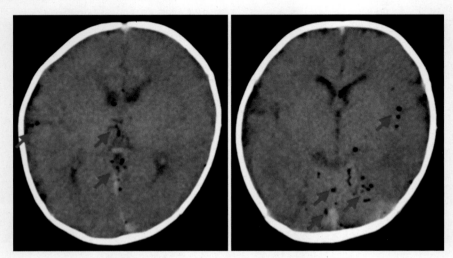

患者接受了心肺复苏,这可能导致了这些气体积聚。

图 28.7　在死后立即获得的 CT 影像中发现血管内气体(箭头)

28.4 死后颅脑 CT 辅助尸检

如前所述,通过在尸检前对颅脑进行 CT 检查,可以在各个方面支持尸检发现。PMCT 对尸检的辅助包括检查隐性损伤、气体和腐败尸体的颅内出血,下面将分别介绍这些情况。尽管目前血管造影正在研究中,但在寻找颅内出血病变困难的案例中,血管造影有时是寻找出血源的重要工具,本节也将对此进行简要介绍。

28.4.1 隐性损伤

为了发现隐性损伤,在解剖前进行颅脑 CT 检查是很重要的。特别是在评估枪伤时,CT 拥有许多优势[21]。在 CT 影像中,可以发现内部细小骨碎片和金属枪弹的残留物,这些在尸检中往往被忽略(图 28.8)。在烧毁的尸体中,很难根据外部检查来判断枪伤,而 CT 对于发现枪伤特别有用[22]。

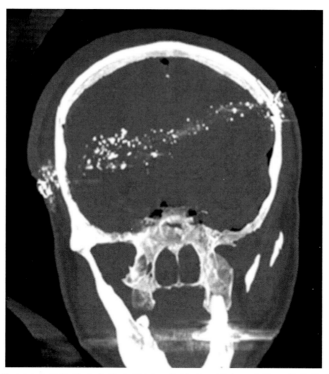

小的金属碎片和骨碎片分布明显。这些发现很难用常规尸检来描述。

图 28.8 枪击受害者的冠状位 PMCT 影像

在高能损伤案例中,颅骨可能完全碎裂,病理学家通常很难详细地描述这种爆裂性骨折。这类骨折的尸检图片只能在破坏性的头皮剥离后才能获取,这会导致颅骨碎片散落在尸检台上。CT 则可以很容易地无创描述骨折,为法医工作提供更好的信息(图 28.9)[23]。

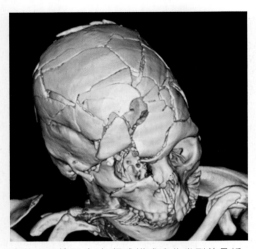

当使用尸检图片时,很难描述这些类型的骨折。

图 28.9   一个高能量损伤案例,颅骨爆裂性骨折的 3D 影像

　　颌面部骨折,包括眶壁、鼻旁窦壁或鼻骨骨折,在尸检中容易被忽视。这些都很重要,因为它们经常与攻击有关,而且有时由于呼吸道阻塞,其本身就可能是致命的。同样值得注意的是一种被称为猛烈打击下颌骨的情况,在这种情况下,由于双侧髁突联合区的骨折引发舌基部收缩,可以导致窒息[24,25]。

　　枕骨髁骨折是另一种容易被解剖忽略的损伤类型。枕骨髁位于枕骨的最低端,与寰椎形成关节。由于枕骨髁也是翼状韧带的附着点,过度的侧弯导致该韧带的拉扯而发生撕脱性骨折,并可发生致命的枕寰脱位/半脱位(图 28.10)[26]。

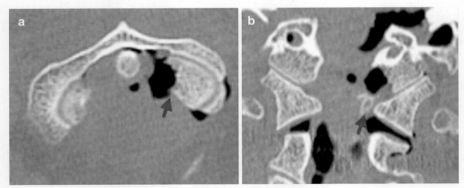

可以观察到一小的骨尖(箭头)偏向椎管内(b),提示有致命性的颈部脊髓损伤。这种骨折在尸检中很难被发现。

图 28.10   枕骨髁骨折的轴位(a)和冠状位 CT 影像(b)

　　在寻找这些隐性损伤时,颅脑的 3D 影像是不可缺少的。然而,3D 影像不应孤立地使用。在 PMCT 中,由于死后的变化或创伤,头皮和颅骨中的血管内可能出现气体,但在 3D 影像中观察时,这些气体可能会导致图像断裂(图 28.11)。3D 影像应始终与原始影像一起进行评估。

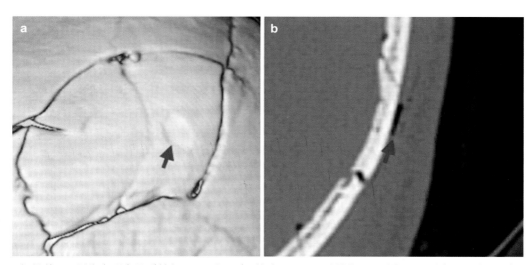

颅骨的 3D 影像表明有骨质缺损,显示为凹陷(箭头)(a);原始轴位 CT 影像显示为皮下气体,没有骨折(b)。

图 28.11 颅骨的 3D 影像(a)和原始轴位 CT 影像(b)

28.4.2 气体检查

CT 清楚地显示气体是一个明显的低密度区域。颅内积气可以是颅底骨折的一个很好的指标。CT 可以清楚地检测到脑气体栓塞案例中的栓塞气体(图 28.12)[27]。在一些致命的潜水事故中,由于致命的减压病和(或)气压伤,在静脉和动脉中都会检测到大量的气体。在这种情况下,通过 CT 检测到的气体,包括脑血管气体,可以成为区分这种情况和溺死情况的关键[28,29]。当然,应该考虑到,CT 检测到的颅内气体可能只是反映了死后变化。

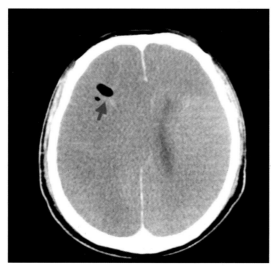

影像上可以看到引起气体栓塞的脑实质内的气体(箭头)。此外,由于气体栓塞引起的梗死,右半脑和左前脑可见脑组织低密度。

图 28.12 一例致命性的脑气体栓塞案例的脑轴位 CT 影像

28.4.3 高度腐败尸体的颅内出血

尽管 PMCT 有利于发现各种颅内出血性病变,但在新鲜尸体中,即使没有 CT,熟练的法医病理学家也可以通过解剖发现致命的出血性病变。

另外,即使是因尸体腐烂而液化的大脑,颅内出血性病变仍可在 CT 影像中得到识别,表现为高密度区域,这是 PMCT 的一大优势[30,31]。CT 有时可以评估重要的解剖结构,即使是液化的大脑,也可以调查血肿的来源(图 28.13)。在没有 CT 的情况下,打开颅骨后液化的大脑通过外排可以发现血肿,但通过尸检很难找到血肿的来源。

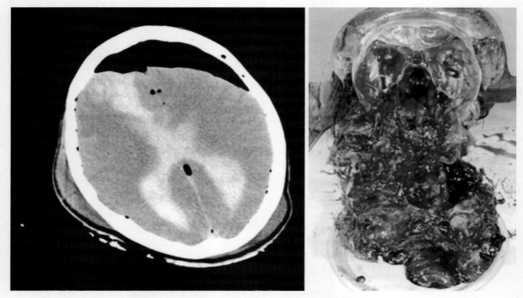

图 28.13 颅脑轴位 CT 影像和在腐败的大脑中发现的脑内血肿的尸检图片

即使在腐败的大脑中,CT 显示了血肿起源于右前叶,并伴有脑室内出血,这在尸检中难以进行评估。

28.4.4 血管造影检测出血部位

检测颅内出血性病变的出血部位是法医学的一项重要任务。特别是在蛛网膜下腔出血的情况下,为了区分创伤性椎动脉破裂和病理性动脉破裂(夹层或动脉瘤),寻找出血源很重要。然而,一旦进行了解剖,它就是不可逆的,因此存在人为损伤血管的风险,从而无法找到出血源。

目前,各种死后全身血管造影的方法已经被设计出来,并且正在研究进一步的方法[9,32-35]。然而,这些研究往往是为了验证是否可以在不进行解剖的情况下确定死因而进行的。从辅助解剖的实际角度来看,选择性血管造影,即在解剖过程中只对目标血管进行造影,可能已经足够了[36-38]。井口(Inokuchi)等人报道了在蛛网膜下腔出血的情况下,分别从颈内动脉和椎动脉插入导管进行造影检查。他们报道,在使用造影剂后,多个时间阶段的 CT 检查使出血部位变得更清晰(图 28.14)[36]。

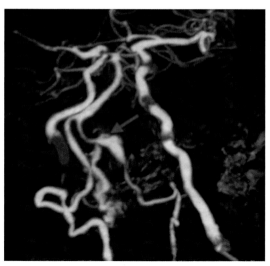

使用选择性血管造影可以清晰看到椎动脉扩张和造影剂外渗(箭头)。

图 28.14 椎动脉瘤破裂情况下,选择性血管造影产生的 3D 脑动脉影像

28.5 用于尸检"分诊"的死后颅脑 CT

如第 28.1 节所述,CT 是否可以用来替代尸检,是有争议的。我们不讨论这种影像学"分诊"的价值,我们将重点讨论以下问题,它们必须决定是否应该根据每种病理状况进行 PMCT 来判断死亡原因。

在死后的颅脑 CT 中,可以发现病理性或创伤性的致命性原因,如脑出血、蛛网膜下腔出血、脑梗死、脑肿瘤、硬脑膜下血肿、硬脑膜外出血和脑挫伤等[2,3,6,7,39]。在理想情况下,当然可以从这些情况中判断死亡原因,但也有一些注意事项需要考虑。

下面,我们从法医的角度描述几个经常遇到的具有代表性的病理情况。如果想了解其中更多不同的详细发现,我们建议查阅《神经放射学》的教科书。

28.5.1 ICH

ICH 在 CT 中的基本表现为脑实质内高密度的出血区(图 28.15)。高血压性 ICH,通常发生在基底节内囊区、丘脑、小脑和脑干等部位,通常被视为单一病变。这些特征可以在一定程度上与创伤性 ICH 相区别。

在小的 ICH 情况中,患者可能不会死亡。要证明 ICH 是致命的,关键是要从 CT 影像中确定是否同时发生脑疝或脑室内出血。

在一般情况下,如有高血压病史的老年人死亡,CT 上的 ICH 可以明确确定为死亡原因[6]。然而,所有的 ICH 不一定都是内部因素导致的。如下所述,创伤性 ICH 偶尔会形成一个大的单个脑血肿,类似于高血压性 ICH。此外,ICH 可能是由甲基苯丙胺或可卡

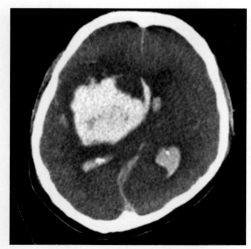

高密度区域的中心位于右侧基底节区,与典型的高血压性脑出血相符。同时可见脑室出血和大脑镰下疝。

图 28.15　脑内出血的轴位 CT 影像

因引发的,这可以被认为是一种毒性死亡[40]。即使在死因不明的人的 PMCT 上观察到 ICH,在没有充分的情况调查和药物测试的情况下,将其视为自然死亡是不明智的。

28.5.2 创伤性 ICH(脑挫伤)

　　脑挫伤引起的脑内出血的典型表现是"盐和胡椒样"外观,无论是冲击伤还是对冲性损伤,均由典型的挫伤部位(如额叶下表面和颞叶尖部)发生的出血和水肿混合引起。在这种情况下,诊断很容易(图 28.16)。然而,有时在 CT 上表现为单个脑出血,如图 28.17 所示的案例。在这种情况下,区分创伤性 ICH 和内源性 ICH 是非常困难的。对于解释者来说,仔细检查可能的合并骨折或皮下出血是至关重要的,这表明有创伤。

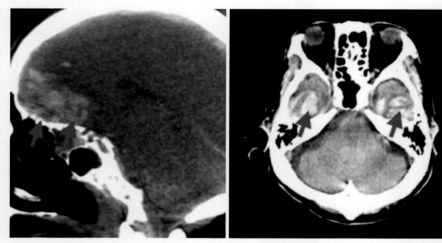

影像显示额叶下部和颞叶尖部的高、低密度混合血肿区,高度提示脑挫伤。

图 28.16　脑部矢状位和轴位 CT 影像

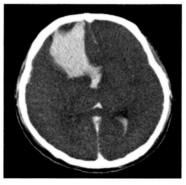

影像显示右侧皮质下单个血肿,提示内源性皮质下出血,没有"盐和胡椒样"
外观。正如尸检所显示的,这实际上是由摔倒引起的创伤性脑出血。

图 28.17　脑部轴位 CT 影像

28.5.3 蛛网膜下腔出血

　　蛛网膜下腔出血的基本表现是脑脊液腔内的高密度区域,如脑沟、脑裂隙和脑池。从 CT
表现中的分布可以区分出局部蛛网膜下腔出血和弥散性蛛网膜下腔出血(图 28.18)。一般情
况下,创伤性蛛网膜下腔出血往往是局部的,同时伴有其他创伤性表现,包括脑挫伤、硬脑膜下
血肿和颅骨骨折。弥散性蛛网膜下腔出血大多是内部因素引起的,如脑动脉瘤破裂。在 PMCT
检查中,弥散性蛛网膜下腔出血总被认为是内在性的,但这是一种逻辑上的跳跃,并不是基于
证据的决定。创伤性椎动脉破裂是在法医学中经常遇到的问题,并导致 CT 上出现弥散性蛛网
膜下腔出血[41]。椎动脉被过度旋转的力牵拉时,会发生破裂,如个人在醉酒状态下被殴打,这
在很多情况下会导致立即死亡。它存在伴随的创伤,如脑挫伤、皮下出血或颅骨骨折,有时在
CT 上表现模糊。对于 PMCT 上有弥散性蛛网膜下腔出血的尸体,在围绕死亡情况并不清楚的
情况下,解释者必须根据 CT 表现谨慎地诊断内源性蛛网膜下腔出血。

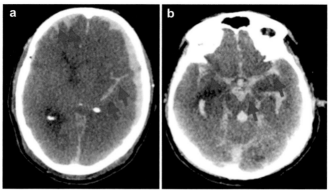

影像显示蛛网膜下腔出血。在影像(a)中,右侧前叶脑沟和大脑外侧裂可见局部高密度
区,对应局部的蛛网膜下腔出血。该影像中还发现了左侧急性硬脑膜下血肿。另外,在
影像(b)中可以发现双侧裂隙或脑池高密度影,对应于弥散性蛛网膜下腔出血。

图 28.18　蛛网膜下腔出血的脑部轴位 CT 影像

28.5.4 硬脑膜下血肿

急性硬脑膜下血肿(acute SDH,ASDH)在 CT 上表现为颅骨和脑表面之间的新月形高密度影(图 28.19)。通常,高密度区域可以与低密度区域混合。一般来说,血肿会扩散到颅骨缝合线以外,但一般不会穿过硬脑膜附着。对脑疝的评估是评估病死率的重要依据。众所周知,急性硬脑膜下血肿不包括中间清醒期,因此,在受伤后会立即失去意识,但情况并非总是如此。如果在 CT 上发现急性硬脑膜下血肿,在没有足够的关于死亡信息的情况下,假定死亡地点就是受伤地点是欠妥当的。

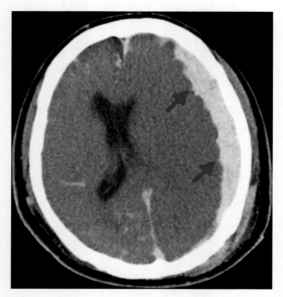

箭头所示的新月形高密度区域与急性硬脑膜下血肿并发局部蛛网膜
下腔出血和大脑镰下疝相符。

图 28.19 典型的急性硬脑膜下血肿的脑部轴位 CT 影像

急性硬脑膜下血肿被认为主要是由桥静脉或皮质静脉的破裂引起的。这可能是由于非冲击力造成的,如平移或减速-加速运动,因此在外部检查中通常无头部粗糙伤口或颜色改变。在这种情况下,颅骨骨折、脑挫伤和皮下出血在 CT 上也没有表现出来。如果认为急性硬脑膜下血肿是由于缺乏其他创伤性发现而产生的,这也是欠妥当的。

慢性硬脑膜下血肿(chronic SDH,CSDH)可能涉及反复再出血,有时可导致脑疝和死亡。慢性硬脑膜下血肿的 CT 特征之一是血液凝固不好,由红细胞压积效应引起液-液平面。此外,血肿和蛛网膜之间形成的一层厚膜,有时可以通过 CT 确认(图 28.20)。

慢性硬脑膜下血肿在 CT 影像上可以看到均匀的低密度区域。在这种情况下,与硬脑膜下积液的鉴别是困难的,因为后者可以在损伤后急性形成。用 CT 不能严格区分这些情况,在解释这类案例时必须注意。

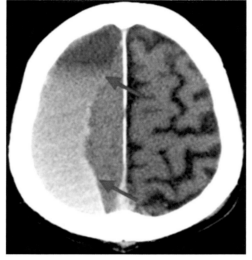

血肿内形成液-液平面,提示腔内有出血性不太凝固的液体。注意大脑表面的
高密度线状改变,提示是损伤后形成的膜(箭头)。

图 28.20 典型的慢性硬脑膜下血肿的脑部轴位 CT 影像

28.5.5 硬脑膜外出血

急性硬脑膜外出血在 CT 影像上的基本表现为颅骨与脑表面之间的凸出、呈透镜状的高密度区域(图 28.21)。原则上,这不会扩散到颅骨缝合线以外。与急性硬脑膜下血肿不同,大多数硬脑膜外出血是由直接的外力引起的。因此,在 CT 影像上很可能会发现明显的创伤,包括皮下出血或颅骨骨折,解释者不太可能发现难以确定的内部原因和外部原因。

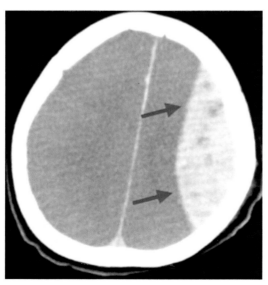

左侧可以看到一个凸起的透镜状高密度区域(箭头)。

图 28.21 典型的急性硬脑膜外出血的脑部轴位 CT 影像

与热血肿的区分一直是法医学中的一个问题。热血肿或硬膜外烧伤是烧伤尸体的死后变化,据报道,热血肿是新月形的,而不是透镜状的,其密度比典型的创伤性硬脑膜外出血低(图 28.22)[42,43]。

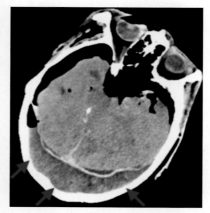

脑和硬脑膜萎缩,硬膜外腔变宽,出现密度较低的新月形积液。这是 CT 影像上热血肿的典型表现。

图 28.22　烧伤尸体头部的脑部轴位 CT 影像

28.5.6 脑疝

大脑镰下疝的 CT 表现(与扣带回疝相对应)相当常见,包括透明隔的移位、同侧侧脑室受压和对侧侧脑室扩张。与后颅窝相关的疝直接影响到脑干,对死亡评估尤为重要,包括下行或上行的小脑幕疝和小脑扁桃体疝。在这类案例中,单侧下行小脑幕疝(相当于颞叶沟回疝形成)是最常见的。具有代表性的发现是沟回或其他大脑周围结构的内侧移位、中脑周围脑池的消失,以及中脑的变形和出血(图 28.23)。脑疝引起的继发性出血,即脑干出血(duret hemorrhage),在脑疝的情况中经常遇到。在 CT 上,它通常被认为是中脑或脑桥中的纵向线形高密度区域。

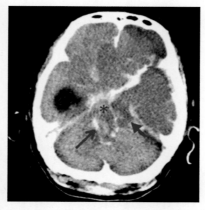

影像上可见左侧沟回的中位移位(宽箭头),中脑变窄(星号),以及脑干出血(窄箭头)。中脑周围的脑池消失,侧脑室对侧扩张。

图 28.23　左侧下行小脑幕裂孔脑疝的脑部轴位 CT 影像

28.5.7 脑梗死

急性脑梗死在 CT 影像上基本上是一个符合血液循环的低密度区域(图 28.24)。这些低密度区域在灰质和白质中均可见到,对应于细胞毒性水肿。

在出血性梗死的情况下,它可能伴有高密度区域。当伴有脑疝时,这些梗死是致命的。然而,即使没有明显的脑疝,由于瘫痪、脱水、饥饿、低温或其他环境影响造成的不能移动也可能会聚在一起并导致死亡。脑梗死可能是各种情况的并发症,包括主动脉夹层、恶性肿瘤或创伤,包括脂肪栓塞。因此,对全身进行 CT 检查,并做出谨慎的判断是重要的。

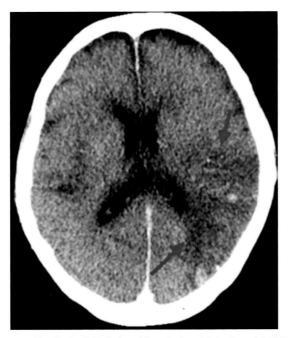

大脑中动脉区域可以看到灰质、白质低密度区域。在该区域内,还可以看到小的高密度区域,与出血性梗死相对应。

图 28.24 脑梗死的脑部轴位 CT 影像

28.6 结 论

PMCT 成像可以发现外部检查没有注意到的各种颅内病变和损伤,如果建立适当的判断标准,结合环境调查和毒理学测试,可以改变死亡调查的方法,减少全面尸检的需要。然而,这种方法有各种困难,如将创伤性蛛网膜下腔出血误解为自然死亡。因此,在无条件采用这种方法时应该谨慎一些。

PMCT 不可能评估血管状况(椎动脉夹层、静脉血栓和脂肪栓塞)、轴索损伤、脑膜炎或脑炎,这些在法医评估中都很重要。毋庸置疑,在临床颅脑放射学中,MRI 可以提供更好的组织对比,可以被广泛应用,未来可能会在尸检成像中得到更广泛的应用。死后变化和脑部 MRI 的发现已经被广泛探索,目前正在被验证[2,39,44-48]。在本章的未来修订中,MRI 的使用可能会得到更全面的报道。

1. Donchin Y, Rivkind AI, Bar-Ziv J, Hiss J, Almog J, Dresher M (1994) Utility of postmortem computed tomography in trauma victims. J Trauma 37(4):552–555

2. Thali MJ, Yen K, Schweitzer W, Vock P, Boesch C, Ozdoba C, Schroth G, Ith M, Sonnenschein M, Doernhoefer T, Scheurer E, Plattner T, Dirnhofer R (2003) Virtopsy, a new imaging horizon in forensic pathology: virtual autopsy by postmortem multislice computed tomography (MSCT) and magnetic resonance imaging (MRI)—a feasibility study. J Forensic Sci 48(2):386–403

3. Leth PM (2009) Computerized tomography used as a routine procedure at postmortem investigations. Am J Forensic Med Pathol 30(3):219–222

4. Weustink AC, Hunink MGM, van Dijke CF, Renken NS, Krestin GP, Oosterhuis JW (2009) Minimally invasive autopsy: an alternative to conventional autopsy? Radiology 250(3):897–904

5. Roberts ISD, Benamore RE, Benbow EW, Lee SH, Harris JN, Jackson A, Mallett S, Patankar T, Peebles C, Roobottom C, Traill ZC (2012) Post-mortem imaging as an alternative to autopsy in the diagnosis of adult deaths: a validation study. Lancet 379(9811):136–142

6. Kasahara S, Makino Y, Hayakawa M, Yajima D, Ito H, Iwase H (2012) Diagnosable and non-diagnosable causes of death by postmortem computed tomography: a review of 339 forensic cases. Leg Med (Tokyo) 14(5):239–245

7. Proisy M, Marchand AJ, Loget P, Bouvet R, Roussey M, Pelé F, Rozel C, Treguier C, Darnault P, Bruneau B (2012) Whole-body post-mortem computed tomography compared with autopsy in the investigation of unexpected death in infants and children. Eur Radiol 23(6):1711–1719

8. Blanc-Louvry I, Thureau S, Duval C, Papin-Lefebvre F, Thiebot J, Dacher JN, Gricourt C, Touré E, Proust B (2013) Post-mortem computed tomography compared to forensic autopsy findings: a French experience. Eur Radiol 23(7):1829–1835

9. Rutty GN, Morgan B, Robinson C, Raj V, Pakkal M, Amoroso J, Visser T, Saunders S, Biggs M, Hollingbury F, McGregor A, West K, Richards C, Brown L, Harrison R, Hew R (2017) Diagnostic accuracy of post-mortem CT with targeted coronary angiography versus autopsy for coroner-requested post-mortem investigations: a prospective, masked, comparison study. Lancet 390(10090):145–154

10. Eriksson A, Gustafsson T, Höistad M, Hultcrantz M, Jacobson S, Mejare I, Persson A (2017) Diagnostic accuracy of postmortem imaging vs. autopsy—a systematic review. Eur J Radiol 89:249–269

11. Buck U, Naether S, Braun M, Bolliger S, Friederich H, Jackowski C, Aghayev E, Christe A, Vock P, Dirnhofer R, Thali MJ (2007) Application of 3D documentation and geometric reconstruction methods in traffic accident analysis: with high resolution surface scanning, radiological MSCT/MRI scanning and real data based animation. Forensic Sci Int 170(1):20–28

12. Ringl H, Schernthaner RE, Schueller G, Balassy C, Kienzl D, Botosaneanu A, Weber M, Czerny C, Hajdu S, Mang T, Herold CJ, Schima W (2010) The skull unfolded: a cranial CT visualization algorithm for fast and easy detection of skull fractures. Radiology 255(2):553–562

13. Levy AD, Harcke HT, Mallak CT (2010) Postmortem imaging: MDCT features of postmortem change and decomposition. Am J Forensic Med Pathol 31(1):12–17

14. Smith AB, Lattin GE Jr, Berran P, Harcke HT (2012) Common and expected postmortem CT observations involving the brain: mimics of antemortem pathology. Am J Neuroradiol 33(7):1387–1391

15. Takahashi N, Satou C, Higuchi T, Shiotani M, Maeda H, Hirose Y (2010) Quantitative analysis of brain edema and swelling on early postmortem computed tomography: comparison with antemortem computed tomography. Jpn J Radiol 28(5):349–354

16. Shirota G, Gonoi W, Ishida M, Okuma H, Shintani Y, Abe H, Takazawa Y, Ikemura M, Fukayama M (2015) Brain swelling and loss of gray and white matter differentiation in human postmortem cases by computed tomography. PLoS One 10(11):e0143848

17. Takahashi N, Satou C, Higuchi T, Shiotani M, Maeda H, Hirose Y (2010) Quantitative analysis of intracranial hypostasis: comparison of early postmortem and antemortem CT findings. AJR 195:W388–W393

18. Yuzawa H, Higano S, Mugikura S, Umetsu A, Murata T, Nakagawa A, Koyama A, Takahashi S (2008) Pseudo-subarachnoid hemorrhage found in patients with postresuscitation encephalopathy: characteristics of CT findings and clinical importance. AJNR 29(8):1544–1549

19. Shirota G, Gonoi W, Ikemura M, Ishida M, Shintani Y, Abe H, Fukayama M, Higashida T, Okuma H, Abe O (2017) The pseudo-SAH sign: an imaging pitfall in postmortem computed tomography. Int J Legal Med 131(6):1647–1653

20. Shiotani S, Ueno Y, Atake S, Kohno M, Suzuki M, Kikuchi K, Hayakawa H (2010) Nontraumatic postmortem computed tomographic demonstration of cerebral gas embolism following cardiopulmonary resuscitation. Jpn J Radiol 28(1):1–7

21. Levy AD, Abbott RM, Mallak CT, Getz JM, Harcke HT, Champion HR, Pearse LA (2006) Virtual

autopsy: preliminary experience in high-velocity gun-shot wound victims. Radiology 240(2):522–528

22. Sano R, Hirasawa S, Kobayashi S, Shimada T, Awata S, Takei H, Otake H, Takahashi K, Takahashi Y, Kominato Y (2011) Use of postmortem computed tomography to reveal an intraoral gunshot injuries in a charred body. Leg Med (Tokyo) 13(6):286–288

23. Thomsen AH, Jurik AG, Uhrenholt L, Vesterby A (2009) An alternative approach to computerized tomography (CT) in forensic pathology. Forensic Sci Int 183(1–3):87–90

24. Gerlock AJ (1976) The flared mandible sign of the flail mandible. Radiology 119(2):299–300

25. Papadiochos I, Goutzanis L, Petsinis V (2017) Flail mandible and immediate airway management: traumatic detachment of mandibular lingual cortex results in obstructive dyspnea and severe odynophagia. J Craniofac Surg 28(5):1311–1314

26. Hanson JA, Deliganis AV, Baxter AB, Cohen WA, Linnau KF, Wilson AJ, Mann FA (2002) Radiologic and clinical spectrum of occipital condyle fractures: retrospective review of 107 consecutive fractures in 95 patients. AJR Am J Roentgenol 178(5):1261–1268

27. Pinho J, Amorim JM, Araújo JM, Vilaça H, Ribeiro M, Pereira J, Ferreira C (2016) Cerebral gas embolism associated with central venous catheter: systematic review. J Neurol Sci 362:160–164

28. Ozdoba C, Weis J, Plattner T, Dirnhofer R, Yen K (2005) Fatal scuba diving incident with massive gas embolism in cerebral and spinal arteries. Neuroradiology 47(6):411–416

29. Laurent P-E, Coulange M, Mancini J, Bartoli C, Desfeux J, Piercecchi-Marti M-D, Gorincour G (2014) Postmortem CT appearance of gas collections in fatal diving accidents. AJR 203(3):468–475

30. Motomura A, Makino Y, Ohdo Y, Inokuchi G, Yajima D, Hayakawa M, Iwase H (2013) Pre-autopsy computed tomography accurately detected cerebral hemorrhage in highly decomposed bodies: report of two cases. Forensic Sci Int 231(1–3):e33–e36

31. Sano R, Hirasawa S, Awata S, Kobayashi S, Shimada T, Takei H, Takahashi Y, Kominato Y (2013) Use of postmortem computed tomography to reveal acute subdural hematoma in a severely decomposed body with advanced skeletonization. Leg Med (Tokyo) 15(1):32–34

32. Grabherr S, Doenz F, Steger B, Dirnhofer R, Dominguez A, Sollberger B, Gygax E, Rizzo E, Chevallier C, Meuli R, Mangin P (2010) Multi-phase post-mortem CT angiography: development of a standardized protocol. Int J Legal Med 125(6):791–802

33. Ross SG, Thali MJ, Bolliger S, Germerott T, Ruder TD, Flach PM (2012) Sudden death after chest pain: feasibility of virtual autopsy with postmortem CT angiography and biopsy. Radiology 264(1):250–259

34. Roberts ISD, Benamore RE, Peebles C, Roobottom C, Traill ZC (2011) Technical report: diagnosis of coronary artery disease using minimally invasive autopsy: evaluation of a novel method of post-mortem coro-

nary CT angiography. Clin Radiol 66(7):645–650

35. Iizuka K, Sakamoto N, Shiotani S, Komatsuzaki A (2013) Feasibility of resuscitation contrast-enhanced postmortem computed tomography using cardiopulmonary resuscitation technique with chest compression immediately after death. Springerplus 2:663

36. Inokuchi G, Yajima D, Hayakawa M, Motomura A, Chiba F, Torimitsu S, Makino Y (2014) Iwase. Postmortem dynamic cerebral angiography for detecting aneurysm and bleeding sites in cases of subarachnoid hemorrhage. Forensic Sci Med Pathol 10(4):487–495

37. Saunders SL, Morgan B, Raj V, Rutty GN (2010) Postmortem computed tomography angiography: past, present and future. Forensic Sci Med Pathol 7(3):271–277

38. Kuninaka H, Takahashi Y, Sano R, Takahashi K, Kubo R, Kominato Y, Takei H, Kobayashi S, Shimada T, Tokue H, Awata S (2016) Use of postmortem computed tomography angiography to detect vascular injuries accompanying skull base fracture. Leg Med (Tokyo) 23(C):55–58

39. Yen K, Lövblad K-O, Scheurer E, Ozdoba C, Thali MJ, Aghayev E, Jackowski C, Anon J, Frickey N, Zwygart K, Weis J, Dirnhofer R (2007) Post-mortem forensic neuroimaging: correlation of MSCT and MRI findings with autopsy results. Forensic Sci Int 173(1):21–35

40. Lappin JM, Darke S, Farrell M (2014) Stroke and methamphetamine use in young adults: a review. J Neurol Neurosurg Psychiatry 88(12):1079–1091

41. Ikegaya H, Yajima D, Iwase H (2008) Vertebral artery rupture in a sudden death case after mild trauma. Am J Forensic Med Pathol 29:276–278

42. Kawasumi Y, Usui A, Hosokai Y, Sato M, Funayama M (2013) Heat haematoma: post-mortem computed tomography findings. Clin Radiol 68(2):e95–e97

43. O'Donnell C, Woodford N (2008) Post-mortem radiology—a new sub-specialty? Clin Radiol 63(11):1189–1194

44. Van den Hauwe L, Parizel PM, Martin JJ, Cras P, De Deyn P, De Schepper AMA (1995) Postmortem MRI of the brain with neuropathological correlation. Neuroradiology 37(5):343–349

45. Ruder TD, Hatch GM, Siegenthaler L, Ampanozi G, Mathier S, Thali MJ, Weber OM (2012) The influence of body temperature on image contrast in post mortem MRI. Eur J Radiol 81(6):1366–1370

46. Ross S, Ebner L, Flach P, Brodhage R, Bolliger SA, Christe A, Thali MJ (2012) Postmortem whole-body MRI in traumatic causes of death. AJR 199(6):1186–1192

47. Tashiro K, Shiotani S, Kobayashi T, Kaga K, Saito H, Someya S, Miyamoto K, Hayakawa H (2015) Cerebral relaxation times from postmortem MR imaging of adults. MRMS 14(1):51–56

48. Adolphi NL (2016) An equation-free introduction to post-mortem MR image contrast and pulse sequence optimization. J Forensic Radiol Imaging 4(c):27–34

第29章

尸检成像的生物伦理学方面

卢恰诺·塞斯塔（Luciano Sesta）

29.1 当前医学文化背景下的死亡与尸检

众所周知,死亡在人类历史上从来就不是一个纯粹的"自然"事件。在过去,即使是老年死亡也是一个"文化"而非"自然"事件。毫无疑问,今天的死亡与过去一样,是一个"文化"事件。由于医学的进步,昨天是"自然的"——在 40—45 岁死去——今天是"不自然的",因此也是"文化/人为的"进步。如果在过去,人类只是因为意外事故、战争、杀戮、疾病、年老等而死亡。在我们的技术文明中,延长生命的可能性非常大,死亡越来越多的是医学上的"让人死亡"的结果。对无效治疗的普遍恐惧就是一个非常重要的例子。事实上,如果延长生命不存在超出其"自然"极限的风险,就不会有这样的担忧。

这种普遍情况甚至影响到调查死亡原因的法医学专业人员。如果死亡几乎成为一个完全"人为"的事实,那么调查某人的死亡方式和原因就不应该只是在可疑的情况下,而是在所有的死亡案例中。当死亡越来越依赖于人类的力量来防止它或允许它发生时,任何情况都会变得"可疑"[1]①。对尸体检查的部分改进,以及由此产生的尸检和尸检成像,都源于对生命和死亡的"医学化"。另一部分则是由于有必要对可疑死亡进行调查的情况越来越多,如从海上打捞上来的移民尸体[2]。

鉴于上述情况,近年来尸检数量持续下降可能相当奇怪[3]。这有文化、科学、法医学、法律、心理学和伦理学方面的原因。可以说,最主要的原因是,虽然解剖尸体的伦理和主观原因在减少,但法医学和公共原因却在增加。犯罪行为的持续造成法律需求和法医工作的持续,如上文提到的可疑死亡事件不断增加。此外,一项大型的荟萃分析表明,大约有 1/3 的死亡证明是在没有进行尸检的情况下出具的,没有正确地确定死亡原因[4]。然而,不应该忘记的是,我们的技术可用性越高,它们创造的需求就越多。因此,即使进行尸检的伦理的理由较少,但对尸检的需求无论如何都会增加,特别是如果所使用的方法创伤

---

① 原版此处为 "1",现调整为 "[1]",其他顺序依次调整。

L. Sesta (✉)
Department for Health Promotion, Maternal and Child Care "G.D'Alessandro", University of Palermo, Palermo, Italy
e-mail: luciano.sesta@unipa.it

性较小,因此没有夸张的伦理问题。众所周知,事实上,从它的历史开始,尸检,以及为移植而切除器官,就被一些人认为是对身体的一种亵渎[5]。

29.2 新视角下的虚拟尸检

尸体解剖率下降的另一个原因是 CT 和 MRI 等先进成像技术的广泛使用[6]。这些技术可以显示出传统的尸体解剖中不容易发现的结果,即使研究表明,在特定情况下,尸检仍优于影像学,且更可靠[7]。许多研究表明,在某些特定情况下,尸检成像比传统的尸体解剖更准确。例如,早川(Hayakawa)等人发现,在 25% 的案例中,尸检成像证明的死因与死后表面检查所确定的死因不同[8]。其他研究表明,尸检成像可以帮助确定婴儿和儿童非创伤性原因猝死的病因。在该研究中,当放射学信息与生前的临床数据和实验室数据相结合时,虚拟尸检能够指出 15 例中 14 例的死因[9]。

今天,越来越多的人认为尸检成像或虚拟尸检是确定死因的补充手段,甚至是替代手段[10]。通常,在医学科学和技术的历史上,一种新的技术在开始时被评价为"补充",或"除此之外",然后就会变成"替代"或"取代"。也许有一天,虚拟尸检将成为调查死因的一种普通且唯一的方法。然而,目前的普遍看法是,尸检成像与传统的尸体解剖相结合时,可以获得更可靠的发现。

众所周知,尸检可以被定义为"通过对尸体的检查来确定或确认死亡原因"。源自希腊语中的"自我"(autos)和"我将看到"(opsomei)——"用自己的眼睛看"[11]。与医学史上的其他情况类似,诊断和治疗领域的进步常常导致医生与患者的某种疏远。这种情况在伦理上的意义比表面上更大。在传统的尸体解剖中,医生直接检查尸体,而在尸检成像这种典型的尸检中,医生与尸体之间有一个技术过程,这既给他们声称"亲眼所见"造成了困难,也给他们解释结果以告知亲属带来了困难。

事实上,由尸检成像实施的替换并没有消除医生的人体观,而是增强了它。在尸检成像中,我们依然还是亲眼看到,虽然不是用"我们自己的眼睛",而是用扫描仪的"眼睛"。当然,设备是不可能"看到"什么东西的,因为真正看到并将简单的"影像"转化为"诊断"的总是医生——病理学家、放射科医生以及患者的主治医生。就像在医学中使用技术的其他情况一样,在这种情况下,医生的个人技能也是至关重要的,没有任何技术(无论多么复杂)可以取代这种技能。

29.3 尸检成像和生物医学伦理原则

正如法官克罗尼斯(Kronis)等人所写:"死亡后的调查研究应该被视为患者照护的延续,是可以向患者提供的专业服务。"[12]这种照护和专业服务以及社会服务在资源分配和成本-效益分析方面都会产生影响。在医学领域,就像在其他社会服务领域一样,我们不能推广那些没有科学证据支持其有效性和安全性的程序。

我们已经看到,在某些特定情况下,尸检成像与传统的尸体解剖一样准确,有时甚至更准确,但这些标准本身不足以确定在何种情况下我们应该提供尸检成像而不是传统的尸体解剖。当这两种方法中的任何一种都可用时,除非法官提出要求,否则将根据亲属的意愿做出选择。总的来说,应该尊重亲属的意愿,对逝者和他们所爱的人表示同情。通常情况下,这对社会其他人来说不是问题,除非亲属的意愿明显不合理。我们可以用什么标准来定义一个具体的愿望是"不合理的"呢?

我们可以参考一套著名的四项原则,这套原则是由汤姆·比彻姆(Tom Beauchamp)和詹姆斯·奇尔德雷斯(James Childress)在他们颇具影响力的《生物医学伦理学原理》(*Principles of Biomedical Ethics*)一书中提出的[13],并在 1978 年由贝尔蒙特报告(Belmont Report)首次引入医疗伦理学[14]。众所周知,这些原则是非恶意、仁慈、公正和尊重自主(自主权)。当涉及死后检查时,显然只有一些原则可以适用于死者,而其他原则首先涉及的是他们的亲属。

在处理尸体及其任何部分时,应始终保持道德意识,因为知道这涉及其他人,特别是亲属的感受[15]。在丧亲家庭面前,非恶意意味着什么?可能是避免每一个可能伤害亲属感情的行动、言语和建议,不仅是为了这种感情本身,也是为了尊重死者的尊严。亲人的感受是有价值的,不是因为它们仅仅是主观的感受,而是因为它们涉及死亡,即在客观上具有重大意义的东西。因此,在每一项死后医疗行动中,都应包括如上所述的四项原则,包括怜悯原则。此外,怜悯原则应作为司法在尸检案件中的具体应用而提出,也就是说,这一原则有义务给予每个人自己的权利。

那么仁慈呢?这是非恶意原则的积极方面。它要求根据医学标准和对人的伦理尊重来做有益的事情。在本尸检成像案例中,这意味着尽可能多地与其他利害攸关的价值观一致,保证亲属的需要以及他们要求的死亡原因的真相。

自主权是最后一个原则,是更广泛的人类尊严的一个版本。一般来说,如果人类无法自主地选择对他们来说最好的东西是有违尊严的。即使在这种情况下,社会和医疗专业人员也必须允许个人有权选择对他们最有利的事情,避免在没有他们同意或违背他们意愿的情况下做某些事情。因此,自主权是医疗服务的核心原则,因为它可以防止可能的权力滥用,尤其是相关人员在因亲人去世而感到震惊和特别脆弱的情况下。这种特殊情况可能会损害或改变个人表达自主或知情同意的能力。

此外,在有些情况下,社会和医疗专业人员必须干预或不干预,而不管患者或其亲属的自主权如何。例如,如果一个家庭要求做一个非常昂贵的但在医学上没有必要的尸检成像,那么自主权原则绝不可能成为干预的理由。当涉及我们的决策和行动的伦理原因时,我们不仅需要考虑个人权利,还需要考虑人类生活的人际层面。如果卫生资源是有限的,那么我们就需要通过权衡不同的要求,以正确的方式分配资源。每个人都有平等的尊严,即使每个人的情况不尽相同。因此,比自主权概念更重要的是自主权所依据的基础,即人的尊严和相应的公平公正义务。

29.4 无创检查和儿科案例

为了避免人的尊严原则显得过于空谈或脱离实际，我们应该指出其实际意义。在这种情况下，人的尊严原则和成本-效益标准意味着——同样，当涉及悲惨的悲伤经历时——周围的社会有权基于共同的善的考虑干涉亲属的决定，并在必要时呼吁分配相当有限的资源[16]。

伦理问题不仅出现在有人要求医疗诊断或治疗的时候，也出现在有人拒绝它的时候。在这方面，似乎出现了一个至关重要的伦理问题，尤其是在儿科人群中。面对猝死的案例，当大多数围生期和小儿死亡不在管辖范围内时，可以提供影像学尸检作为传统的尸体解剖的替代方法，特别是当父母不愿意、不允许进行解剖时[17]。

然而，这种不情愿不仅涉及传统的尸体解剖对身体的侵犯，还涉及一个更具体的伦理问题，即人类的怜悯和对真相的了解。毫无疑问，一方面，"同意尸检的决定是一种个人选择，由父母代表他们的孩子做出选择，以便更好地了解其死亡情况，回答具体问题或为了其他患者改进医疗。"[18]另一方面，当涉及一个孩子的死亡，正如我们所知，压抑机制作为一种防御形式是非常常见的。在失去亲人的父母中，不想知道往往比想知道的愿望更加强烈。在没有法律要求或指示的情况下，保护亲属的感情可能比真相本身更重要。因此，我们必须认识到，在有些情况下，从伦理的角度来看，不知情比知情更好。在这种情况下，即使是像尸检成像这样物理上无创性的方法，也可能在道德上是有创性的。

1. See Illich I (1974) The Political Uses of Natural Death, "Hastings Center Studies", Vol. 2 (1); 3–20.
2. See Sesta L, Argo A (2017) Identifying migrant's corpses: a really worthy duty? forthcoming.
3. Loughrey MB, McCluggage WG, Toner PG (2000) The declining autopsy rate and clinicians' attitudes, Ulst Med J; 69: 83–89.
4. Stawicki PS, Aggrawal A, Dean AJ et al. (2008) Postmortem use of advanced imaging techniques: Is autopsy going digital? Scientist Vol. 2 (4): 17–26; Roulson J, Benbow EW, Hasleton PS (2005) Discrepancies between clinical and autopsy diagnosis and the value of postmortem histology: a meta-analysis and review. Histopathology; 47:551–559.
5. See Quigley Ch (1996) The Corpse. A History, McFarland, Jefferson-London.
6. Stawicki SP, Gracias VH, Schrag SP, Martin ND, Dean AJ, Hoey BA (2008) The dead continue to teach the living: examining the role of computed tomography and magnetic resonance imaging in the setting of postmortem examinations. J Surg Educ 2008; 65: 200–205. See also Ciaffi R, Gibelli D, Cattaneo C (2011) Forensic radiology and personal identification of unidentified bodies: a review, 116(6): 960–968.
7. Jalalzadeh H, Giannakopoulos GF, Berger FH, Fronczek J, van de Goot FR, Reijnders UJ, Zuidema WP (2015) Post-mortem imaging compared with autopsy in trauma victims-A systematic review, Forensic Sci Int. 257: 29–48.
8. Hayakawa M, Yamamoto S, Motani H, Yajima D, Sato Y, Iwase H (2006) Does imaging technology overcome problems of conventional postmortem examination? A trial of computed tomography imaging for postmortem examination. Int J Legal Med; 120: 24–26.
9. Oyake Y, Aoki T, Shiotani S, Kohno M, Ohashi N, Akutsu H, Yamazaki K (2006) Postmortem computed tomography or detecting causes of sudden death in infants and children: retrospective review of cases. Radiat Med; 24:493–502. More generally, "La principale metodica radiologica applicata alle Scienze Forensi al giorno d'oggi risulta essere la multi-slice TC (CT-Virtopsy, MSCT-v), senza utilizzo di mezzi di contrasto; essa presenta numerosi vantaggi, quali la non-invasività, l'accuratezza, la riproducibilità, la rapidità di esecuzione e l'ampia possibilità di rielaborazione e ricostru-zione delle immagini (MPR, MIP, VR, etc) per la valutazione an che di organi specifici, della superficie cutanea o delle ossa" (Serraino S, Scopellitti L et al. Ruolo dell'imaging TC nella valutazione post-mortem dei soggetti deceduti per caduta da altezze elevate: nostra esperienza, "Il giornale italiano di Radiologia Medica", 2016, 3: 58–64, 58).
10. Underwood J (2012) Post-mortem imaging and autopsy: rivals or allies? The Lancet, 379; 100–102 and Dirnhofer R, Jackowski C, Vock P, Potter K,

Thali MJ (2006) Virtopsy: minimally invasive, imaging guided virtual autopsy. Radiographics; 26: 1305–1333.

11. Serraino S, Scopellitti L et al. (2016) Ruolo dell'imaging TC nella valutazione post-mortem dei soggetti deceduti per caduta da altezze elevate: nostra esperienza, "Il giornale italiano di Radiologia Medica" 3: 58–64; Thali MJ, Jackowski C, Oesterhelweg L, Ross SG, Dirnhofer R. (2007) Virtopsy—The swiss virtual autopsy approach, Legal Med; 9: 100–104 and Burton JL. A bite into the history of the autopsy (2005) Forensic Science, Medicine, and Pathology; 1: 277–284.

12. Judge-Kronis L. et al. (2016) Consent for paediatric and perinatal postmortem investigations: Implications of less invasive autopsy, "Journal of Forensic Radiology and Imaging", 4: 7–11, 7.

13. Beauchamp TL, Childress JF (2001), Principles of Biomedical Ethics, fifth ed. Oxford University Press, Oxford.

14. The National Commission for the Protection of Human Subjects of Biomedical and Behavioral Sciences (1978), The Belmont Report. Ethical Principles and Guidelines for the Protection of Human Subjects of Research, Dhew Publication No. (OS) 78–0012, Washington.

15. Stawicki PS, Aggrawal A, Dean AJ et al. Postmortem use of advanced imaging techniques: Is autopsy going digital?: 19.

16. About this topic, beyond postmortem examination, see the drammatic case of Child B in the United Kingdom, where it was denied experimental therapy for leukaemia, arguing that it was too expensive and of untested efficacy. See Ham C (1999) Tragic choices in health care: lessons from the Child B case, "British Medical Journal" 319: 1258–1261.

17. Kumar P, Taxy J, Angst DB, Mangurten HH (1998) Autopsies in children: Are they still useful? Arch Pediatr Adolesc Med 152:558–563.

18. Judge-Kronis L. et al., 7.

Beauchamp TL, Childress JF (2001) Principles of biomedical ethics, 5th edn. Oxford University Press, Oxford

Burton JL (2005) A bite into the history of the autopsy. Forensic Sci Med Pathol 1:277–284

Ciaffi R, Gibelli D, Cattaneo C (2011) Forensic radiology and personal identification of unidentified bodies: a review. Radiol Med 116(6):960–968

Dirnhofer R, Jackowski C, Vock P, Potter K, Thali MJ (2006) Virtopsy: minimally invasive, imaging guided virtual autopsy. Radiographics 26:1305–1333

Ham C (1999) Tragic choices in health care: lessons from the Child B case. Br Med J 319:1258–1261

Hayakawa M, Yamamoto S, Motani H, Yajima D, Sato Y, Iwase H (2006) Does imaging technology overcome problems of conventional postmortem examination? A trial of computed tomography imaging for postmortem examination. Int J Legal Med 120:24–26

Illich I (1974) The political uses of natural death. Hastings Center Stud 2(1):3–20

Jalalzadeh H, Giannakopoulos GF, Berger FH, Fronczek J, van de Goot FR, Reijnders UJ, Zuidema WP (2015) Post-mortem imaging compared with autopsy in trauma victims—a systematic review. Forensic Sci Int 257:29–48

Judge-Kronis L et al (2016) Consent for paediatric and perinatal postmortem investigations: implications of less invasive autopsy. J Forensic Radiol Imaging 4:7–11

Kumar P, Taxy J, Angst DB, Mangurten HH (1998) Autopsies in children: are they still useful? Arch Pediatr Adolesc Med 152:558–563

Loughrey MB, McCluggage WG, Toner PG (2000) The declining autopsy rate and clinicians' attitudes. Ulster Med J 69:83–89

Oyake Y, Aoki T, Shiotani S, Kohno M, Ohashi N, Akutsu H, Yamazaki K (2006) Postmortem computed tomography for detecting causes of sudden death in infants and children: retrospective review of cases. Radiat Med 24:493–502

Quigley CH (1996) The corpse. A history. McFarland, Jefferson-London

Roulson J, Benbow EW, Hasleton PS (2005) Discrepancies between clinical and autopsy diagnosis and the value of postmortem histology: a meta-analysis and review. Histopathology 47:551–559

Serraino S, Scopellitti L et al (2016) Ruolo dell'imaging TC nella valutazione post-mortem dei soggetti deceduti per caduta da altezze elevate: nostra esperienza. G Ital Radiol Med 3:58–64

Sesta L, Argo A (2018) Damnatio memoriae? Migranti, giustizia e medicina legale. Riv Ital Med Leg 2:869–879

Stawicki SP, Gracias VH, Schrag SP, Martin ND, Dean AJ, Hoey BA (2008) The dead continue to teach the living: examining the role of computed tomography and magnetic resonance imaging in the setting of postmortem examinations. J Surg Educ 65:200–205

Stawicki PS, Aggrawal A, Dean AJ et al (2008) Postmortem use of advanced imaging techniques: is autopsy going digital? Scientist 2(4):17–26

Thali MJ, Jackowski C, Oesterhelweg L, Ross SG, Dirnhofer R (2007) Virtopsy—the Swiss virtual autopsy approach. Legal Med 9:100–104

The National Commission for the Protection of Human Subjects of Biomedical and Behavioral Sciences (1978) The Belmont Report. Ethical Principles and Guidelines for the Protection of Human Subjects of Research, Dhew Publication No. (OS) 78-0012, Washington

Underwood J (2012) Post-mortem imaging and autopsy: rivals or allies? Lancet 379:100–102